U0339577

“十二五”国家重点图书出版规划项目

宫腔镜诊断和操作技术

Diagnostic and Operative Hysteroscopy

第2版

Second Edition

〔西〕 蒂尔索·佩雷斯·梅森娜
安立奎·凯尤拉·福特 主 编

夏恩兰 主 译

天津出版传媒集团

天津科技翻译出版有限公司

著作权合同登记号:图字:02-2012-176

图书在版编目(CIP)数据

宫腔镜诊断和操作技术/(西)梅森娜(Medina,T. P.),(西)福特(Font,E. C.)主编;夏恩兰等译. —天津:天津科技翻译出版有限公司,2014.1

书名原文:Diagnostic and operative hysteroscopy

ISBN 978-7-5433-3319-2

Ⅰ.①宫…　Ⅱ.①梅…　②福…　③夏…　Ⅲ.①子宫疾病-内窥镜检　Ⅳ.①R711.740.4

中国版本图书馆 CIP 数据核字(2013)第 255024 号

Tirso Pérez-Medina, Enrique Cayuela Font

Diagnostic and Operative Hysteroscopy(Second Edition)

ISBN 978-93-8070-469-2

授权单位:Jaypee Brothers Medical Publishers(P) Ltd.

出　　版:天津科技翻译出版有限公司

出 版 人:刘 庆

地　　址:天津市南开区白堤路 244 号

邮政编码:300192

电　　话:(022)87894896

传　　真:(022)87895650

网　　址:www. tsttpc. com

印　　刷:山东鸿君杰文化发展有限公司

发　　行:全国新华书店

版本记录:889×1194　16 开本　11.25 印张　120 千字

2014 年 1 月第 1 版　2014 年 1 月第 1 次印刷

定价:128.00 元

(如发现印装问题,可与出版社调换)

主译简介

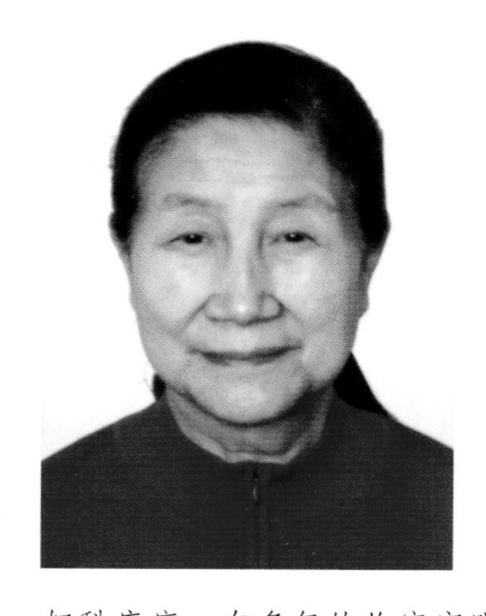

夏恩兰,1955年毕业于西北医学院,是我国宫腔镜诊治医学的奠基人与开拓者。现任首都医科大学附属复兴医院妇产科教授、科主任,硕士研究生导师,卫生部四级妇科内镜手术培训基地主任, 北京市国际宫腔镜培训中心主任,第七届妇产科学术委员会理事,中华医学会第一届妇产科学会妇科内镜学组副组长,《国际妇产科学杂志》等多家期刊编委。于1990年在我国率先引进并开展了宫腔镜电切术。1993年创建了国内第一家宫腔镜诊治中心, 继续进行临床实践与科学研究,用宫腔镜技术诊治妇女的异常子宫出血、子宫肌瘤、子宫畸形、女性不孕症、子宫内膜异位症、宫颈疾患以及计划生育合并症等,于1994年又开展了腹腔镜, 并在国内首创应用宫腔镜腹腔镜联合诊治妇科疾病。在多年的临床实践中积累了丰富的经验,技术操作极为娴熟,形成了独特的风格,被国内外同行誉为"夏氏刀法",手术成功率居国际先进水平,享誉国内外。夏恩兰除注重自身学术水平的提高之外, 还不遗余力地进行妇科内镜技术的普及和推广, 共举办北京国际宫腹腔镜学术研讨会21届,宫腹腔镜手把手学习班50期。培养硕士研究生15名,带教进修医生1000余名。由于该中心具备高端的技术水平和较强教学能力, 于2000年被国际宫腔镜培训中心荷兰阿姆斯特丹总部遴选为国际宫腔镜培训中心亚洲分中心,与美洲芝加哥和欧洲巴黎的培训中心齐名。于2007年通过验收,成为我国第一批国家卫生部妇科内镜专业技术培训基地。该中心以临床带教学,促科研,不断总结经验,著书立说。学术上,在国内外首创应用宫腔镜B超联合检查一期诊断宫腔内及盆腔病变,独创子宫内膜切除的"带鞘回拉顺行切割法"和黏膜下子宫肌瘤切除的"切割、钳夹、捻转、牵拉、娩出"五步手法,规范了不同类型黏膜下肌瘤的切割手法,首创子宫内膜功能层切除术,首创B超或腹腔镜监导切除子宫中隔标准术式,在国内外首先进行宫腔镜电切术电热效应对组织影响的研究,进行米非司酮和负压吸宫子宫内膜预处理的研究;子宫内膜切除术对子宫、卵巢动脉血流动力学及卵巢功能的影响的研究;球囊压迫止血方法的临床应用研究。在国内首创应用宫腹腔镜联合手术和进行5%葡萄糖灌流液安全性的研究。先后发表论著220篇,主编出版《妇科内镜学》《宫腔镜学及图谱》《妇科腹腔镜手术操作及实例精选演示》。主译《阴道镜学及图谱》《妇科内镜手术并发症》《宫腔镜诊断及手术——解剖、生理、病理学图谱》《宫腔镜技术——宫腔病变的门诊诊断和治疗》《宫腔镜系列经典及疑难手术录像集锦》等13部科技图书。获卫生部、北京市科委、北京市卫生局及西城区政府等各级科技进步奖25项。《宫腔镜的临床应用与基础研究》获2004年度国家科技进步二等奖。对推动我国妇科内镜事业的发展起到了一定的作用。

译者名单

主　译

夏恩兰　首都医科大学附属复兴医院　宫腔镜诊治中心主任、教授

译　者

于　丹　首都医科大学附属复兴医院　宫腔镜诊治中心副主任医师

刘玉环　首都医科大学附属复兴医院　宫腔镜诊治中心正主任医师

蔡捍东　首都医科大学附属复兴医院　麻醉科主任正主任医师

黄晓武　首都医科大学附属复兴医院　宫腔镜诊治中心正主任医师

郑　杰　首都医科大学附属复兴医院　宫腔镜诊治中心副主任医师

彭雪冰　首都医科大学附属复兴医院　宫腔镜诊治中心正主任医师

马　宁　首都医科大学附属复兴医院　宫腔镜诊治中心副主任医师

宋冬梅　首都医科大学附属复兴医院　宫腔镜诊治中心副主任医师

肖　豫　首都医科大学附属复兴医院　宫腔镜诊治中心主治医师

李云飞　首都医科大学附属复兴医院　宫腔镜诊治中心主治医师

郭　艳　首都医科大学附属复兴医院　宫腔镜诊治中心主治医师

谢　薇　首都医科大学附属复兴医院　宫腔镜诊治中心住院医师

编者名单

Maria Alejo Sánchez
Department of Pathology
Vic General Hospital
Barcelona, Spain
Carmen Alvarez
Attending Gynecologist
12 De Octubre University Hospital
Madrid, Spain
Nuria De Argila Fernanadez-Durán
Qualified in Infirmary
Master in Infirmary Sciences
Pilar Arranz-Garcia
Qualified in Infirmary
Professor of Medical-Surgical Infirmary (Predegree)
and Sanitary Technology (Postdegree)
Madrid, Spain
Josefina Autonell Reixach
Department of Pathology
Vic General Hospital
Barcelona, Spain
Enrique Cayuela Font
Chairman
Department of Obstetrics and Gynecology
L'Hospitalet General Hospital
Barcelona, Spain
Ramón Cos Plans
Senior Gynecologist
Parc Tauli Hospital, Sabadell
Barcelona, Spain
Joan Carles Ferreres Pinas
Department of Pathology
Hospital Universitari Vall D'hebron
Barcelona, Spain
Concepción Garcia-Zarza
Qualified in Infirmary
Outpatient Surgery Unit
Santa Cristina University Hospital
Madrid, Spain
Josep Grau Galtes
Staff Physician
Senior Gynecologist
Obstetrics and Gynecology Department
Vic General Hospital
Barcelona, Spain
Cristina Gonzalez Macho
Attending Gynecologist
12 De Octubre University Hospital
Madrid, Spain
Carmen Guillen Gamez
Attending Gynecologist
12 De Octubre University Hospital
Madrid, Spain
Miguel Angel Huertas
Head
Department of Obstetrics and Gynecology
Getafe University Hospital
Madrid, Spain
Federico Heredia Prim
Senior Gynecologist
Parc Tauli Hospital
Sabadell, Bacelona, Spain
Enrique Iglesias Goy
Professor
Senior Gynecologist
Universidad Autonoma De Madrid
Puerta de Hierro University Hospital
Madrid, Spain
Jesus S Jimenez
Associate Professor
Senior Gynecologist
Universidad Complutense De Madrid
12 De Octubre University Hospital
Madrid, Spain
Gregorio Lopez Gonzalez
Attending Gynecologist
12 De Octubre University Hospital
Madrid, Spain
Sonia Moros
Senior Gynecologist
Vic General Hospital, Barcelon, Spain
Tirso Pérez-Medina
Professor
Senior Gynecologist
Universidad Autonoma De Madrid
Puerta de Hiderro University Hospital
Madrid, Spain
Juncal Pineros Manzano
Senior Gynecologist
Department of Obstetrics and Gynecology
L'Hospitalet General Hospital
Barcelona, Spain
Alberto Puig Menem
Associate Professor, Senior Gynecologist
Department
Of Obstetrics and Gynecology
L'Hospitalet General Hospital
Barcelona, Spain
Jennifer Rayward
Specialist in Reproduction, Procrea T
Madrid, Spain
Purificación Regueiró Espin
Senior Gynecologist
Department of Obstetrics and Gynecology
L'Hospitalet General Hospital
Madrid, Spain
Mar Rios Vallejo
Attending Gynecologist
Puerta de Hierro University Hospital
Madrid, Spain
Franciso Salazar Arquero
Attending Gynecologist
Infanta Leonor Hospital
Madrid, Spain
Teresa Tijero
Staff Anesthesiologist
Santa Cristina University Hospital
Madrid, Spain
Rafael F Valle
Professor Emeritus
Department of Obstetrics and Gynecology
Northwestern University Medical School
Chicago, Illinois, USA
Marta De Vicente
Staff Anesthesiologist
Santa Cristina University Hospital
Madrid, Spain

译者前言

在没有宫腔镜之前，我们对子宫腔的了解仅靠一根金属管状器械，例如探针、扩张器、刮勺、吸管等，盲探宫腔，此操作被称为“盲视手术”，妇产科医生的“武器”是“瞎子一根棍”。宫腔镜的问世，为我们展示了宫腔的奥秘，使我们对宫腔的了解由“盲视”转变为直视，真可谓梦想成真。宫腔镜的发展经历了140多年的历史，直到进入20世纪，随着器械的微型化，冷光源的出现，持续灌流取代单向灌流膨宫，宫腔镜技术才逐渐完善起来。经过近20年的发展，宫腔镜检查已成为现代诊断宫腔镜病变的金标准。手术宫腔镜的诞生为许多妇科疾病的诊治带来了划时代的变革，宫腔镜手术微创、高效，切除宫内良性疾病，保留子宫和生育能力，以其低创伤比值和高效价比，被誉为现代微创外科手术成功的典范。近10年我国宫腔镜技术发展迅速，与国际先进水平的差距不断缩小，理念和技术也都取得了长足进步。但是，受地域和经济条件的影响，全国各地发展水平并不平衡。为使我国妇科医生对宫腔镜技术有深层次的了解和掌握，使我国广大妇女享受到微创、安全、有效的宫腔镜技术的优越性，医生们需要不断学习，博览众长。《宫腔诊断和操作技术》就是一本非常好的参考书，其内容十分广泛，既有基础理论，又有实际操作，既有经典，又有进展，既有阐述，又有点评，图文并茂，引人入胜。

该书由西班牙马德里自治大学蒂尔索·佩雷斯·梅森娜教授主编，妇产科学会主席若泽·曼纽尔·巴霍·阿里纳斯教授和加拿大著名妇科内镜专家威克多·哥梅尔教授推荐，西班牙26位相关领域资深专家和美国手术宫腔镜的先驱拉斐尔·瓦尔教授撰写，于2012年再版。编者们把长期积累的丰富经验和反复实践形成的真知灼见凝聚在全书18章中，系统介绍了宫颈和子宫的解剖学、组织学、生理学和病理学，宫腔镜的仪器设备与膨宫介质及维护，电外科的基本原理，子宫影像学检查，宫腔镜与不孕，宫腔镜诊断子宫内膜的良、恶性病变，宫腔镜手术的麻醉，宫腔镜切除子宫内膜、子宫内膜息肉、子宫肌瘤、子宫中隔、宫腔粘连的临床应用现状，宫腔镜的并发症及其预防要点和经宫颈胚胎镜检查。尤其以下各章，特点鲜明，独具优势，极具实用性。

一、第一章　子宫的解剖。本章讲到子宫内膜活检标本的要求，剖析可能遇到问题的各种原因，提高子宫内膜活检准确率。列举了生理性子宫内膜与病理性子宫内膜的宫腔所见，在病理性子宫内膜中详细阐述了来自子宫的和子宫外肿瘤转移至子宫内膜的恶性子宫内膜病变及妊娠相关病变。插有精美的病理切片图，给临床医生开阔了思路，增加了许多病理知识。

二、第四章　超声、多普勒超声、3D超声、子宫声学造影、MRI、HSG诊断宫内异常的价值。宫腔镜只能了解宫腔内的结构和病变，对于宫内病变与子宫壁的关系则需要影像学检查辅助。宫腔镜检查后的处理决策需要对生殖器官有全面的了解。所以，宫腔镜医生必须有影像学诊断知识。在欧洲，超声检查是妇科医生专业之一，将超声比喻为“妇产科医生的第三只眼睛”。本书分别详述了超声，多普勒超声，3D超声，子宫声学造影，MRI和HSG在子宫肌瘤、子宫腺肌病、子宫内膜息肉、子宫畸形、宫腔粘连和子宫内膜癌等疾病的影像学检查，由25帧高质量的插图展示其所见，是确诊的重要辅助手段。

三、第十六章 经宫颈胚胎镜检查。经宫颈胚胎镜检查是一种通过光学透镜经宫颈进入宫腔观察妊娠5~12周妊娠囊和胚胎结构的内镜操作技术。通过13帧照片，了解人的初始生命。TE可在直视下检查稽留流产宫腔内死亡的胚胎，进行直视下绒毛膜取样活检，精确地诊断发育缺陷。可收集脐带血以确定遗传病。在妊娠前3个月，可以分离胎儿间充质干细胞。

全书各章节内容反映了近代宫腔镜技术的进展和趋势，提供了目前最新的相关专业信息，具有实用性和权威性。阅读此教材，读者比较容易学会、掌握和提高宫腔镜技术，探索科学研究思路。

为了使我国读者能尽早阅读此书，在我院席院长，科研处李菁、钟勤处长的支持下，宫腔镜中心全体医生通力合作，将此书译为中文，奉献给致力于宫腔镜技术开发和应用的同道们！

由于英语水平有限，译文及措辞不当之处，敬请指出及谅解。

感谢现已定居英国的原我中心硕士研究生于丹医生对中文译稿的认真校对！

感谢天津科技翻译出版有限公司为本书中文版的出版做出的努力！

首都医科大学附属复兴医院宫腔镜诊治中心

夏恩兰

2013-11-6

第二版序言

通常来说，很少有人在进行培训时能得到知名教授的指导，在随后的临床实践中又有幸做名师的学生。幸运的是，命运之神对我是慷慨的，将两者都赋予了我。很荣幸我能够为两位杰出的同仁和宫腔镜领域的先驱者们撰写此序。在本书中，两位学者将他们对宫腔镜这一发展迅速、涉及广泛的领域的认知和丰富经验与读者共享。

除了公认的确切的理论知识，本书还包含大量作者在长期手术操作中积累的实践经验和真知灼见。

术中高质量的插图展示了作者阐述的技术诀窍。由于作者的经验丰富，他们通过与工业界同仁交流技术方面的灵感，致力于改进宫腔镜设备。正是由于他们这些有价值的建议，使得包括图像捕捉在内的光学技术获得进步。

感谢他们信奉书籍的力量，感谢他们出版此书和传播知识的热忱，这些皆有助于宫腔镜技术的传播。目前，实施宫腔镜的许多专家曾是他们的培训教师。

在写本书序言时，我不禁想起我在西班牙马德里老红十字医院担任妇产科主任的那些日子。为描述当时宫腔镜技术的状况，我引用一位17世纪西班牙国王——菲利普二世的话，当提及“西班牙无敌舰队”时，他说“与大自然战斗”是英雄行为。在我们的医疗系统中应用宫腔镜的初期也确实如此。光源和设备都是很简陋的，更糟的是，“旧式学派”一直有反对意见，他们认为宫腔镜是转瞬即逝的技术。感谢我们的坚持不懈，以及大量艰苦工作，使得宫腔镜成为独立的妇科技术。目前，二位作者所在的医院已成为西班牙宫腔镜技术实践和教学中心。

我确信，本书通过全面阐述宫腔镜技术，有助于读者、学生、医师和专家了解目前诊断性和手术性宫腔镜的热点。衷心希望读者可以同我一样喜爱这本书。

若泽·曼纽尔·巴霍·阿瑞那斯
西班牙妇产科学会主席
妇产科主任
马德里自治大学
圣克里斯蒂娜大学医院
西班牙马德里

第一版序言

探寻人体内部的愿望与人类历史同样长远。犹太法典上有检视宫颈的器械的描述。自庞培废墟也发现有2000年历史的古代窥器,其上雕刻着精美的装饰图案。

在1805年,Bozzini描述了一种尿道内部的检查技术。他将蜡烛光用镜子反射,并通过一个金属管道进行操作。他的才能被维也纳医学会誉为“超级奇人”。60年后,Desormeaux进行了更佳的改进。他设计了一个膀胱镜,巴黎皇家医学会授予他阿让特伊奖。1869年,Pantaleoni在爱尔兰应用这种透镜检视一例阴道出血的60岁妇女的子宫腔,在其子宫内见到息肉。Nitze也改进了器械,1879年,他用白炽的铂丝灯置于膀胱镜的远端替代了笨重的体外酒精和树脂油灯。

医学上大跨步的进步总是跟随在技术的进步和创新之后。两者彼此促进,相辅相成。总的说来,内镜的发展很大程度上受益于早期技术的创新,包括爱迪生(1880年)发明的白炽灯泡;“冷光源”概念的引入,它是一种1952年由Fourestier、Gladu和Vulmiere引入,用石英杆发送强光的方法;同一年,英国Hopkins和Kapani将光学纤维引入内镜器械中。

尽管宫腔镜先于妇科腹腔镜问世,但是在引入有效的子宫膨宫介质,可使宫腔显示良好之前,宫腔镜的应用和临床接受度一直落后于腹腔镜。

1970年,Lindemann应用加压的二氧化碳系统膨胀宫腔,在同一年,Edstrom和Fernstrom应用高分子右旋糖酐膨胀宫腔。尽管有这些进步,但宫腔镜技术在当时纯为诊断,其应用有限。主要原因是无创显像技术的显著进步,如超声以及阴道探头评估盆腔脏器。在那时,宫腔镜被描述为“一项寻找指征的技术”。

然而宫腔镜对医学的影响是根本性的。当宫腔镜作为一项进入子宫的新型手术通路应用于临床时,这一影响就开始了。这一技术彻底改变并大大简化了许多先前需要开腹和子宫切开进入宫腔的手术,如重度宫腔粘连松解术、子宫中隔子宫成形术以及症状性宫腔内肌瘤切除术。这些毕竟都是常见疾病,宫腔镜简化了这些常见疾病的手术操作,显著降低了发病率。宫腔镜直接进入宫腔使一些手术得以施行,如子宫内膜切除术和子宫内膜去除术,这两种手术创伤更小,然而在治疗药物无效的异常(功能失调)子宫出血时与子宫切除效果相似。宫腔镜还可以实施输卵管永久绝育的简易手术。

宫腔镜的所有这些进步都可以通过更多的技术进步和创新实现。光镜系统的进步导致更小口径、更佳光学品质的内镜的产生。这一创新允许宫腔镜在无麻醉状态下实施,最终导致“门诊宫腔镜”的应用。

应用轻便微小摄像头和高清晰度的电视监视器允许外科医师和其他手术助手在一个或更多的监视器上检视手术野,如一个团队样工作。这些发展与新的和更先进的器械和设备产品一起,使宫腔内操作更容易,更迅速,以及更安全。

手术性宫腔镜的诞生,改变了某些疾病治疗的常规方法。在过去,药物治疗失败的黏膜下肌瘤出血和功能失调子宫出血通常行子宫切除术。现在许多这样的病例可以分别用宫腔镜肌瘤切除术和内膜去除术成功治疗，宫腔镜技术更加微创，而且还非常有效。医学发展就像我们的生活一样，没有静止的时候。宫腔镜子宫内膜去除术已经由一些新兴简易内膜去除技术代替，如“整体去除术”或者（更好的）无宫腔镜内膜去除术，这些技术与宫腔镜内膜切除术或滚球去除术的手术效果相似。引用阿瑟·叔本华（Arthur Schopenhauer）说的话，那就是“唯有变化才是不变的”。

本书涉及广泛，包括：宫颈和子宫腔的解剖、组织学、生理学和病理学（第1章），宫腔镜器械的维护（第2章），子宫影像学检查（第4章），以及经宫颈胚胎镜检查（第16章）等章节。本书写作上乘，由杰出的西班牙作者完成，另有一篇章节由一位著名的非西班牙作者拉斐尔·瓦尔写就，他是公认的手术性宫腔镜的先驱。本书实用性强，阐述清晰。我可以确定本书是妇科住院医师进行妇科临床实践很有价值的教科书。

威克多·哥梅尔
教授
妇产科
英属哥伦比亚大学，医学院
加拿大，温哥华英属哥伦比亚

第二版前言

本书由美国和欧洲的著名专家对宫腔镜技术各个方面进行了严格的阐述。主要目的是为目前临床上的热点问题提供公允的评价,并介绍宫腔镜技术迅速发展的现状。

自从20世纪70年代晚期先驱者们开始临床应用,至几年前宫腔镜在妇科领域占有一席之地,这一技术的应用得到了很大的发展。我们自80年代晚期开始施行诊断性宫腔镜,90年代初期开始开展手术性宫腔镜。今天宫腔镜已经成为多数宫腔内病变诊断和治疗的标准方法。而且这一技术还在不断创造新的应用领域。

本书以详细阐述宫颈和子宫腔的解剖学、组织学、生理学和病理学开始,然后是手术室器械维护和相关人员的作用,以及宫腔镜不同器件灭菌和消毒指南。

当出现异常子宫出血或者检查不孕病因时,必须行宫腔内检查。因为持续性和周期性受性激素的影响,子宫内膜的结构和厚度不断变化。当出现异常病变时,必须强制性完善评估那些病变,尤其是怀疑有恶性病变的患者。

正如许多年前妇科腹腔镜经历的事件一样,宫腔镜不再仅用于诊断。微型手术器械可插入辅助鞘孔,以及液体持续灌流的发展,使门诊宫腔镜成为诊断性和治疗性宫腔镜。遵循“随见随治”的原则,妇科医师在宫腔镜诊断的同时还可施行某些简易的宫腔内手术,且多数病例不需麻醉。因此,宫腔镜现在可以纳入门诊手术概念内。

宫腔镜提供宫腔的直视图像,并对可疑病灶直视下活检。有些特定的宫腔镜可在不同程度上检视病变,某些甚至可达核质水平。其他良性病变如子宫内膜息肉或者黏膜下纤维肌瘤也可产生临床症状,需要治疗。第4章致力于阐述不同的影像学方法,可作为影像学检查方法(TVUS, HSSG)或者作为确诊的辅助手段(HSG, MRI)。

第5章探讨了宫腔镜在生殖医学中的应用。描述了在不孕和反复流产患者中这些问题的各种诊断和手术指征。

其他章节包括这一领域的特殊疾病,如子宫中隔或宫腔粘连。当检查不孕病因时,宫腔镜是诊断和治疗某些生殖道畸形的有效方法。在生殖医学领域,粘连分离术和中隔切除术得到很好的应用。输卵管镜、输卵管插管或宫腔镜下绝育术是宫腔镜技术持续发展的典型例子。而经宫颈胚胎镜也在研究中。

第6章和第7章全面阐述了宫腔镜诊断和治疗子宫内膜增生和子宫内膜腺癌,描述了这些病变的不同表现。要牢记宫腔镜已经发展成为诊断子宫内膜癌的方法,替代了盲操作技术,后者目前已经摒弃。

当需要实施手术时,掌握电外科手术原则是必要的。每一技术所需的特定麻醉方法也在另一章节阐述。

对于子宫内膜切除或者去除术,本书着重于宫腔镜手术,而非其他技术。这种可替代开腹、腹腔镜或者经阴道子宫切除术的简易手术方法受到世界瞩目。宫腔镜子宫内膜去除术涉及高科技领域，并且因为需要应用摄像系统，术者必须掌握相关操作技巧。对于因为严重出血导致贫血和社会生活受限而需子宫切除的病例应考虑子宫内膜去除术。文献报道，如果仔细选择患者，最初的四年内每年的复发率仅有5%或8%。这一比率尚可以接受，尤其当在围绝经期妇女施行去除术时。需要注意内膜去除术已证实为一安全技术，四分之三的患者可缓解症状。获得该手术的操作技巧，并将此技术应用于患者是很重要的。

长期并发症发生率还不明确。不同医师的相关经验也很少，但是希望大范围的研究结果可在不久之后发表，能够提供一个数据规律计算潜在的并发症。尽管这是一个安全的技术，但宫腔镜也不是没有问题的，所以在未来能够精确评估可能发生的问题，并准备好处理方法是很重要的。

很多活跃的学者已经建立了各个国家内和国际间的腹腔镜和宫腔镜学会，并经常组织探讨会和培训课程。宫腔镜的前景广阔，许多前沿技术将由富于创新精神、经验丰富和训练有素的医师探索——这是我们所有人都必须参与的责任。

蒂尔索·佩雷斯·梅森娜
安立奎·凯尤拉·福特
（夏恩兰 译）

目 录

第 1 章

子宫的解剖

María Alejo Sánchez, Joan Carles Ferreres Piñas, Josefina Aufonell Reixach

大体解剖

成熟的非妊娠子宫为梨形，重量为 40~80g，长度为 8~9cm，宽度为 4~5cm，厚度为 2~3cm。这些参数随年龄、月经周期和经产数不同而有很大差别。子宫是空心、肌肉发达的器官，分为 3 个部分：子宫颈、子宫体和子宫底。连接两个输卵管的起点的部分宫体叫做宫底。子宫角是与输卵管管壁相连的宫底两侧的区域。子宫腔为三角形，长度大约为 6.0cm，与两个宫角部的输卵管腔和子宫颈的内口相通。子宫体黏膜（子宫内膜）是光滑的、深橙色的，根据月经周期阶段的不同内膜厚度发生改变，范围为 1~8mm，通常宫底部最厚。宫颈和宫体间的狭窄部分叫子宫峡部或子宫下段，对应于子宫颈内口的水平，或宫颈管和子宫腔之间的孔隙，并且这种转换是逐渐的，没有解剖分界。峡部长约 1cm，并且未经产的妇女此处非常狭窄。与子宫颈管较多的褶皱相比，峡部黏膜是光滑的。宫颈呈圆柱形，高为 3~4cm，直径为 2cm。宫颈的末端是圆形的，未产妇的宫颈外口呈圆形，经产妇有横裂。宫颈外口有两个唇，前唇较短而厚，后唇较长而薄。唇黏膜是粉白色的，分裂开形成棕榈襞。襞内经常可见潴留囊肿。

子宫壁（子宫肌层）有很厚的肌肉组织，厚度约 2cm。子宫肌层分为外面的纵向肌层、内部的环形黏膜下肌层以及中间较厚的交错排列的肌层，内有丰富的血管。

源自于髂内动脉的子宫动脉是子宫的主要血液供应来源。子宫静脉从子宫阔韧带底部的子宫阴道静脉丛流出。子宫静脉最终流入髂内静脉。子宫淋巴管从浆膜下子宫丛流出进入骨盆和主动脉周围的淋巴结；子宫底的一些淋巴管伴随子宫圆韧带流入表浅的腹股沟淋巴结。

在子宫肌层有丰富的自主神经支配，主要是（不是只有）交感神经。

组织学

子宫黏膜(子宫内膜)是由腺体和间质组成。表面被覆有单层低柱状细胞。它分为深部的基底层和浅表的功能层。基底层由管状腺体组成，偶有分支，呈单层至假复层上皮排列。间质致密深染。腺体或间质内的上皮细胞无分泌现象或核分裂活动，仅显示为子宫内膜的“储备细胞层”。子宫内膜的基底层与肌层交界处是不规则的，可造成子宫内膜组织浸润到子宫肌层的病理性假象。功能层由表面的致密层和深部的海绵层组成。在分泌晚期有明显区别。

子宫肌层是由平滑肌细胞组成的。这些细胞呈梭形，细胞核呈两端钝圆的纺锤形。在月经周期的分泌期可见散在的正常有丝分裂图像。

子宫内膜活检标本

子宫内膜是有层次关系的复合组织。如果这些组织之间的任何一部分有缺损，那么组织学的诊断就缺乏准确性。因此如果标本在其收集过程中过少、碎裂或损伤，即会出现子宫内膜的阐释问题。另一个非常重要的问题是提供给病理医师的相关信息。子宫内膜活检的适应证是子宫异常出血、不孕患者的子宫内膜检查以及评估子宫内膜对激素治疗的反应。充足的病史（年龄、月经/绝经情况、出血方式和出血量、激素治疗或避孕药的使用）为病理医生对子宫内膜的诊断提供了充分的依据。

宫腔镜检查对了解宫内病灶的外观及初步诊断是非常重要的。标本取出后应固定以免发生组织自溶,妨碍获得准确的病理学诊断。

如果子宫内膜标本采取得过少,将大大增加诊断疾病的难度,很难保证病理学诊断的准确性。宫腔镜定位活检的标本,会经常看到一些分离的伪像及镜下伪像。前者是由于间质的破坏和腺体之间关系的改变,病变区腺体变得拥挤。这一伪像呈现"背靠背"现象,可导致误诊为非典型增生或癌。镜下伪像是因为腺套叠呈现腺套腺的图像。这两种伪像是子宫内膜在标本采取过程中受到创伤的表现。

当宫腔镜下取出的标本中未发现病变时,标本的评估即成为一个特殊问题。通常这些病变不是位于子宫内膜,而是位于相邻的间质或肌层内。并且在绝经后期取材通常仅可获得小块表面上皮和腺上皮以及少量间质组织。此时的腺管成分明显为人工伪像。

子宫内膜对生育年龄妇女的内源性激素水平发生反应。内源性激素即雌激素和孕激素,导致周期性变化(增生期、分泌期、月经期)。任何干扰激素状态的情况都会导致子宫内膜发生形态学改变,使其正常形态发生变化。

功能失调性子宫内膜是由于激素水平不足或子宫内膜对激素反应不足而导致的形态学变化。外源性激素制剂(口服避孕药、激素替代疗法和三苯氧胺或雷洛昔芬等用于预防乳腺癌的激素类药物)可引起广泛的子宫内膜形态学变化。要对子宫内膜活检进行精确的诊断,我们有必要了解患者用药史。

通过宫腔镜检查,可发现累及宫腔的多数病变或黏膜下肌瘤(表 1.1)。然而,如果宫腔镜检查没有活检取样,那么一些子宫内膜病变可能被忽略(表 1.2)。

表 1.1 宫腔镜检查发现的宫腔内生理和病理发现

生理性的子宫内膜

- 周期性的子宫内膜
- 过度分泌方式和增生晚期子宫内膜(息肉样外观)
- 囊性萎缩

病理性的宫腔所见

- 子宫内膜病变
  - –子宫内膜化生(鳞状化生,乳头化生……)
  - –子宫内膜息肉
  - –不典型息肉状腺肌瘤
  - –子宫内膜增生
  - –子宫内膜癌及其变异
- 内膜间质肿瘤
  - –子宫内膜间质结节
  - –子宫内膜间质肉瘤
- 混合的子宫内膜间质肿瘤和混合的苗勒管肿瘤
  - –腺纤维瘤
  - –腺肉瘤
  - –癌纤维瘤
  - –癌肉瘤
- 来自肌层的病变
  - –黏膜下子宫肌瘤
  - –平滑肌肉瘤
- 未分化子宫肉瘤
- 子宫外肿瘤转移至子宫内膜
- 妊娠相关病变
  - –胎盘部位结节和斑块
  - –胎盘部位滋养细胞肿瘤
  - –上皮样滋养细胞肿瘤
  - –绒毛膜癌

表 1.2 不进行活检宫腔镜检查通常检测不到的病理情况

- 子宫内膜上皮化生(除鳞化)
- 某些间质化生
- 增生紊乱和局灶性增生
- 子宫内膜上皮内癌
- 感染和炎性病变

上皮性子宫内膜病变的子宫病理学

子宫内膜上皮化生

即由非肿瘤上皮细胞替换正常子宫内膜。这些化生包括鳞状化生、纤毛化生、乳头状变化、黏液化生、嗜酸性化生、透亮细胞化生、肠道和间质上皮化生。它们可以同时伴有或不伴有内膜增生。

子宫内膜息肉

子宫内膜息肉是良性的,在子宫内膜局部过度生长,内膜表面覆盖上皮细胞,并由内膜腺体、间质及血管组成。肉眼所见,息肉通常单发,亦可多发。它们可以带蒂或无蒂,可发生在子宫内膜上任何位置。偶尔息肉可以充满整个子宫腔,甚至延伸至宫颈外口。息肉表面是平滑的,可以有出血和坏死灶。

子宫内膜息肉的三面覆盖内膜上皮细胞，并有包含厚壁血管的突出柄状物(图 1.1)。通常需从子宫内膜息肉表面提取小块组织送到实验室去检查。这些标本可能显示为增殖期紊乱、星状、非分泌的腺体扩张和间质的纤维化。有时，这些病变含有平滑肌纤维(腺肌瘤息肉)。各种腺肌瘤为不典型息肉样腺肌瘤。这是由不同程度增生和非典型增生的腺体组成，有时在子宫内膜间质和平滑肌纤维之间，有接近于原位癌的表现。

宫腔镜诊断子宫内膜息肉将在第 12 章中进一步讨论。

子宫内膜增生

子宫内膜增生的定义是子宫内膜腺体大小和形态不规则的增生，相比增殖期子宫内膜，腺体与间质的比例增加。子宫内膜是增厚的、柔软的、平滑的。增生可能为弥漫性或局限性。子宫内膜增生有许多种分类方法。最常见的是根据增生腺体结构的复杂性及细胞核的不典型性进行分类(WHO，1994 年)。腺体结构可以是复杂的也可以是简单的。单纯型为腺体数量轻度增生或囊性增生，某些腺体扩张成小囊。复杂型表现为更严重程度的腺体密集。不典型增生有不典型腺体上皮细胞核，细胞核更大更圆，染色质丛聚或边聚。用这种分类方法有四种增生模式：无不典型增生的简单或复杂增生(非不典型增生)和有不典型增生的简单或复杂增生 (不典型增生)(WHO，2002)(图 1.2)。

非典型增生很有可能发生在伴有癌变的子宫切除术或随访中发展成癌症的病例中。如果子宫内膜活

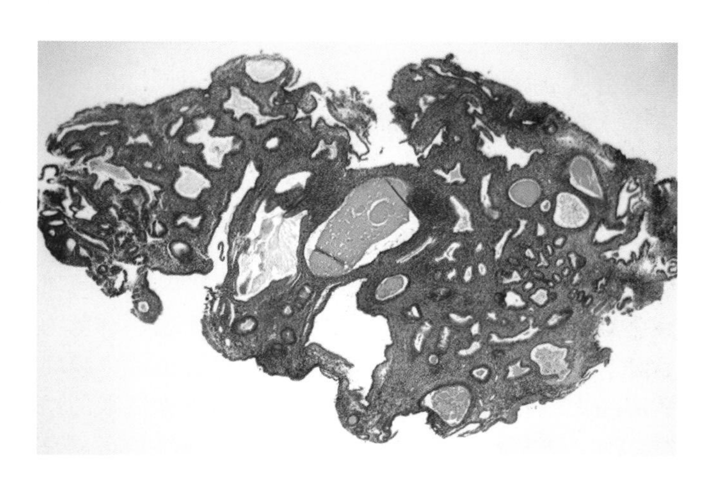

图 1.1 子宫内膜息肉。息肉有纤维化的间质、囊性扩张的腺体和中心血管轴。

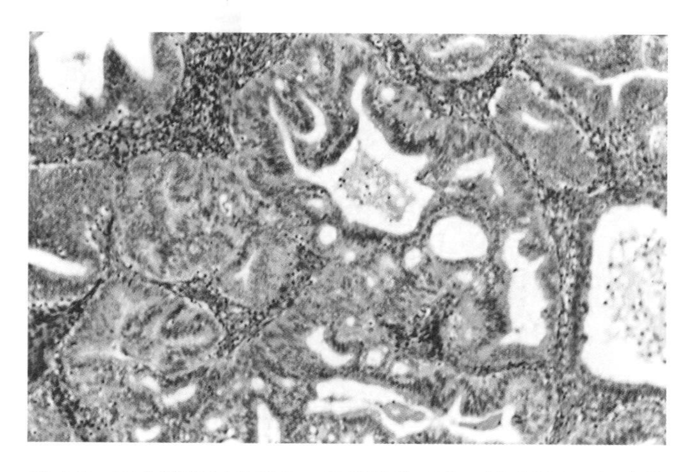

图 1.2 不典型的复杂增生。重度腺体密集。间质很少。细胞核大而圆，染色质丛聚或边聚。

检取材过少，可能很难区分高分化癌和不典型增生。支持癌的诊断的显微镜下特征包括：实质或筛状结构的腺体汇合，形成广泛复杂的乳头状突起和间质结缔组织增生。

子宫内膜癌

子宫内膜癌是发达国家女性生殖道最常见的恶性肿瘤。几种流行病学和临床病理学依据支持有两种截然不同的子宫内膜癌的假说。第一种类型发生在围绝经期妇女，与雌激素过度刺激相关，病理学级别趋于低度恶性。第二种类型与激素危险因素无关，发生于绝经后的老年妇女。这些肿瘤的恶性程度较高。

子宫内膜癌肉眼所见为基底广泛的息肉样肿物，或子宫内膜弥漫性增厚，并浸润到肌层。包块表面不规则，局部出血坏死组织呈灰白色。

大约 70%~80%的子宫内膜癌为子宫内膜腺癌，源自于子宫内膜增生。显微镜下，肿物由腺体及乳头构成(图 1.3)。分级方式主要依据结构分级：肿瘤的实质区域小于 5%则列入 1 级，实质区域在 6%~50%则列入 2 级，实质区域大于 50%则列入 3 级。不能把鳞状化生区域视为仅有腺体成分生长的实质肿瘤。在肿瘤内可以看到结构等级的显著差异。组织分化的异型性导致在子宫内膜诊刮及子宫切除的标本中观察到分化级别不同。细胞核的显著不典型性可增加肿瘤恶性等级。它们的细胞明显增大，细胞核大而多形性。子宫内膜腺癌有很多种类型 (有鳞状分化的子宫内膜癌、绒毛腺型癌、分泌型癌、纤毛细胞癌)。

其余子宫内膜上皮肿瘤是非子宫内膜腺癌(即浆液性癌和透明细胞癌)。浆液性癌可能包含乳头、腺

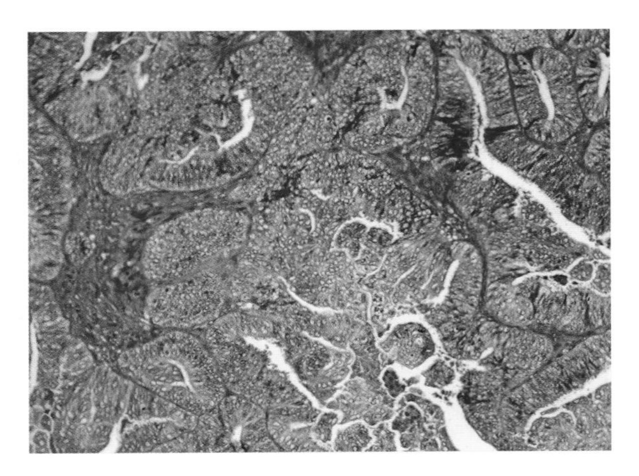

图 1.3 子宫内膜腺癌。肿瘤由结构良好的腺体与鳞状分化的小病灶组成。

体和实质区(图 1.4)。透明细胞癌呈管囊状、乳头状或实质型。通常情况下,这些肿瘤伴随血管深深侵入肌层。许多研究发现,大多数情况下,浆液性癌是由子宫内膜表面上皮发生的恶性肿瘤（子宫内膜上皮癌,EIC)。

现在，在子宫切除术同时是否行淋巴结活检术,往往取决于恶性肿瘤对肌层浸润深度及经阴道超声对肿瘤恶变等级进行的评估。尽管宫腔镜对子宫内膜癌分期不常用，宫腔镜检查可协助检测包括宫颈在内的病变。

第 6 章将更加详细地介绍子宫内膜增生和子宫内膜癌在宫腔镜下的特点。

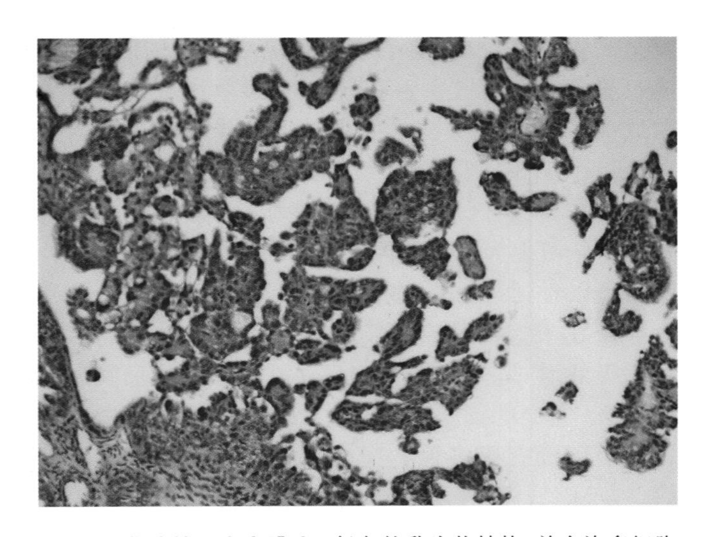

图 1.4 浆液性子宫内膜癌。复杂的乳头状结构,并有许多细胞核呈高度非典型性。

间叶组织肿瘤

子宫间叶组织肿瘤由大的和多种来源的肿瘤群组成,分为良性和恶性。

子宫肌瘤

子宫肌瘤是良性平滑肌瘤,是所有子宫肿瘤中最常见的。它可以发生在子宫肌层的任何位置,多发生在子宫体。肌瘤可突入子宫腔内,导致内膜表面萎缩或者糜烂。有时宫腔内肌瘤可带蒂,于宫颈外口可见,通常伴有坏死区域。用宫腔镜检查的方法仅能检出黏膜下子宫肌瘤。显微镜下,子宫肌瘤是由交错排列的平滑肌束组成,通常与周围肌层边界清晰。无核异型,有丝分裂像不见或偶见。尤其在较大的子宫肌瘤易发生一些退行性变(玻璃样变、囊性变、黏液样变、“红色”样变和钙化)。有些子宫肌瘤变性具有鲜明的特点:富于细胞平滑肌瘤(肿瘤细胞的数目明显多于周围的肌层)、上皮样平滑肌瘤(肌瘤由圆形细胞组成,细胞质内含有嗜酸性颗粒)、非典型性平滑肌瘤或奇异子宫肌瘤（由多核巨细胞或核异形巨细胞组成,缺乏或仅少量有丝分裂像,无不典型的有丝分裂)和黏液变的平滑肌瘤(细胞间的物质广泛黏液化)。黏膜下肌瘤的宫腔镜手术方法见第 10 章。

平滑肌肉瘤

平滑肌肉瘤是由子宫平滑肌肿瘤恶性变而成,是最常见的子宫恶性非上皮肿瘤。平滑肌肉瘤可以源自早先存在的平滑肌瘤。大体检查与平滑肌瘤类似,可见坏死、出血区域,并有子宫外播散。镜下检查,平滑肌肉瘤的细胞通常密集,有非典型性及核分裂象。肿瘤细胞可呈凝固坏死。其分化程度级别不同。在宫腔镜下子宫内膜少量取材活检是不可能区分良性与恶性平滑肌瘤的(图 1.5)。

子宫内膜间质肿瘤

子宫内膜间质肿瘤是像增生期子宫内膜的间质细胞组成的肿瘤。细胞小,胞浆少。伴有丰富小动脉为特征。良性的子宫内膜间质结节极罕见,子宫内膜间质肿瘤由子宫内膜间质细胞组成,形成边界清晰的结节,无边缘浸润。这种病变通常起源于肌层,但可累及子宫内膜或两者兼有,并可在宫腔内形成息肉。

子宫内膜间质肉瘤外观相似,边缘不规则或有边

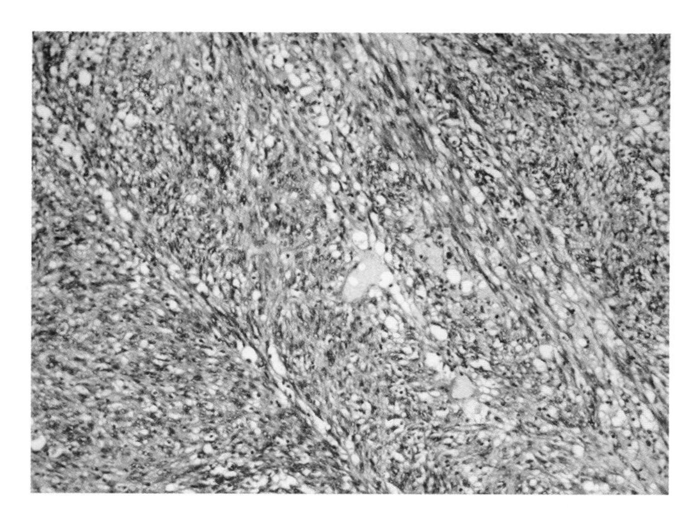

图 1.5　平滑肌肉瘤。肿瘤富含细胞，有明显的核异形性和有丝分裂像。

缘浸润，并有较多的有丝分裂像。一些间质肿瘤含有明显的平滑肌成分。它们的大体表现与无平滑肌成分的间质肿瘤无差异。

间质肿瘤包含与已述的卵巢性索肿瘤相似的子宫内膜腺体和肿瘤。它们并不常见，与子宫内膜间质结节和肉瘤有相似的大体表现。

未分化子宫肉瘤

它是一种罕见的恶性肿瘤，由类似子宫内膜间质细胞而非肌肉来源的多形性间叶细胞组成。预后不佳。大体检查肿瘤通常为息肉样，有明显的坏死及广泛的肌层浸润。细胞大而多形，其大小和形态有明显差异。有丝分裂像多见，并可见坏死。

混合苗勒管肿瘤

是一组特殊类型的子宫肿瘤，包含间叶和上皮成分。分良性或恶性。

腺纤维瘤/腺肉瘤

腺纤维瘤是很少见的子宫腔或子宫颈肿瘤，它是由良性的上皮和间叶成分组成。腺肉瘤的上皮成分与腺纤维瘤表现相似，而间质成分为肉瘤样，通常低度恶性。肉眼检查，根据肿瘤的大小，两种肿瘤皆可占领或填满整个宫腔。两者皆质地柔软、坚韧或僵硬，呈分叶状或息肉样占位。两种肿瘤的切割面质地硬或软，海绵样或清亮囊性。恶性者经常会出现出血和坏死。

显微镜下，腺纤维瘤是由良性的上皮成分组成，通常是子宫内膜型上皮。间质成分是由成纤维细胞和子宫内膜间质细胞组成。无核异型和有丝分裂像。在腺肉瘤，间质成分比上皮成分占优势，间质细胞聚集在上皮细胞的周围。有核异型和核分裂象。

一些腺肉瘤包含不同成分，例如横纹肌肉瘤的、软骨肉瘤的或脂肪肉瘤的成分。通过小块宫腔镜活检标本或诊刮活检标本是无法鉴别腺纤维瘤与腺肉瘤的，因为除非将整个肿瘤送去活检，否则无法排除腺肉瘤。因此必须行子宫全切术来确认病变为良性。

癌纤维瘤/癌肉瘤

癌纤维瘤是一种由恶性上皮成分和良性但瘤样间质成分组成的肿瘤。此种类型是否存在尚有争议，且未被所有学者接受。

癌肉瘤（过去又称为恶性混合性中胚层肿瘤和恶性混合性苗勒管肿瘤）是此类中最常见的肿瘤，由恶性上皮腺体和恶性间质成分组成。发生于绝经后妇女，预后差。

肉眼所见，癌肉瘤通常形成基底宽的息肉，占据并充填子宫腔。但是可以导致子宫弥漫性增大，子宫壁浸润及扩张。其切割面通常显示不同程度的坏死和出血。显微镜下检查，恶性上皮成分几乎是子宫内膜模式，通常是低分化，伴有或不伴有鳞状成分。浆液性的、透明细胞性的或黏液性的癌是其他常见的上皮成分肿瘤。上皮成分和肉瘤成分的比例有很大差异。间质成分可以是同源，类似于子宫内膜间质肉瘤、纤维肉瘤、平滑肌肉瘤或未分化的肉瘤。异源组织包括横纹肌肉瘤、软骨肉瘤，以及极少见的骨肉瘤。

子宫外肿瘤转移至子宫内膜

恶性肿瘤扩散至子宫肌层要比转移至子宫内膜更常见。最常见的恶性肿瘤有乳腺癌和胃肠道癌。有时肿瘤可通过子宫内膜的研究确定诊断，特别是乳腺小叶癌病例。

与妊娠相关的病变

葡萄胎

含有绒毛膜绒毛的滋养细胞病变共有两种。完全和部分葡萄胎不用宫腔镜检查诊断，因为超声检查和血清检测人绒毛膜促性腺激素（β-hCG）足以明确葡萄

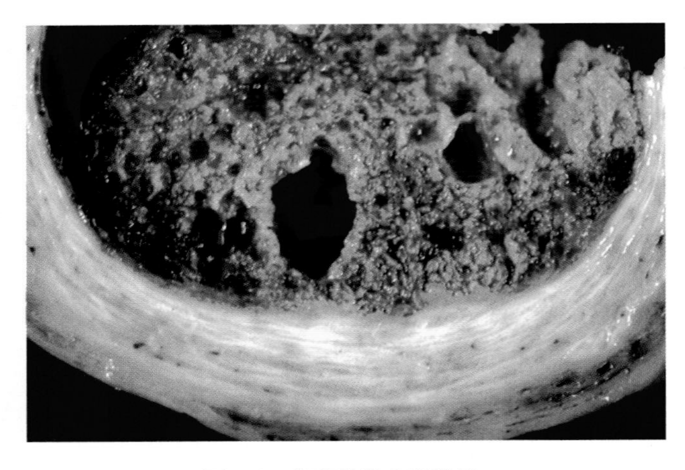

图 1.6 葡萄胎的肉眼所见。

胎的诊断。刮宫是一种可选择的治疗方法，并且病理学家能够通过一个或多个标本做出诊断。胚胎或胎儿的有无，或绒毛的大小和轮廓，水泡和假包涵体的存在，滋养细胞增生的程度，以及核型对于两者之间的鉴别都是非常有用的。小于 14 孕周的子宫诊断困难(图 1.6)。

胎盘部位结节和胎盘部位斑块

这些都是通过宫腔镜检查可发现的罕见病变，是由中间滋养细胞和致密透明间质组成。他们是单个或多个界限分明的小结节或大斑块。妊娠早期常不会发生，而是发生在几个月或数年之前。

胎盘部位滋养细胞肿瘤

中间滋养细胞对应的恶性肿瘤是胎盘部位滋养细胞肿瘤。这些肿瘤发生在育龄妇女，发生在有正常妊娠史、流产史或有葡萄胎史的妇女中。通过小的标本来明确诊断是很困难的。因为胎盘部位的过度反应与侵入肌层但未造成损害的肿瘤细胞共存，如同滋养层正常侵入肌层。滋养层细胞的外观是多形性的，但通常形成含有胞浆嗜酸性的单叶大细胞。核分裂活动是活跃的，不典型的核分裂并不罕见。通常会看到广泛肿瘤坏死。上皮滋养层细胞肿瘤是这种肿瘤的一种变体。

绒毛膜癌

绒毛膜癌是一种恶性肿瘤，由细胞滋养层、中间型滋养细胞和合体滋养细胞混合构成。通常情况下，继发于完全型葡萄胎，但也可能会发生在正常妊娠或自然流产后。它可以发生在正常足月妊娠胎盘。经大体和显微镜下检查，绒毛膜癌是伴有少量肿瘤细胞的大量出血的团块。他们有双相形式(单核及多核合体细胞)。肿瘤几乎全部为大面积的坏死和血块。除了在足月妊娠，绒毛不是绒毛膜癌的组成部分。

通过诊刮或宫腔镜下取活检，诊断绒毛膜癌可能很困难。免疫细胞化学检测可能很有用。

(郭艳 译)

参考文献

1. Fox H, Wells M (Eds). Haynes and Taylor Obstetrical & Gynecological Pathology (5th edn). Churchill Livingstone, London, 2002.
2. Kurman RJ (Ed). Blaustein's pathology of the female genital tract. 5th edition. Springer-Verlag. 2002.
3. Robboy SJ, Anderson MC, Russell P (Eds). Pathology of the female reproductive tract. Churchill Livingstone, London, 2002.
4. Silverberg SG, Kurman RJ. Tumors of the uterine corpus and gestational trophoblastic disease. Atlas of tumor pathology. Third Series. Fascicle 3. Washington, D.C. AFIP.1992.
5. Sternberg SS (Ed). Histology for pathologists. Second Edition. Lippincott-Raven publishers. Philadelphia, New York. 1997.
6. Tavassoli FA, Devilee P (Eds). WHO Classification of Tumors. Tumors of the breast and female genital organs. IARC Press, Lyon, 2003.

第 2 章

宫腔镜器械的维护

内镜的保养:理论和实践知识——宫腔镜技术的质量保证

Concepcián García-Zarza, Pilar Arranz-García, Nuriade Argila Ferrandez-Durán

介绍

医务工作的核心必定是患者。然而,由于事实上我们工作中不得不应用一些精密贵重且特定用途的复杂技术,故本章将着重讨论完成上述工作的技术方面内容。事实上,这项工作正是为了避免因外科干预引起的后续并发症的发生。一套无法充分发挥其功能的设备,以及不正确的清洗及消毒,可能导致患者院内感染的发生。

在对从事宫腔镜操作的一些医疗中心不同的规范进行观察后我们发现,这些中心并没有统一的操作规范。

在这一章中,我们将详细阐述关于内镜设备的管理和保养的基本过程。众多的预防医学服务机构出版物及指南等已证实此清洗及保养过程的有效性。

本章内容分为两个部分,第一部分是总述,了解宫腔镜设备在手术室内的正确操作及管理,以及术后我们自己要完成的设备本身的拆卸清洗以及可重复使用器械的消毒和使用等工作。

第二部分着重讲述宫腔镜设备在消毒中心的管理,及其过程中对消毒、贮存、运输各步骤的描述。

最后,必须要注意的是,这里阐述的各种消毒保养程序的选择应由专门负责器械使用的专职护士决定。基于这个原因,所有参与仪器设备安装和管理的人员进行良好的培训,制定适宜的规划,是确保工作顺利完成的重要因素。

手术室内宫腔镜设备安装管理的第一阶段

手术前期

得知手术计划后,必须遵循以下程序:

- 使用整套仪器设备和可用光学设备的申请。
- 如果没有足够的设备配合每次宫腔镜手术,那么必须在手术过程中必要时考虑选择一种消毒方法。
- 在预见可能发生的并发症(子宫穿孔)时配置额外设备。
- 反复检查各项设备的功能。

应用相应的整体要素(AIDA 系统,计算机中心,内窥镜塔及监视器),必须遵循以下的相应次序:

- 打开医师的个性化配置。
- 依据手术过程放置屏幕位置。
- 调试光源位置。
- 将脚踏板放置合适位置。
- 准备灌流液至人体温度。

手术期间

鉴于实践原因,允许我们统一标准,宫腔镜手术的不同装置使用可参照以下标准:

- 设备/光学系统。
- 成套设备。
- 电子系统。

• 灌流系统。

设备/光学系统

宫腔镜手术的光学系统由以下装置构成：

• 显示器。
• 摄像机。
• 宫腔镜或光学视管。
• 冷光源。
• 光导纤维。

器械的准备及需要考虑的问题

摄像机

• 聚焦镜头必须与光学视管的标准直径相匹配。

• 在光学视管中配置有无菌保护鞘，包绕聚焦镜头和光缆，用来保证聚焦镜头及适配器的无菌。

• 在摄像机的控制器中调整白平衡，使色彩强度或波长调整至使用要求。白平衡时需要将摄像机直接与光学镜头相连接，置于白色物体表面，调试时避免其他颜色的混入。然后，在控制器中按住白平衡键，并在显示屏上确认调节是否正确。

• 在无菌区安装镜头并确保其牢固，从而避免因患者体位改变而可能发生的滑脱。

• 避免将镜头朝向高强度的光源（如手术灯），因为这可能损坏光源的传感组件。

• 避免将液体置于控制器附近，因为液体意外流出或溅在控制器上，可导致控制器损坏。

• 一旦操作完成，我们首先要做的就是将摄像头的无菌套撤除，安装摄像头防护器，并将其放置在确定的位置。

• 收拢光缆线并避免可能的拉伸，尤其是光缆与摄像机连接处，否则可导致图像的干扰或亮度的丢失。

• 必须注意光缆线的完整性，避免其发生损坏。

宫腔镜或光学视管

• 可进行宫腔镜手术的光学视管（全景宫腔镜）视野角可为0°或12°。它是一种由光镜组成的器械。作为最精密的手术器械，需要贮存在盒子中以便于运送至消毒中心并保存。

• 光学视管必须放置在设备台上特定位置，并避免与其他设备接触，从而防止其损坏或划伤。

• 验证光学视管是否可满足手术需要，检查其用于电切手术的兼容性是非常重要的。同时我们要为光导纤维配置适配器（图2.1）。

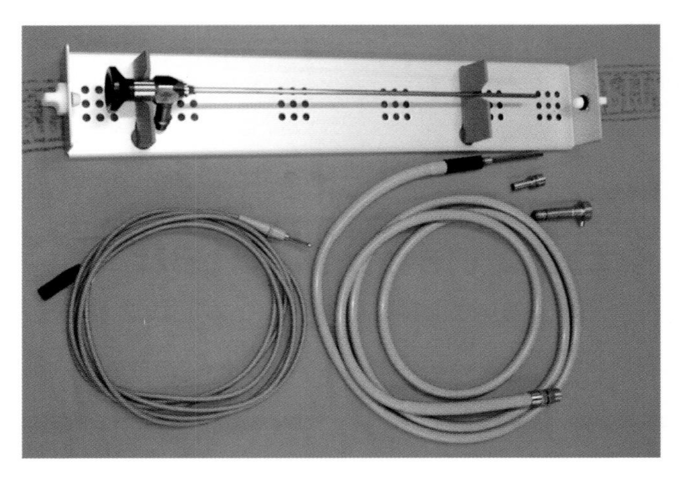

图2.1 光学视管、光导纤维及电切线。

光源

• 内镜手术需要按手术要求调整光源强度。光源的调整可通过手动或自动方式完成。

• 自动调节基于所用光学视管的直径，并允许采用不同型号的光学视管。

• 光源出口与光导纤维末端通常为不同直径，因此，调整适配器从而保证良好的匹配是必要的。

• 在手术过程中，光源总是最后通电并在手术结束后最先关闭。当设备不使用时，光源必须置于待用位置。同一手术中反复拆装光源可导致其损坏。

• 冷光源在应用时可做细微的调整。

• 灯泡的使用寿命在300~600小时之间。

光导纤维

• 光导纤维（或光缆线）将光镜与光源连接，由有光反射功能的纤维束（光学材料）组成。

• 与光缆线游离端接触可导致其末端或镜体末端发生烧灼。因此这些设备末端不可置于易燃物上或放置于患者身上。

• 光导纤维要避免折叠，否则可能损坏其纤维（为延长其使用寿命，光导纤维的密度要与光源强度成比例）。

• 光导纤维要避免与尖锐的器械接触，包括手术过程及消毒过程中。

整套装置设备

一般来说，宫腔镜手术的实施需要配备基本的宫腔镜手术设备，进行宫腔探查、宫颈扩张（图2.2）以及宫腔电切手术。这种设备由双层操作鞘（连接开关阀

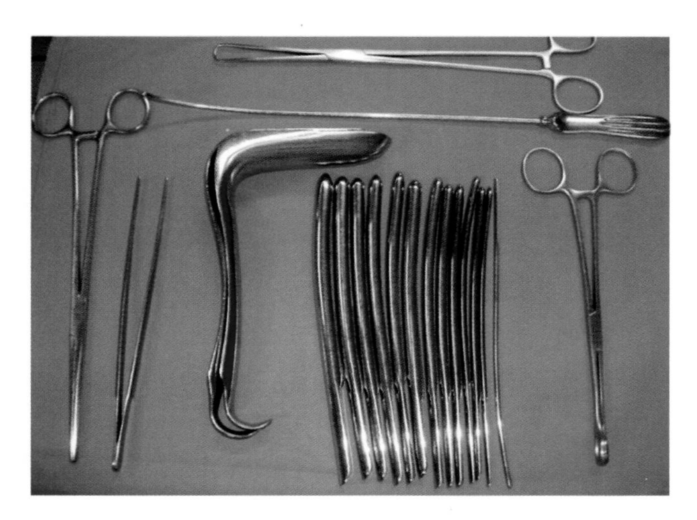

图 2.2 外科手术器械基本配置。

门)及工作组件(图 2.3)组成。

器械的准备及需要考虑的问题

• 电切镜的安装操作动作必须轻柔。

• 必须组装调试轴枢关节和阀门(这种调试系统具有时钟指针方向)。

电源系统

应用不同的电源系统进行子宫内膜切除-消融术(单极能源、双极 Versapoint 系统、YAG 激光或其他)是可行的。这里我们将描述应用单极能源发生器。一般来说,宫腔镜电切术中使用的是混合切割电流。

器械的准备及需要考虑的问题

• 警惕电源线的破损:必须检查与高频单极电流发生器相连接的电源线的完整性。由于反复消毒操作可不断造成电源线的损伤,因此必须妥善管理提供的电源线。电源线的任何裂痕或破损都可单独造成器械烧毁。

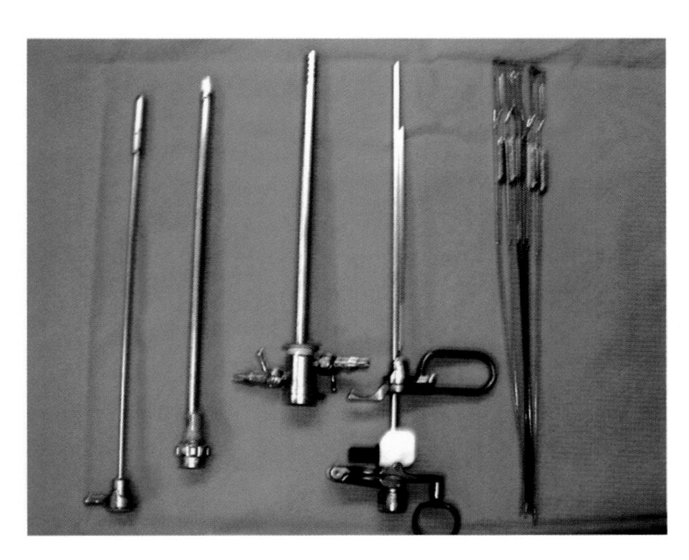

图 2.3 宫腔电切镜及切割电极柄。

• 电切术用电极柄:电极中镶嵌的电极柄可降低电切效率,造成电流不足。此独立存在的失败因素表明要产生一个有效的电流效应,需要更高的功率(图 2.4)。

• 热播散:单极电能可发生热传导至邻近器官,尤其是输卵管开口部位(术后发现的并发症)。

• 非自主激活高频电流发生器:它发生在当脚踏板开关非自主触及时。以及在控制电极或者脚踏开关时电源线内部发生短路或者导电液体渗入。

• 踏板位置:必须将踏板放置于术者方便的位置,并监视电源线的完整性。隔湿是必要的。

• 正确安置中性电极板或手术电刀片:

-中性电极必须置于靠近手术区域的手臂或大腿上。一般来讲应置于有丰富电传导性的区域,如肌肉组织。

-防油脂、防脱落或防汗是必要的,因此电极板粘贴部位表面必须清洁干燥。

-手术区域需保持干燥,特别要避免患者皮肤与手术台之间的液体聚积(消毒液或冲洗液),因其有导电作用。

-手术电刀片远端需指向术野部位。

-患者不可携带任何金属制品,甚至其身体不能接触任何导电物体。

-如果患者体内装有钛金属假体或手术钢板,仍有可能使用手术电极,不过预防措施实施困难(例如调整到最小的功率,使用高安全性的电极板,其安置

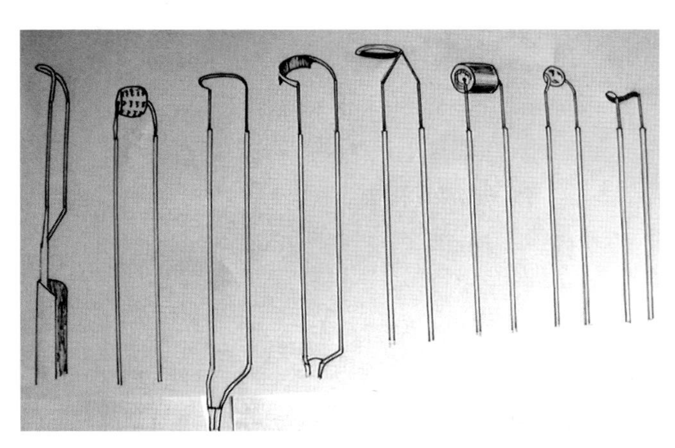

图 2.4 电切电极柄。

位置尽可能靠近活动电极操作部位)。

–当负极板没有与患者良好接触时，使用高安全系数的不导电系统是非常重要的。

液体灌注系统

在宫腔镜手术中,有必要膨胀宫腔从而获得宫腔良好的视野。对应用单极能源的病例,必须使用不含电解质的、不导电的低分子量液体,从而允许电凝和电切。目前,最常用的液体是 1.5%的甘露醇溶液。必须将其加温并且不能超过人体温度。

这种液体为低黏性，在宫腔内的黏附时间短,并可与血液混合,故而可使用恒定流量。

器械的准备及需要考虑的问题

为了更加安全地实施手术,建议术中应用自动膨宫泵控制灌流液和灌流压力,以及灌流液抽吸压力。

因为有发生钠水潴留的风险,因此认真计算整个手术过程中液体的吸收量是绝对必要的(维持灌注量与排出量的平衡)(图 2.5)。

术后即刻

第一阶段的器材保养从手术结束起开始进行。建议该过程在手术间内尽早开始。通过这种方式,设备一旦拆卸开来,残留镜体上的有机物质必须马上被清除掉。

拆卸及镜体的清洗

我们将详细介绍宫腔镜每个组成部分,从而达到各部分尽可能充分的清洗。

光镜或宫腔镜

依照医院指南的建议使用含酶成分的清洗液(依据指导意见)。必须应用棉制材料,因为纱布可划伤镜头。为了避免损伤内窥镜,建议使用软化水,然后拿出擦干。

消毒之前,建议使用蘸有 70%酒精的棉棒清洁镜头处玻璃。镜头表面必须清洁透亮从而使视野清晰。沉淀物可引起视野模糊不清,可尝试使用化工乳剂清洁。镜头保存在特制的宫腔镜储存盒中。

光导纤维或光源线

可用消毒剂及湿布清洁。必须避免其折叠,从而避免破坏导光纤维束。

电源线

可用消毒剂及湿布清洁。通常情况下,光导纤维和电源线可一起消毒,但需要和设备的金属组件分开操作。

宫腔镜设备的金属组件

宫腔镜的不同组件如下:镜鞘、切割电极柄、工作组件(图 2.3)和外科手术基本器械(图 2.6)。

确认宫腔镜各组件和阀门的正确连接、避免组件遗失以及易损材料的保护是非常必要的(切割电极柄和锋利器械如 Pozzi 单爪钳)。

检查和记录

宫腔镜设备必须仔细检查并记录。手术效果与手术器械的功能状态相关。

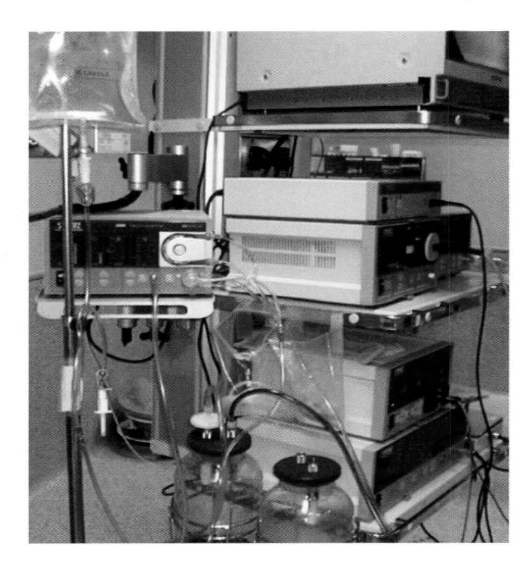

图 2.5　液体灌注系统。

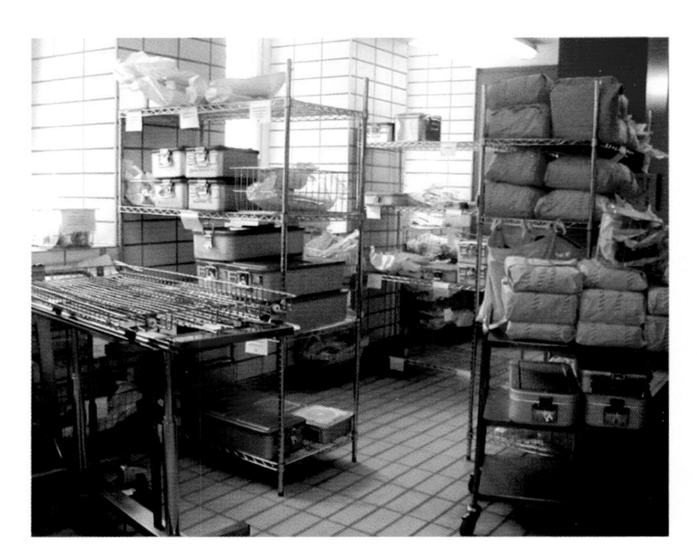

图 2.6　消毒服务系统。

转运至消毒中心

首先,需确认配件是完整的。转运需尽快完成,从而避免有机物质黏附,以及满足金属部件、光学部件、电源线及电切手柄之间分隔放置的要求。

仪器配置管理的第二阶段

- 消毒服务系统。
- 器材管理的不同阶段。
- 消毒。
- 贮存和运输。

消毒和灭菌概述

消毒服务系统对医院中配置的器材负责,包括负责为所有部门提供消毒器械(图 2.6)。

所有消毒过程的集中进行是最有效且确保无误的系统,因为可以对资源进行管理、统一标准以及合理配置。

消毒物品的验收和运送使这一流程顺利完成,并避免了物品变质。登记注册系统必须完备,从而了解和评估需消毒材料和消毒过程。

根据消毒剂的特点和固定用途,必须对其区别对待。依据医用材料的感染风险,它可分为以下三种类别。

斯博尔丁分类方法

类别	器材	与之接触的组织	物品处理方法
高度危险	外科手术器械	无菌组织	灭菌法
	关节镜	无菌器官	
	活检钳		
	切割电极	黏膜	
		血管系统	
中度危险	纤维支气管镜	黏液	高效消毒
	胃镜	黏膜	
	喉镜	非完好皮肤	
	阴道窥器		
无危险	温度计	完好皮肤	低效或间歇性消毒
	腿垫		
	听诊器		

斯博尔丁分类方法的现存问题

依斯博尔丁的分类方法,内窥镜归类为“中度危险”,但是由于一些其他因素,目前其消毒方法并未被完全采用,这些因素有:

- 内镜材料的本身属性及设计:它使得器械变得不易清洗和其上附着的有机物质不易去除。除此之外,高水平消毒程序难以监督和控制。
- 新型微生物的存在:尚不知晓其灭菌方法的效果,可用于高水平消毒的化学制剂,或者清除微生物必需的时间。这些微生物例如朊病毒和分枝杆菌。
- 手术治疗的种类:当斯博尔丁分类中涉及的内窥镜与黏膜接触时,被认为是中度危险物品,需要进行高水平消毒。现今,与无菌腔道接触的器材被认为是高度危险物品,因此,它们需要的是灭菌级处理方法。

宫腔镜检查或手术在无菌管腔内进行,因此使用的整个器械归类于高度危险物品,并且需进行灭菌级的处理。

器材的各处理阶段

一旦宫腔镜设备被消毒部门接收,它必须遵循以下的程序。

清洁

手动清洁:清洁是整个消毒灭菌过程中最先进行的独立步骤,因此,如果设备没有完全清洗干净,宫腔镜设备就无法进行有效的灭菌。仪器清洗需满足以下标准:

- 光镜器材和光缆线的特定手动清洗:
  - 用浸泡纯酶溶液的湿布擦拭,持续 5 分钟。
  - 仔细冲洗。
  - 晾干。
- 仪器中金属部件的手动清洗。该过程包含以下几个步骤:
  - 使用水枪或流动水冲洗宫腔镜鞘管部分。此清洗步骤非常重要,因为可清除 85%的污物。
  - 将器材进行 5 分钟的酶浴。这些酶类消毒剂可以乳化脂肪并水解蛋白质和糖类。
  - 刷洗活检通道。必须使用清洁刷从抽吸阀门处进入,直到远端探出为止,共刷洗 3 遍。
  - 用水冲洗电切器械内外。
  - 向操作通道内打入压缩空气烘干,同时排出可能残存的有机物碎屑。

每完成以上任何一个步骤,负责护士应对器械部件进行检查,以发现器械功能或是锈、钝方面的问题。

机械性清洁(图 2.7):机械性清洁要由满足清洗要求的特定清洗机完成。它的优点是可以对清洗过程进行适当的控制。

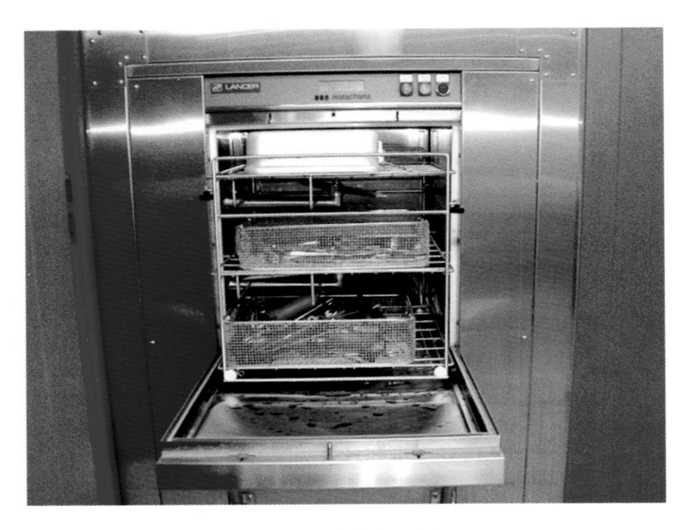

图 2.7 清洗机设备。

除去光学器材(光镜和光导纤维)和电源线,整个宫腔镜设备均需要机械性清洗。出于这个目的,可将其置入自动清洗机中。

• 不管使用与否, 整个器械的各个部件都需要清洗, 因为术中血液或盐水可能不经意间喷溅到器械上。

• 器械上所有的关节必须打开, 并将其上的各组件拆卸开。

• 一些独立、轻小的器械组件必须放置在特制的器械筐中。

• 将装有轻小组件的器械筐放入清洗机内, 以避免清洗时机械臂触碰组件。

• 按照说明书要求选择适合的程序。

• 清洗设备依编程运行数个循环。监视屏显示循环的次数,选定的设备内水或空气的温度,以及正在运行功能的名称。

• 电子清洗机通常由数个程序组成。主要有以下五个部分:

– 洗涤前。

– 洗涤中,一般低于 45℃,以防止蛋白凝固后黏附在器械表面使清洗失败。

– 净化。温度范围在 75℃~90℃之间。

– 以 90℃高温消毒并持续 10 分钟, 可以预防操作设备过程中的疾病传播。

– 将清洗过的器械烘干。

• 必须依照说明书推荐的洗涤剂剂量使用, 要知道小剂量达不到消毒效果,大剂量具有腐蚀作用。

• 在消毒过程中禁止打开清洗机。

• 当洗涤循环结束后,清洗机内的各种支撑架、清洗筐、附件以及洗涤物均应等待其冷却后再进行下一步操作。

• 洗涤过程完成后,取出清洗机内物,确认器械已清洁和干燥。对空心器械可行气枪干燥。

器械的检查和准备

烘干程序之后,为了达到良好的灭菌效果,需要对器械进行检查,因为尽管血液和碎屑已经被清洁干净,但仍有金属沉积物和其他杂质可能影响以后的使用。检查可通过以下几个方面进行:

• 良好的器械清洁。

• 没有残留污渍。

• 关节接合功能良好:软接头必须彻底清洗,无污渍残留,从而确保有效的消毒。

• 酌情注油。

宫腔镜器械在消毒容器中的安放

将整个宫腔镜器械除去光镜置于盒子内,光镜用双层消毒巾包裹后,放入专用盒储存。

• 清洗并烘干器械及容器。

• 在存放箱中衬垫绿色布巾或剪裁纸。

• 更换盖子过滤器。

• 根据规范检查和存放器械。

• 放置化学显示条。

• 检查容器的密闭性。

• 放置带有装配人员签名的黏条。

• 粘贴封口。

杀菌

杀菌包括杀死任何生存形式的微生物, 包括芽孢。物品的无菌状态是指使物品尽可能避免微生物污染的能力。欧洲药典对于无菌的上限进行了修订,为 10^6(UNE Norm-EU 556)。这就意味着在进行杀菌消毒的 10^6 件物品中可以发现一个带菌物品。证实这一问题的困难是,在实践中,当一个物品进行了各种杀菌处理,且护士对所有过程进行了确认后,这一物品便可视为无菌。

在遵循说明书中关于器材杀菌消毒的标准方法中,履行 CEE 相应的规定,以及丢弃已经使用过的独立应用的消毒剂是非常重要的。

灭菌的方法

灭菌的根本方法将仅分两组描述,因为它们是宫腔镜器械中应用最多的消毒方法。

物理方法	高压蒸汽 干燥加热 电离辐射
化学方法	气体:氧化乙烯,过氧化氢的气体形式 液体:仅作为短时间操作的消毒剂应用(过氧乙酸,过氧化氢)

物理方法:高压蒸汽灭菌法

湿热的高压蒸汽对于破坏任何形式的微生物都是非常有效的,包括芽孢在内。这种灭菌方法是通过热量和湿气双重效果来完成的。

对于医用层面来说,蒸汽灭菌是现有最快捷、最有效和最安全的方法。它廉价且无毒物残留。蒸汽灭菌由消毒柜设定的操作程序来完成,如可达到的温度、消毒物品暴露时间及干燥时间。

这种消毒方法通过使微生物细胞原生质凝固而起效。温度必须从12℃直到134℃可调,并且保证光学部件可以耐受。

宫腔镜器械适合此种灭菌方法(图 2.8)。

控制/登记自动阀门蒸汽箱的灭菌参数

Bowie 和 Dick 测试

该测试用来验证每日的灭菌功能。用于预先排出空气的蒸汽灭菌箱,从而评估排空气体的能力以及验证消毒柜监视屏是否模糊。必须证实空气是否充分排出,器械中的蒸汽渗透是否良好。此过程的参数为:132℃~134℃,维持时间 3.5 分钟。

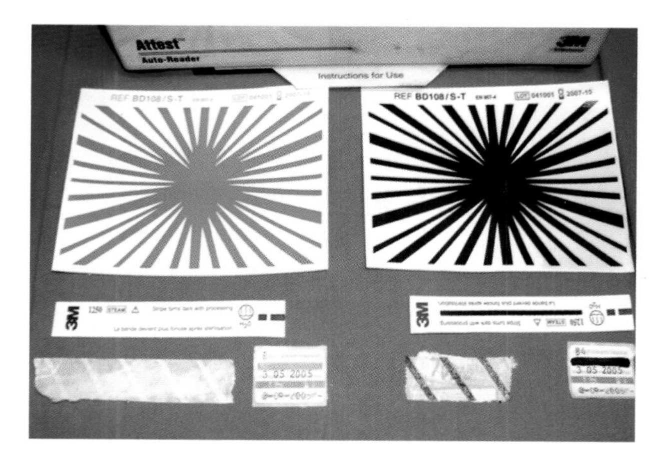

图 2.9 Bowie 和 Dick 测试以及化学测试条。

在显示卡上表现为所有线条的颜色改变(图 2.9)。

物理监控

它由设备外部的自动阀控组成,通过应用图形记录及气压表等,达到对消毒周期后续监控和整个消毒过程的连续监测。

消毒柜监视屏的温度和压力需全程监控。消毒柜连接一台打印机和图形记录仪,可得到整个过程的数据和(或)模拟记录(图 2.10)。

化学监控

该过程可证实某些必备条件已达到正确的灭菌要求。它含有加入化学试剂的特定成分,灭菌敏感性

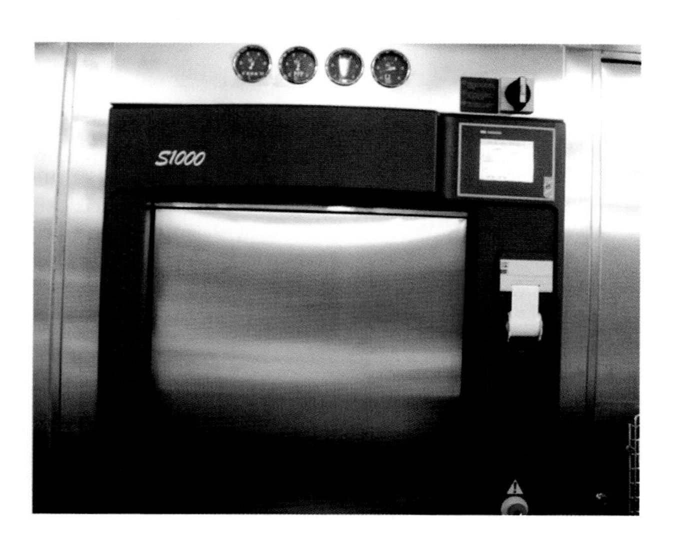

图 2.8 自动阀门蒸汽箱。

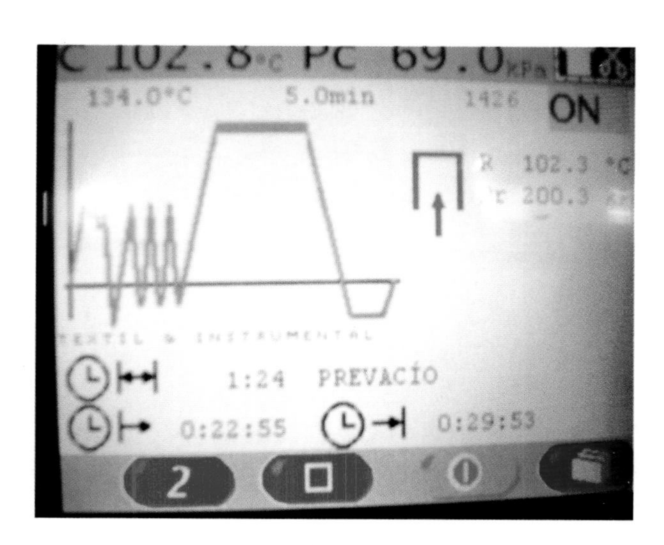

图 2.10 灭菌的物理操控图。

的参数有：时间、压力和温度，以及灭菌完成时的颜色变化。

• 外部的或过程中的指示卡：用来确定物品是否已经或尚未灭菌。指示卡被用于所有消毒包中。它们印在或粘贴在消毒包裹外部。在灭菌程序终结且器械尚未分发时，通过其颜色的改变可确定灭菌的完成。

• 内部的指示卡：通过测试条上的活性墨颜色改变来显示达到各项指标参数(时间、压力以及温度)，用于确定无菌包内部已达到正确灭菌条件。这些指示卡通常放置于蒸汽难以进入的容器内或无菌包内部。一般来说指示卡为纸条状形态。没有达到灭菌水平改变的指示卡不能从包裹中拿出。器械使用前，手术室内护士必须亲自对指示卡进行验证。

生物监控

在每种灭菌方法常有的抵抗机制中，在模拟消毒过程中可能出现的不良情况下，用于验证不同灭菌系统的有效性。它们被放置在确认阻碍蒸汽渗透性的包裹内部。

蒸汽灭菌法中加用的杆菌为嗜热脂肪芽孢杆菌，在消毒锅内孵化，放置于内置培养基的小包内(图2.11)。

化学方法：过氧乙酸溶液

此种化学方法用于低温消毒。与腐蚀性中和剂结合后可变成良好的宫腔镜器械消毒方法。各消毒元件必须在50℃~56℃的过氧乙酸溶液中浸泡大约25分钟。现有此类封闭式消毒产品，保证消毒溶液能够进入设备所有的通道、管腔以及器械表面。此种方法已经在数个机构中应用，因为它可以实现器械的快速再利用，无需再次打包。现今，其效能业已被评估。

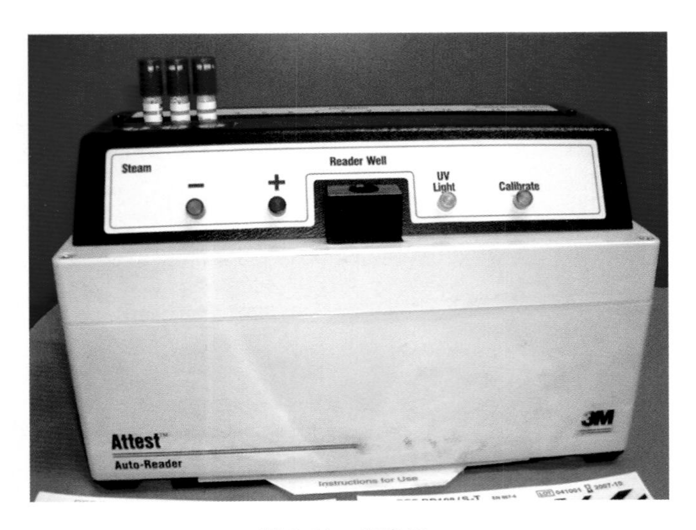

图 2.11 消毒锅。

贮存和运输

一旦灭菌箱完成灭菌周期，在其冷却之后才可打开箱门，取出物品，并置于平车中。在相应的每日自动阀门操作卡上标记结果以确认完成物理或化学灭菌。生物指示卡在使用时在操作卡上记录，并从灭菌箱中取出。

用手推车和专用容器进行运输。消毒后器材可随时使用。在手术室使用之前必须验证消毒包裹的完整性、消毒过程及有效期。

感谢

我们要感谢：

• Pilar Garcia Zarza，哲学学者，德语硕士，感谢她在本手稿准备阶段所给予的帮助。

• Montserrat Doncel Gallego，马德里圣克里斯蒂娜大学医院医务室主管，消毒中心护士。

• 感谢 Santa Cristina 大学医院消毒中心及门诊手术室为本章内容提供协作的所有工作人员。

• 感谢马德里社区公共卫生部门（Vrigen de la Torre 医院，San Carlos 临床医学院，Ramony Cajal 医院）各主管人员、护士和助理人员，感谢他们对标准操作程序手册提供的帮助。

（谢薇 译）

参考文献

1. 2° Congreso Nacional de Enfermería en Cirugía Endoscópica. Libro de Ponencias. Barcelona. Noviembre 2001.
2. ALVARADO CARLA, M.S. "Revisiting *the Spaulding Classification Scheme*" In: Chemical Germicidas in Health Care Edited by William Rutala: Internacional Symposium May 1994 (203-209).
3. AORN: *Prácticas Recomendadas para el Cuidado del Instrumental Quirúrgico y Endoscópico.* Edic MMISA.
4. AUCCASI ROJAS, MARCELINO. *Enfermería en Control de Infecciones Intrahospitalarias.* http://www. members. fortunecy.es/marcear/EN enfermería en control infecciones. html. Consultada 2/6/2005.
5. BROTO DELOR. *Instrumentación quirúrgica.* Técnicas en cirugía general. Volumen 1. E. Panamericana. 2000. Buenos Aires.
6. CASIELLES ELISABETH. PERALTA. SANDRA *Esterilización y desinfección del instrumental y equipo laparoscópico.*

7. CORTÉS RIDAURA, L. *Limpieza, desinfección y esterilización del material quirúrgico.* Hospital General Universitario de Valencia.
8. FULLER JOANNA RUTH. *Instrumentación Quirúrgica.* Principios y Práctica. 3ª Edición. Editorial Panamericana.
9. GARCÍA ZARZA, CONCEPCION, ARRANZ GARCÍA PILAR, PEREZ MEDINA TIRSO. Enfermería en cirugía endoscópica I. Excelencia enfermera 2005;12:1-60.
10. GARCÍA ZARZA, CONCEPCION, ARRANZ GARCÍA PILAR, PEREZ MEDINA TIRSO. Enfermería en cirugía endoscópica II. Excelencia enfermera 2006;13:1-78.
11. http://www.obgyn.net.Hysteroscopy and Fluid Management. Peter Dragonas, MD Interviews OBGYN.net. Consultada 28/06/04.
12. *Instrucciones de uso de endoscopios.* Tecno-medical. Optik Chirurgie GMBH & Co.KG. Tuttlingen/Germany.
13. LEJARÍN ABELLÁN, CARMEN. Estudio sobre variaciones de la temperatura corporal en pacientes sometidos a resección transuretral de próstata (4° Congreso Nacional de Enfermería Quirúrgica).
14. *Manual de Esterilización.* Hospital Universitario Santa Cristina. Madrid.
15. *Manual de Funcionamiento.* Lancer. 910 UP DIN.
16. *Manual de Instrucciones de operación. Esterilizadores a Vapor. S 1000.* Matachana.
17. *Manual de Procesos.* Central de Esterilización "Hospital Virgen de la Torre."
18. Matachana. Dep. Estudios Antonio Matachana, SA.
19. PAEZ R. OSCAR. *Desinfección de equipos y accesorios.* Guía de manejo en Gastroenterología. Profesor Asociado. Clínica Los Andes, ISS, Barranquilla.
20. *Pautas para la limpieza y desinfección en endoscopia gastrointestinal.* (European Society of gastrointestinal endoscopy).
21. PRIETO ESPIGA, Elsa. *Esterilización por Ácido peracético en cámara cerrada.* EL AUTOCLAVE. Año 16. N° 1. Mayo 2004.
22. *Protocolo de desinfección y esterilización.* Servicio de Medicina Preventiva. Hospital Ramón y Cajal 2003.
23. SEGO. *Documentos de consenso.*2.001.Editorial Meditex, Madrid.
24. SODRESTROM, R. *Cirugía Laparoscópica en Ginecología.* Ediciones Marban, Madrid.
25. SPAULDING, EH. "*Chemical sterilization of medical and surgical materials*" In CA Block, SS (Eds) Disinfection, Sterilization and Preservation. Philadelphia: Lea & Febiger, 1968:517-31.
26. VELASCO VALVERDE, Emilia. *Limpieza y Desinfección del Instrumental Quirúrgico.* El Autoclave. Año 15. N° 1. Abril 2003.

第 3 章

门诊宫腔镜检查:适应证和禁忌证

Tirso Pérez-Medina, Enrique Iglesias Goy

介绍

门诊诊断性宫腔镜已经彻底变革了妇科医学以及很多妇科疾患的诊治。其所需费用、便利性、精确性,以及患者对门诊宫腔镜操作的接受程度都要明显优于传统的诊刮。现在,宫腔镜检查已经成为评估子宫内膜的金标准。虽然不能够给出病理诊断,但是宫腔镜检查能提醒医生宫腔内病理状况的存在,并能够为手术及治疗提供指导。

随着直径更小的内镜的出现, 宫腔镜在门诊环境下的操作更加可行,而无需扩张宫颈。纤细内镜不仅简化了检查流程,而且使对宫腔的检查更安全简单。门诊宫腔镜检查操作简单,可以在短时间内完成操作从而大大降低了患者的不适和不便。Bradley[1]撰文介绍了 417 例患者接受门诊宫腔镜检查的情况,说明其诊断精确且节省费用,患者对其接受性高。

现今,门诊宫腔镜检查和诊断性腹腔镜一样不再被认为仅仅是一个单一的操作。宫腔镜器械的发展使得“检查+治疗”的理念成为可能,大量的疾病在检查的同时就可以得到治疗,从而提高了患者的接受度和满意度。否则,患者还需要进行术前评估、麻醉以及此后的手术治疗[2]。

门诊宫腔镜可视系统的优势包括:直接检视宫腔内膜和宫颈内膜并行评估,可以发现内膜局部小的病灶,且可直接进行内膜活检操作。

门诊宫腔镜的不利之处在于:所需器械价格昂贵(照相机、膨宫设备、内镜设备和录像设备),需要经验丰富操作熟练的宫腔镜医师,所需手术费用较高。

操作技术

尽管宫腔镜操作相对简单,但一个重要的影响因素是通过充分的术前指导来减少患者的焦虑和担忧。术前需向患者清晰地介绍手术过程以及知情同意。应尽量使患者处于放松状态,并向患者解释各种方案及可能的手术结果。如果条件许可,尽量使用电动的舒适的检查床来提升或调整患者体位。

因此,配备适宜的检查仪器,经验丰富的助手,适宜的知情同意过程,以及治疗低血压或者其他并发症所需的复苏设备是至关重要的。

阴道内镜检查

阴道内镜检查首先由 Bettocchi 在 1995 年提出[3]。阴道内镜检查无需扩张宫颈、放置窥器,或者使用宫颈把持钳。唯一需要的器械是直径纤细、连续灌流的宫腔镜,其可以使用半硬的 5Fr 的器械穿过操作孔,从而实现抓取、切除、活检、气化或者凝固等功能(更多关于器械信息请参见第 8 章)。

对于拟行宫腔镜检查的患者医师需要在术前进行内诊来评估子宫的位置、大小和形状,以及宫颈的状况(软硬程度和位置)。

术前先行使用例如氯己定(clorhexidine)等消毒液对阴道和宫颈消毒。检查过程无需全麻或药物治疗,因为操作基本上是无痛的。

将宫腔镜插入阴道直至宫颈外口,然后,动作轻柔地通过宫颈管进入宫腔。膨宫是通过位于阴道水平上方 1m 处的 2 个相连的 3L 的生理盐水袋,产生大约 70mmHg 的压力来维持的。宫腔镜镜体前端的膨宫液体流会形成微小的腔隙,宫腔镜可以缓慢且系统地跟随之完成检查。完成对宫颈管的检查后，把镜体置入宫颈管内口来对宫腔进行全景式的检查，包括宫角和双侧输卵管开口。可以在镜体撤出的时候对宫颈管进行检查。在观看监视器的同时医生就可以向患者讲解所观察到的病变。

门诊宫腔镜检查操作简单、快速、舒适，从而体现这一技术对患者的最高价值，通过降低费用，减少对患者和医生的不便，更好地利用资源。

阴道内镜操作的失败率在 0~2.4%，大部分是因为技术的原因。即使是宫颈管狭窄的患者也很容易通过内镜剪刀或者活检钳来发现正确的路径。

宫腔镜诊断的麻醉

采用硬镜进行门诊宫腔镜检查有很好的视野，操作时间短，成功率高，但是患者对硬镜的不适感强烈。和气体膨宫介质 CO_2 相比，在操作过程中生理盐水导致的痛感和 CO_2 一样，但是术后痛感更轻微，患者舒适感更强，并且血管迷走神经反应更低。门诊宫腔镜采用 4~5mm 直径的内镜可达到 96%~98%的成功率。最常见的失败原因是强烈痛感所致。这也是部分作者报道采用宫颈阻滞麻醉来提高门诊宫腔镜可操作性的原因[4]。

可以通过服用药物或者各种方法，例如镇痛药、局部麻醉、安定镇痛麻醉和全身麻醉来缓解疼痛(参见第 18 章)。

局部麻醉

在患者意识清醒的情况下可以通过围手术期给予药物来镇痛(表 3.1)。对宫颈和子宫可以使用各种凝胶和喷雾剂来镇痛。利诺卡因凝胶涂抹在宫颈并不能减轻宫腔镜检查带来的疼痛，而利多卡因气溶胶喷雾剂喷洒在宫颈则可以减轻疼痛和不适。宫腔内使用 5mL 2%利多卡因不能减轻门诊患者宫腔镜检查和内膜活检时的疼痛。此外，利多卡因不能预防血管迷走神经反应的发生[5]。

宫颈旁镇痛麻醉的优势目前仍在争论中。和子宫壁不同，子宫内膜和内膜息肉对疼痛感觉迟钝。扩张宫颈通常很疼。最近的一个综述总结认为术前 1 小时给予非甾体类抗炎药是合理的。若非如此则有药物禁忌，并在宫腔镜操作前给予表面麻醉。

无论如何，必须注意最好的预防疼痛的方法是术前要向患者正确地讲解操作过程，以及轻柔的操作以通过宫颈。

宫颈预处理

某些情况下，尤其是宫颈萎缩、宫颈瘢痕或者解剖狭窄的情况下，不能直接进行宫腔镜检查，可以让患者服用一些药物或者给予宫颈软化药以便为宫腔镜检查做准备。例如米索前列醇(前列腺素类似物)通过释放一氧化氮来软化宫颈，利于宫腔镜通过宫颈。

扩张宫颈方面，宫腔镜检查前 12 小时口服米索前列醇 400μg 的效果优于安慰剂组[6]。这种效果在绝经前和绝经后人群中都可以体现，在那些使用 GnRH-α 进行预处理的患者中也可体现。

阴道内放置米索前列醇 200μg，在绝经期前女性进行宫腔镜检查前 9~10 小时给予，和安慰剂相比更易进行宫颈扩张，更利于宫腔镜操作，并且并发症更少[7]。应该考虑的是，如果有内膜息肉，子宫收缩会使得息肉充血和出血，可能导致视野模糊。

米索前列醇最常见的副作用是胃肠道反应、腹泻和轻度腹痛。较少见的副作用是恶心和(或)呕吐、胃肠胀气、下腹痉挛、阴道出血、头痛或发热。所有这些副作用都有剂量依赖性，通常在停止使用米索前列醇后消失。因为阴道内置米索前列醇产生的副作用最小，因此也是最常用的用药途径。在将米索前列醇药片放置在阴道前，必须使药片湿润，掰开以取得更好的效果。

门诊电外科手术操作

宫腔镜手术的一个重大革新就是采用双极电外科器械来大大降低电烧灼的风险。

宫腔内手术采用的是 1997 年开始应用的，可以在生理盐水中操作的多功能同轴双极电极(Versa-Point, Gynecare 公司., Somerville, NJ,USA)[8]。电外科手术系统包括一个高频电外科发生器，和同轴双极电极用于切除、脱水(凝固)或者气化组织。其直径为 1.7mm

表 3.1 诊断性宫腔镜检查围术期用药

- 非甾体类抗炎药
  - ➢术前 1 小时吲哚美辛 100mg 直肠栓剂
  - ➢术中酮咯酸 10mg 肌肉注射或者 30mg 静脉注射
- 抗焦虑药
  - ➢术前咪达唑仑 7.5mg 口服
- 止痛药
  - ➢对乙酰氨基酚 1g 口服
  - ➢哌替啶 100mg 静脉注射

(5Fr),长36cm,前端可弯曲的双极电极可以通过任何宫腔镜操作孔隙[9]。有三种电极头可供选择:弹簧型用于气化,绞花型用于电切,球型用于电凝。这些"聪明"的电极已经被预设了输出电量,因此可以最大程度降低在操作选择过程中的错误并且只能在生理盐水环境下工作(图3.1和图3.2)。

VersaPoint系统可以用来治疗很多宫内疾患。这种迷人的操作系统的用武之地是介于可以通过半硬的剪刀和抓钳完成的手术(内膜活检,小的息肉,轻度粘连或者小的中隔)和需要在手术室完成的手术(大的息肉,黏膜下肌瘤,子宫完全中隔,Asherman综合征)之间。表3.2列出了这种操作系统的特性和优点。

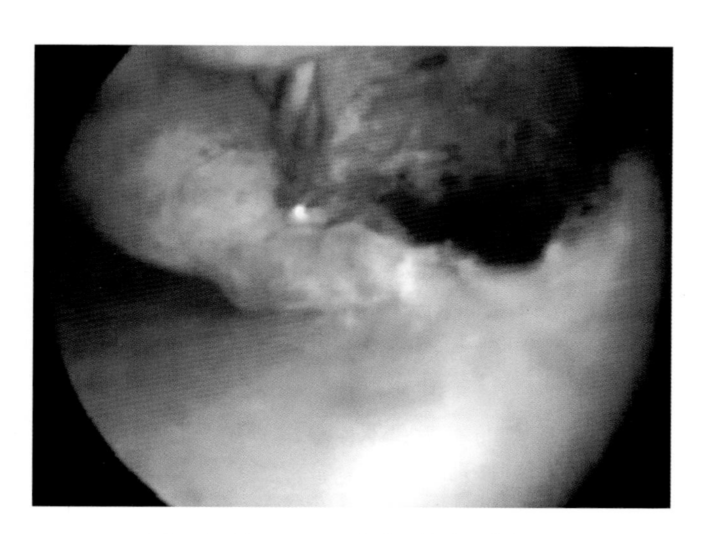

图3.1　Versapoint绞花型电极(电切)。

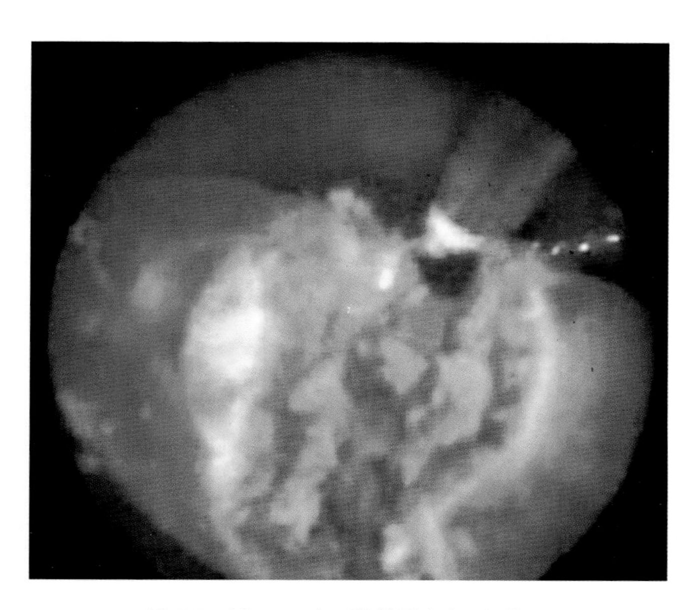

图3.2　Versapoint弹簧型电极(气化)。

表3.2	VersaPoint系统的特点和优点

- 无需额外宫颈扩张(5.5mm)
- 门诊操作,"检查+治疗"
- "接触式"技术
- 使用生理盐水(0.9%)
- 低电压,双极电流
- 预设的"智能"电极
- 使组织气化,减少了需要取出的组织

特殊并发症

血管迷走神经综合征(第15章)

文献报道在没有麻醉下接受门诊宫腔镜检查的2079例患者中有15例(0.72%)发生血管迷走神经综合征。血管迷走神经反应通常伴随有重度疼痛。在使用硬镜(1.85%)和以CO_2作为膨宫介质(2.3%)的患者中这种风险更高,而和宫腔镜检查的适应证无关。其他研究也报道了门诊宫腔镜检查发生血管迷走神经综合征的概率为1.0%~1.7%[10]。

表面麻醉和更加纤细的宫腔镜(3.5mm)可以降低血管迷走神经综合征的发生率。在门诊诊室应该有一套急救操作规程用于所有接受侵入性操作的患者,例如宫腔镜检查。医护人员应该熟知急救手册内容,急救包的放置地点,并且确保急救包能够随时用于急救。大多数患者在停止手术操作后即能从血管迷走神经反应中恢复。另外一些患者需要保持成角度很大的头低脚高的姿势。如果血管迷走神经反应持续存在,皮下注射1安瓿阿托品有助于快速恢复。如果血管迷走神经反应很严重,则需要静脉给予阿托品。

子宫穿孔

一项前瞻性多中心研究报道在13 600例宫腔镜操作中子宫穿孔的发生率为0.13%。一项针对医生的调查显示有52%的子宫穿孔发生在前5例进行子宫内膜切除术的患者,33%发生在第1例患者[11]。

当子宫穿孔发生后,必须将患者收住院并严密观察。必须给予抗生素,镇痛药和饮食限制(图3.3)。由于大多数宫腔镜检查的穿孔发生在扩张子宫阶段,并没有电流输入,因此期待疗法已经足够。如果患者病情加重,需要考虑进行诊断性腹腔镜探查。

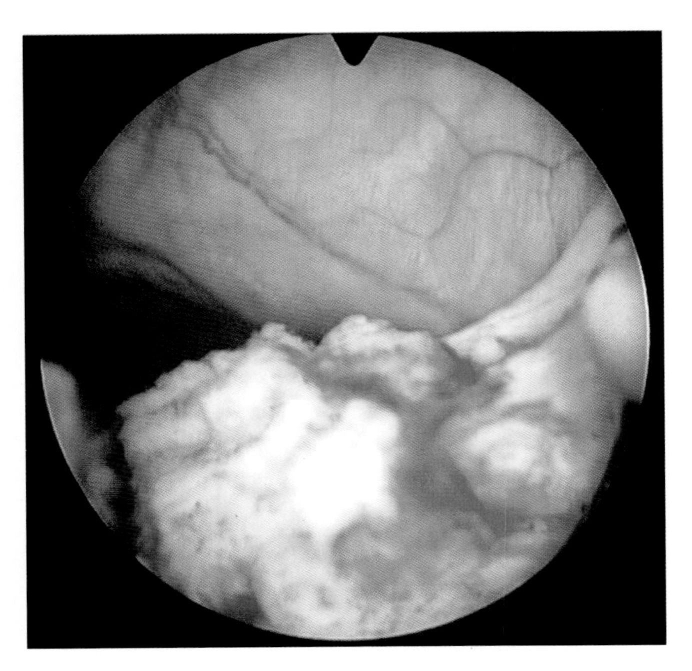

图 3.3 子宫穿孔。

癌细胞播散

子宫内膜癌伴有异常子宫出血的发生率为 10%~15%。诊断性宫腔镜检查并取活检是切实可行并被广泛接受的用于评估异常子宫出血的手段(图 3.4)。

最近,对于子宫内膜癌手术前进行诊断性宫腔镜检查的质疑很多[12]。有几项研究[13,14]显示诊断性宫腔镜操作后腹膜冲洗癌细胞阳性率升高,提示宫腔镜检查有可能导致癌细胞在腹腔的播散。在几项研究中曾有宫腔镜操作后间隔时间较长的腹膜冲洗液癌细胞检出阳性率更高(高达 17%)的描述,但是没有在其他研究中被证实。Obermair[14]发现 FIGO I 期的患者无病生存率更高,不同的预后也在文章中进行了描述。

无论如何,尚没有研究可以给出一个结论,在没有更多的证据显示前,也没有理由拒绝诊断性宫腔镜操作[15]。同时,正确的做法应该是在诊断性宫腔镜检查的过程中要把宫内的压力降到最低并保持宫腔镜膨宫液体出水通路持续开放,以避免液体进入输卵管。

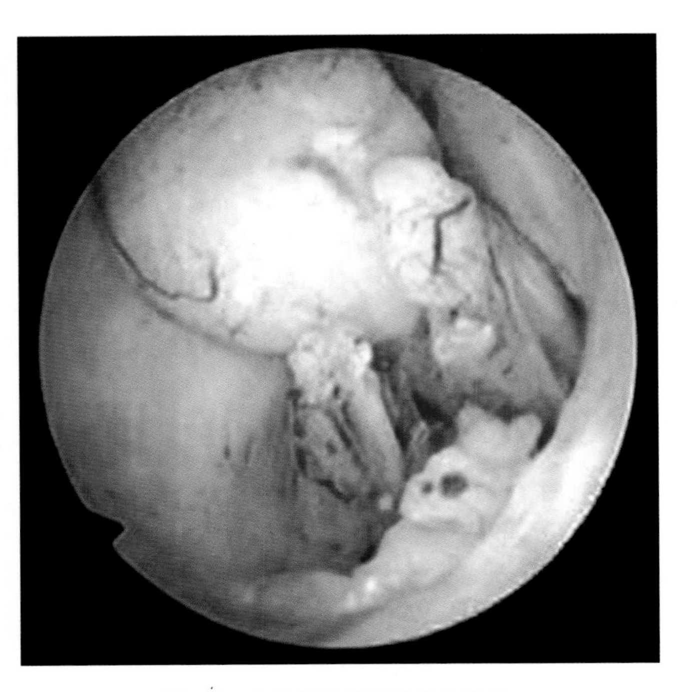

图 3.4 左侧输卵管口处局灶腺癌。

门诊宫腔镜检查的适应证

在实施宫腔镜检查前,术者必须选择正确的适应证,获得知情同意,进入并且膨胀宫腔,使用合适的器械来实施操作。充分的培训和手术技能,包括完整的关于内镜手术原则和手术器械的知识是至关重要的[16]。妇科医生还必须了解宫腔镜操作的严重并发症以便预防,快速识别并正确处理这些并发症。

在过去的几年中,手术技能、手术器械和宫腔镜的适应证已经被不断地优化、革新和提高。这些都是为了减少患者的不适和不便,减少并发症的发生,使患者安全性和手术结果日臻完善[17]。

下列临床状况涵盖了门诊宫腔镜的大部分适应证(表 3.3)。

表 3.3	诊断性宫腔镜的适应证

- 评估绝经期前女性无法解释的异常子宫出血
- 对绝经期后子宫内膜萎缩伴有反复发生的子宫出血女性进行评估
- 对宫颈管内癌和子宫内膜癌进行诊断和分期
- 对影像学检查(TVUS,SIS,MRI)结果异常的宫腔内病灶进行诊断
- 对子宫输卵管造影结果异常的不孕症患者进行诊断
- 反复出现的妊娠失败
- 对反复发生的试管婴儿失败的不孕症患者进行诊断
- 宫腔镜术后随访
- 激素治疗子宫内膜增生后的随访
- 宫腔镜手术前探查
- 持续的产后或者流产后出血
- 探查和取出阴道内异物(阴道狭窄,儿童)
- 取出妊娠妇女子宫内的 IUD

• 不能解释的子宫出血，包括药物治疗失败的绝经期前有排卵和无排卵女性，以及绝经后出血的患者。

• 对不孕进行评估：常规分类，试管婴儿前的评估，对异常的子宫输卵管造影结果的随访评估，或者对不能确定的盐水灌注超声(SIS)检查结果的随访评估，对反复的试管婴儿失败，或者复发性流产进行宫腔评估。

• 检查先天子宫畸形，包括单角子宫、双子宫、子宫中隔或者双角子宫。

• 子宫肌瘤切除术(经腹或者经宫腔镜)后评估或者对剖宫产瘢痕评估(图 3.5)。

• 对经腹子宫肌瘤切除术，子宫内膜去除术或者宫腔粘连松解术进行术前内膜评估。

• 对怀疑子宫内膜增生患者，术前进行门诊宫腔镜检查评估疾病的严重程度(图 3.6)，或者治疗后进行随访(图 3.7)。

• 持续的产后、葡萄胎清宫后或者流产后出血。

• 从例如儿童或者处女的狭窄的阴道中取出异物。

• 从孕妇子宫内取出宫内节育器。

表 3.4 中列出了在门诊配置的宫腔镜检查同时可以进行的操作。

异常子宫出血

患者因为异常子宫出血而频繁就诊。大约 1/3 的妇科患者罹患此类疾病；对于围绝经期和绝经期后患者，这个比例达到 69%。10 年前，最常用来诊断出血异

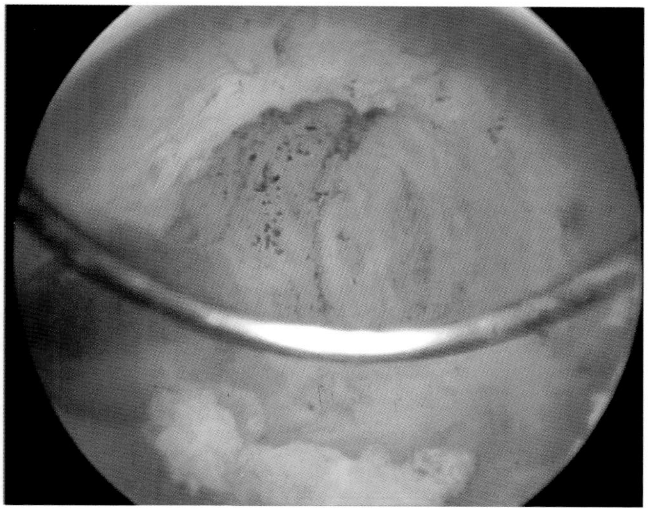

图 3.5 宫腔镜切除子宫肌瘤后肌层内的“瘤床”。

表 3.4	门诊宫腔镜检查时可行的操作

• 直接进行活检
• 切除内膜息肉
• 定位和取出“迷失”的宫内节育器和其他异物
• 改善宫颈管狭窄
• 切除子宫中隔
• 对轻度宫内粘连进行松解治疗
• 宫腔镜节育

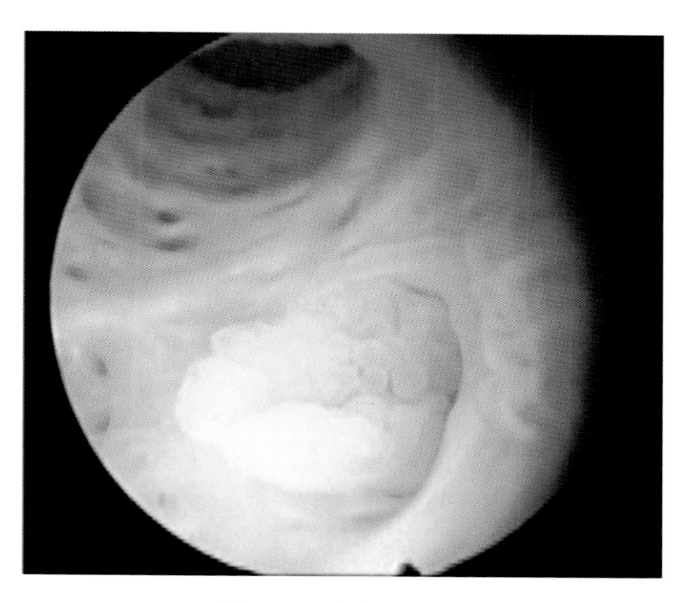

图 3.6 早期宫颈管癌。

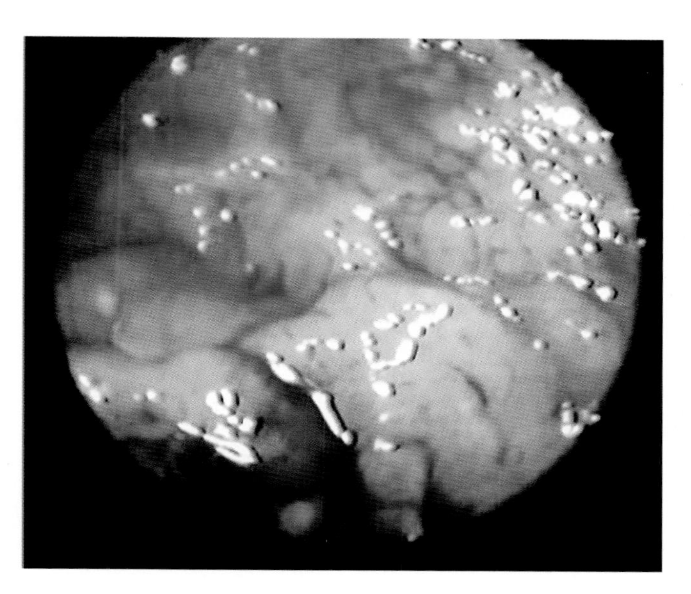

图 3.7 孕激素治疗后的间质血管过度增生。

常的手段是诊刮。根据不同的报道,诊刮的准确率在10%~25%之间,因为一些病灶很小(例如息肉,黏膜下肌瘤,早期瘤样病变),即使是有经验的医生也很难在诊刮中刮除超过50%的子宫内膜[18]。宫腔镜直视下活检减少了盲目诊刮的假阴性。

异常子宫出血是宫腔镜的主要适应证之一,尤其是绝经期前女性伴有持续异常出血,以及围绝经期和绝经期后伴有出血。宫腔镜直接检视并通过对异常和可疑内膜进行活检增加了子宫疾病诊断的准确率(图3.8)。尽管吸宫处理内膜通常用于评估异常子宫出血的患者,但是这种方法对于宫腔镜检查的准确性和完整性在有黏膜下肌瘤或者内膜息肉和子宫内膜局灶病变存在的情况下会受到影响,尤其是在子宫输卵管口区域[19]。

内膜息肉和肌瘤是最常见的导致异常子宫出血的原因。患者通过经阴道子宫超声(TVUS)对内膜进行评估,会因为宫腔内的病灶产生子宫内膜异常回声。此外,活检假阴性可能会出现在此类患者身上[20,21]。

宫腔镜可以对异常的或者可疑的内膜进行定位活检。宫腔镜下直接观察宫腔提高了对子宫形变的评判,可以对整个宫腔进行检视。因为仅仅靠肉眼并不能分辨良性和恶性,以及子宫内膜癌前病变,因此活检非常重要(图3.9)。

如果子宫内膜活检不够,或者仍不能做出判断,或者无法完成活检,还有两种方法可以评价子宫内膜赘生物。因此,至关重要的是持续的不能解释的出血一定要获得准确的诊断。

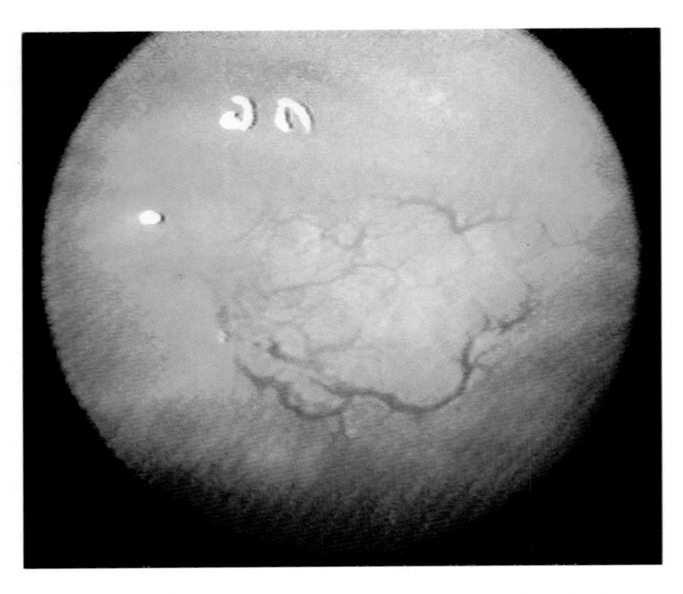

图3.8 子宫内膜上皮内瘤变(子宫原位浆液癌,浸润前状态)。

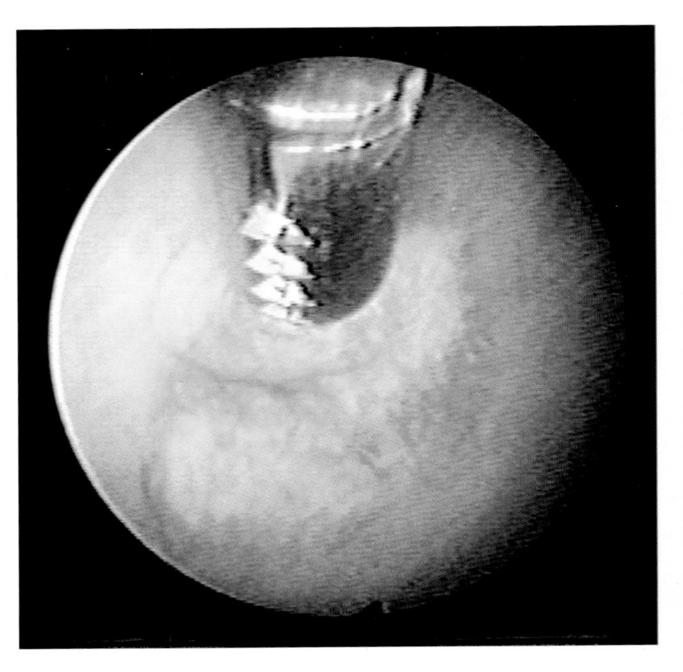

图3.9 宫腔镜定位活检。

大约10%的绝经期后妇女出血原因是罹患子宫内膜癌,诊断性检查对诊断子宫内膜癌非常重要。但是,检测率随着患者年龄的增加而升高,尤其是60岁以上的女性。内膜癌可疑表现为多个病灶,多形性,或者是存在于息肉内的孤立病灶[22]。

TVUS在诊断出血性疾病方面的准确性和月经期有关。因为绝经后正常子宫内膜的回声清晰且菲薄,所以TVUS在排除绝经后出血患者子宫内膜异常方面是首要的诊断手段。对于绝经前伴有异常出血的患者,TVUS的使用有限,因为正常子宫内膜的厚度变化很大。

有几项研究显示,TVUS测量的子宫内膜厚度和绝经后女性的子宫病理是相关的[23-25]。对绝经期后女性测量子宫内膜的厚度非常重要,因为子宫内膜的厚度和子宫内膜潜在疾患相关。在绝经期,子宫内膜主要由一层薄薄的基底层组成。

子宫内膜回声厚度的测量由两层基底层构成。正常的绝经后内膜相当稳定,外观或者厚度很少有改变。Granberg[23]评估了接受TVUS和内膜活检的205例绝经期后出血的患者。内膜活检诊断为内膜萎缩的患者的平均内膜厚度为3.4+/-1.2mm,而内膜癌患者的平均内膜厚度为18.2+/-6.2mm。采用5mm厚度为截止值,可以发现子宫内膜增生和赘生物的阳性预测值为87.3%。

由Karlsson[24]发表的北欧地区的研究,入选了

1168 例绝经期后出血的患者,是数据最大的一个评估经阴道超声测量子宫内膜厚度(1~72mm)和诊刮病理学两种方法的敏感性和特异性的试验。绝经期后女性,采用 5mm 的截止值,TVUS 诊断内膜疾病的敏感性为 94%,特异性为 78%。

如果有症状的患者通过 TVUS 检测出内膜局灶性病变,则很适合行宫腔镜手术以去除病灶,而不是依赖于“盲目诊刮”的报告。

绝经后出血的患者首先应该采用 TVUS 进行评估。如果 TVUS 检测内膜厚度为 5mm 或者小于 5mm,并且是首次出现,则无需进行进一步的检查(图 3.10)。如果内膜异常增厚,或者因技术原因无法测量,则需要进一步检查[25]。如果检测出宫腔内息肉或者肌瘤,则需行宫腔镜手术去除之。如果内膜只是局部增厚,进行宫腔镜操作或者使用吸引管进行内膜活检是必须的。如果患者反复出血而 TVUS 结果阴性,则门诊宫腔镜检查是不二之选(图 3.11)。

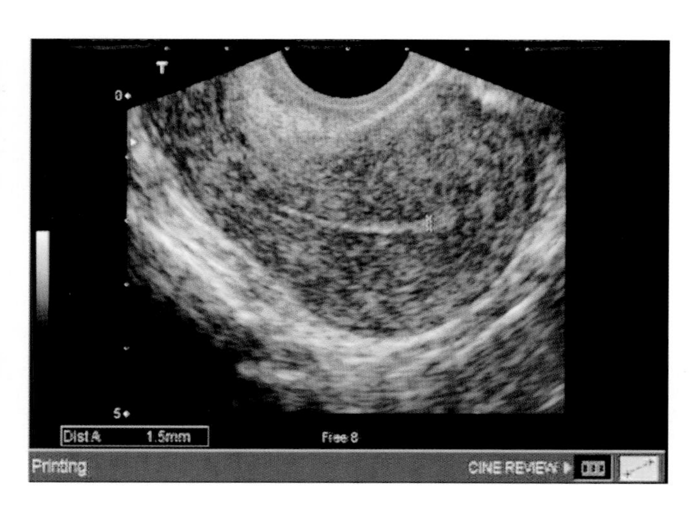

图 3.10　萎缩子宫内膜的超声影像。

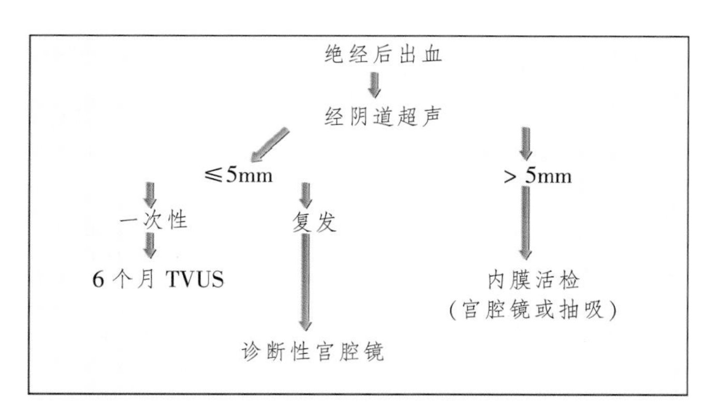

图 3.11　绝经后出血的治疗流程。

在 20 岁以后,月经异常的发病率随着年龄增长而增长,发病的高峰期在 40 岁至 50 岁。随着女性寿命的延长,以及选择性使用激素替代治疗(HRT)或者使用他莫昔芬(图 3.12)的增加,绝经后出血的发生率也在增加[26]。尽管通常遇到的多为病理结果正常或为良性,但仍要对异常出血的病因学保持警觉。Nagele 报道在 2500 例门诊宫腔镜检查中有异常发现的比率仅为 48%[27]。但是,如果发现宫内存在良性病变例如内膜息肉和黏膜下或者壁间内突肌瘤,并行宫腔镜治疗,将获得很高的患者满意度。

宫腔镜治疗生育障碍

一项前瞻性随机性研究发现,门诊宫腔镜检查、SIS 和 HSG 在诊断不孕症宫内状况方面在统计学上结果相当。但是,考虑到并发症发生率较低、操作时间短暂、术后影响小等方面,门诊宫腔镜检查应该成为对所有进行诊断性腹腔镜检查的不孕患者进行的一项常规的检查手段。绝大部分有宫内疾患的患者影响了对不孕的治疗效果。

子宫中隔(第 11 章)

宫腔镜联合腹腔镜被认为是诊断和治疗子宫中隔的金标准。如果患者没有不孕或者不良产史,偶然发现的子宫中隔并不是手术介入的指征。子宫中隔可以通过宫腔镜剪刀、电极(单极或者双极)或者激光纤

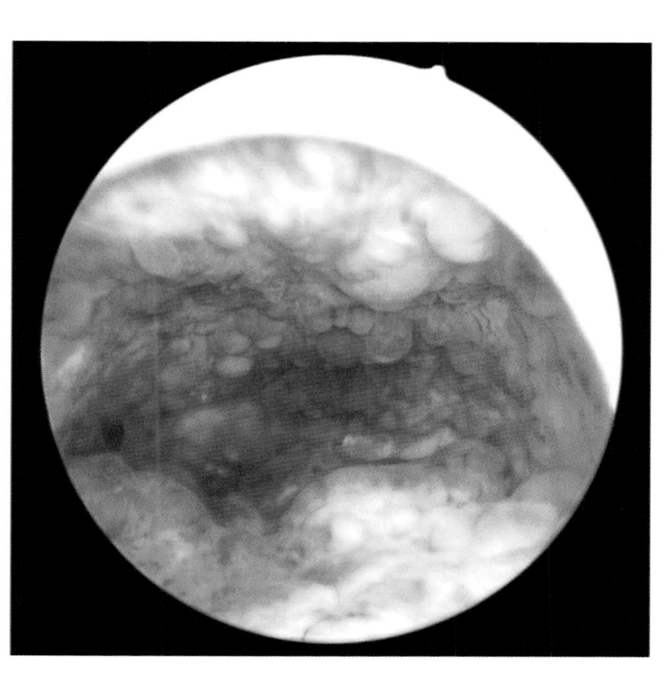

图 3.12　他莫昔芬对子宫内膜的作用。

维来切除，可以在局麻、全麻或者无麻醉的情况下来完成。小于 1cm 的子宫残隔不会对生育造成影响[28]。

宫腔粘连

宫腔粘连可发生在子宫内膜基底层受损之后，此创伤来源于粗暴的检查或产后刮宫、子宫内膜炎、多发性子宫肌瘤切除术、子宫内膜去除术和盆腔放射治疗(第 17 章)。子宫粘连可表现为月经量减少或闭经，不孕和妊娠异常例如反复流产、胎盘植入和胎儿宫内发育迟缓。有报道称宫腔镜松解粘连术过程中发生子宫穿孔的概率为 7.5%。宫腔镜松解粘连术需要使用直径较小的镜体。可以使用手术剪、激光纤维或者 VersaPoint 双极来松解粘连[29]。

宫腔胚胎镜检查

对无法解释的胎儿早期死亡的检查包括影像学检查、组织和生化检查、子宫排出物检查(第 16 章)。通常，胎儿死亡的原因一直无法清楚，这成了让父母和医疗保健人员感到挫败和自责的原因之一。胚胎镜检查可诊断胎儿解剖学畸形、皮肤表面缺损和脐带意外，可以对胚胎进行选择性定位活检[30]。

近端输卵管绝育

采用宫腔镜对输卵管进行阻塞起自上世纪 70 年代。人们采用已经成型的硅胶塞、水凝胶装置、激光纤维或者射频电极来凝固输卵管口。大约 90%的女性能成功完成门诊宫腔镜绝育术，没有发现严重的并发症发生。

Essure 装置

Essure™(Conceptus 公司，圣卡洛斯，加利福尼亚州，美国)是一种永久性的，不可逆的绝育器，它是可以动态膨胀的小型线圈，这个线圈通过宫腔镜的方法(第 14 章)放置在输卵管近端。3 个月后，纤维化的组织就可以完全堵塞输卵管[31]。

Adiana 装置

Adiana 装置是目前正在使用和评估中的另一种宫腔镜输卵管绝育术。在手术过程中，把低电压(<1W)的双极放置在输卵管黏膜上并在管腔留下一个多孔矩阵体。3 个月内，增生的纤维化组织就会把输卵管堵塞。这个装置的一个优势是只需将导管插入到输卵管内 1cm 深处即可。这种装置的双侧首次操作的成功率为 94.5%(241/255 患者)，超过 50%的患者只需要接受局部麻醉。平均手术时间为 14 分钟。在 1000 例每月过性生活的女性中，没有妊娠的报道，没有与手术操作和此种装置相关的严重并发症发生[32]。

(郑 杰 译)

参考文献

1. Bradley L, Widrich T. State-of-the flexible hysteroscopy for office gynecologic evaluation. J Am Assoc Gynecol Laparosc 1995;3:263-7.
2. Pérez-Medina T, Bajo JM, Martinez-Cortés L, Castellanos P, Perez de Avila I. Six thousand office diagnostic-operative hysteroscopies. Int J Gynecol Obstet 2000;71:33-8.
3. Bettocchi S, Selvaggi L. A vaginoscopic approach to reduce the pain of office hysteroscopy. J Am Assoc Gynecol Laparosc 1997;4:255-8.
4. Readman E, Maher PJ. Pain relief and outpatient hysteroscopy: A literature review. J Am Assoc Gynecol Laparosc 2004;11:315-9.
5. Hitchings S. Paracervical anesthesia in outpatient hysteroscopy: A randomized double-blind placebo controlled trial. BJOG 2000;107:143-4.
6. Valente EP, de Amorim MM, Costa AA, de Miranda DV. Vaginal misoprostol prior to diagnostic hysteroscopy in patients in reproductive age: A randomized clinical trial. J Minim Invasive Gynecol 2008;15:452-8.
7. Darwish AM, Ahmad AM, Mohammad AM. Cervical priming prior to operative hysteroscopy: A randomized comparison of laminaria versus misoprostol. Hum Reprod 2004;19:2391-4.
8. Bettocchi S, Nappi L, Ceci O, Selvaggi L. What does 'diagnostic hysteroscopy' mean today? The role of the new techniques. J Am Assoc Gynecol Laparosc 1997;4:255-8.
9. Cicinelli E. Diagnostic minihysteroscopy with vaginoscopic approach: Rationale and advantages. J Minim Invasive Gynecol 2005;12:396-400.
10. Agostini A, Bretelle F, Ronda I, Roger V, Cravello L, Blanc B. Risk of vasovagal syndrome during outpatient hysteroscopy. J Am Gynecol Laparosc 2004;11:245-7.
11. Bradley LD. Complications in hysteroscopy: Prevention, treatment and legal risk. Curr Opin Obstet Gynecol 2002;14:409-15.
12. Solima E, Brusati V, Ditto A, Kusamura S, Martinelli F, Hazonet F, Carcangiu ML, Maccauro M, Raspagliesi F. Hysteroscopy in endo1metrial cancer: New method to evaluate transtubal leakage of saline distension medium. Am J Obstet Gynecol 2008;198:214-14.
13. Yazbeck C, Dhainaut C, Batallan A, Benifla JL, Thoury A, Madelenat P. Diagnostic hysteroscopy and risk of peritoneal dissemination of tumor cells. Gynecol Obstet Fertil 2005;33:247-52.
14. Obermair A, Geramou M, Gucer F, Demison U, Graf AH, Kapshammer E, Neunteufel W, Frech I, Kaider A, Kainz C. Does hysteroscopy facilitate tumor cell dissemination? Incidence of peritoneal cytology from patients with early stage endometrial carcinoma following dilatation and curettage (D&C) versus hysteroscopy and D&C. Cancer 2000;88:139-43.
15. Biewenga P, de Block S, Birnie E. Does diagnostic hysteroscopy in patients with stage I endometrial carcinoma cause positive peritoneal washings? Gynecol Oncol

2004;93:194-8.
16. Black JE, Hudson HJ, Duffy SR. Standard setting for outpatient gynecology procedures: A multidisciplinary framework for implementation. Best Pract Res Clin Obstet Gynecol 2005;19:793-806.
17. Vilos GA, Abu-Rafea B. New developments in ambulatory hysteroscopic surgery. Best Pract Res Clin Obstet Gynecol 2005;19:724-42.
18. Neuwirth RS. Hysteroscopy. Major Problems in Obstetrics and Gynecology 1975;8:103-13.
19. Weber A, Belinson J, Bradley LD, Piedmonte M. Vaginal ultrasound versus endometrial biopsy in women with postmenopausal bleeding. Am J Obstet Gynecol 1997;4:924-9.
20. Emanuel MH, Verdel MJ, Wamsteker K, Lammes FB. A prospective comparison of transvaginal ultrasonography and diagnostic hysteroscopy in the evaluation of patients with abnormal uterine bleeding: clinical implications. Am J Obstet Gynecol 1995; 172:547-52.
21. Bradley LD, Falcone T, Magen AB. Radiographic Imaging Techniques for the Diagnosis of Abnormal Uterine Bleeding. Obstet Gynecol Clin North Am 2000;27:245-76.
22. Triolo O, Antico F, Palmara V, Benedetto V, Panama S, Nicotina PA. Hysteroscopic findings of endometrial carcinoma. Evaluation of 104 cases. Eur J Gynecol Oncol 2005;26:434-6.
23. Granberg S, Wikland M, Karlsson B, Norstrom A, Friberg LG. Endometrial thickness as measured by endovaginal ultrasonography for identifying endometrial abnormality. Am J Obstet Gynecol 1991;64:47-52.
24. Karlsson B, Granberg S, Wikland M, Ylostalo P, Torvid K, Marshal K. Transvaginal ultrasonography of the endometrium in women with postmenopausal bleeding. A Nordic multicenter study. Am J Obstet Gynecol 1995;172:1488-94.
25. Dijkhuizen FP, Brolmann HA, Potters AE, Bongers MY, Heintz AP. The accuracy of transvaginal ultrasonography in the diagnosis of endometrial abnormalities. Obstet Gynecol 1996; 87:345-9.
26. Nand SL, Webster MA, Baber R. et al. Bleeding pattern and endometrial changes during continuous combined hormone replacement therapy. Obstet Gynecol 1998;91:678-84.
27. Nagele F, O'Connor H, Davies A, Badawy A, Mohamed H, Magos A: 2500 Outpatient Diagnostic Hysteroscopies, Obstet Gynecol 1996;88:87-92.
28. Bettocchi S, Ceci O, Nappi L, Di Venere R, Masciopinto V, Pansini V, Pinto L, Santoro A, Cormio G. Operative office hysteroscopy without anesthesia: Analysis of 4863 cases performed with mechanical instruments. J Am Assoc Gynecol Laparosc. 2004;11:59-61.
29. Valle RF. Intrauterine Adhesions (Asherman's Syndrome). In, Office and Operative Hysteroscopy. Marty R, Blanc B, deMontgolfier R (Eds). Springer-Verlag. New York. 2002;229-42.
30. Ferro J, Martinez MC, Lara C, Pellicer A, Remohi J, Serra V. Improved accuracy of hysteroembryoscopic biopsies for karyotyping early missed abortions. Fertil Steril 2003;80:1260-4.
31. Kerin JF, Cooper JM, Price T, Herendael BJ, Cayuela-Font E, Cher D, Carignan CS. Hysteroscopic sterilization using a micro-insert device: Results of a multicentre Phase II study. Hum Reprod 2003;18:1223-30.
32. Abbot J. Transcervical sterilization. Curr Opin Obstet Gynecol 2007;19:325-30.

第 4 章

超声、多普勒超声、3D 超声、子宫声学造影、MRI、HSG 诊断宫内异常的价值

Tirso Pérez-Medina, Francisco Salazar Arquero, Migrel-Angel Huertas

临床医生必须知道每一种影像技术的优、缺点并将其应用于合适的临床适应证，例如子宫输卵管碘油造影（hysterosalpingography，HSG）可以准确评估输卵管的通畅度及结构，但对子宫腔的评价并不理想，对子宫肌层情况的评价价值很低。磁共振成像（Magnetic resonance imaging，MRI）不能评估输卵管的通畅度，但对宫腔及肌层的评估是最好的，特别是对大子宫的评价。

本章将讨论传统的超声、多普勒和 3D 经阴道超声、子宫声学造影、MRI 和 HSG 对子宫病变的评估。

经阴道超声

子宫肌瘤

子宫肌瘤的位置不同，超声影像特征亦不同，由于肌瘤传导声波的能力较差，声束衰减，肌瘤边界不明确，因此超声定位肌瘤困难。经阴道超声检查（transvaginal ultrasonography，TVUS）时，由于肌瘤导致内膜与肌层交界处不规则，因而子宫内膜影像测量不清。此外，肌瘤超声下的表现也可能有所不同，如钙化、低回声、高回声、等回声和混合性回声。

超声影像特征也依赖于肌瘤是否发生继发改变，以及形成肌瘤的肌纤维和间质的相对数量，可以表现为等回声、高回声或低回声[1]。当肌瘤呈等回声表现时，引起子宫轮廓改变（浆膜下肌瘤）或引起子宫内膜移位（黏膜下肌瘤）的子宫肌瘤易于识别，但如果是壁间肌瘤则辨别困难，此时应借助彩色多普勒超声诊断（图 4.1）。如果是低回声特征，由于与健康子宫肌层有明显区别，因此即使肌瘤很小，也很容易识别（图 4.2）。如果是高回声，而且为均质高回声，则与肌层其他部

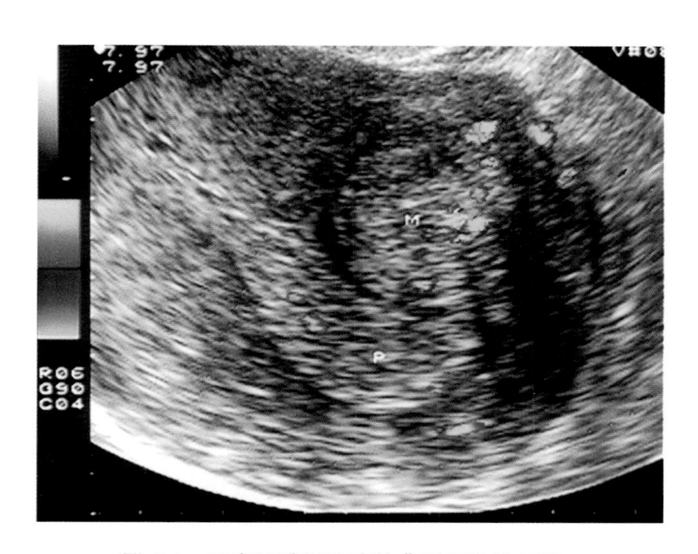

图 4.1 子宫肌壁间肌瘤的典型 TVUS 图像。

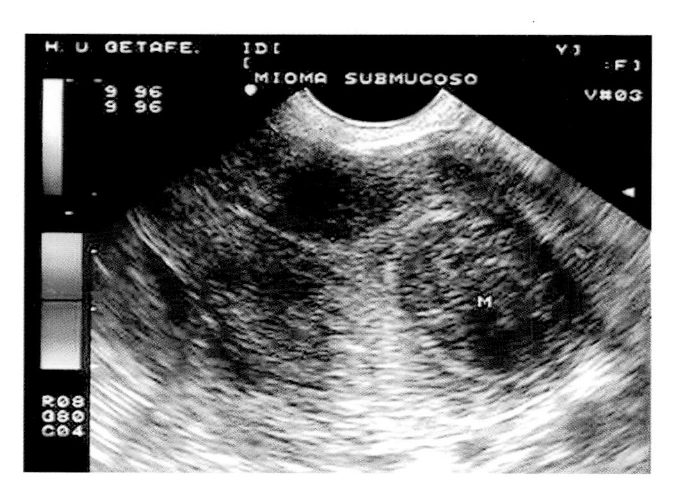

图 4.2 子宫内膜中线偏移的子宫黏膜下肌瘤。

位有明显区别。肌瘤对超声传导力差,大多数情况下肌瘤不均质,表现为不同的回声特征,但通常界限清楚。有时可以看到假包膜,提示肌瘤为良性,帮助超声医生和妇科医生进行鉴别诊断[2]。高回声通常对应纤维化区域。一般来说,肌瘤越大,由于肌瘤变性坏死区域呈无回声,超声下显示肌瘤的结构越不均质。

TVUS 使得子宫肌瘤诊断的假阳性率降低[3],数年前,子宫肌瘤和卵巢肿瘤的诊断很容易混淆。而现在,肿瘤的数目和边界很容易判断,有助于进行术前准备,减少手术中意外情况发生。如果肌瘤长大且没有被切除,超声也可以帮助判断不同类型的肌瘤变性[4]。无回声区一般在肌瘤内部(玻璃样变性或者脂肪变性),声波折射区一般在肿瘤的周边(肌瘤钙化)。

子宫腺肌病

超声诊断子宫腺肌病最确切的诊断标准为:子宫肌层不均质增厚,伴点状不均质回声,尽管多数为低回声。有时,肌层内会出现小的囊性图像(图 4.3),这些囊性图像为肌层内子宫内膜腺体局部积血所致。4%的腺肌病病例子宫肌层呈没有低回声区域的不均质回声带。

子宫腺肌病引起子宫内膜和子宫肌层基底部区域发生改变。这种改变会引起内膜线扭曲,超声无法区分内膜及下方肌层[4]。随子宫腺肌病的病变程度进展,肌层-子宫内膜交界部的变化可以为出现线性沟区域的连接带消失,或散在局限的回声结节。Atri 等进行的一项有关超声的研究,针对子宫切除术切下的子宫体,评价肌层-内膜交界部超声结构,发现肌层-内膜交界部界限不清或内膜下线性沟在子宫腺肌病的子宫更多见,提高了超声的阳性预测价值[5]。

子宫内膜息肉

子宫内膜息肉(endometrial polyps,EP)的诊断非常重要,因为其不能经体检诊断,诊刮也可能漏诊。其临床症状持续存在或反复发生。

经阴道超声检查是 EP 重要的无创检查方法,有一系列特征性征象[5]。当出现形态规则的高回声图像,占据全部或部分宫腔,显示其附着的宫壁轮廓,周边出现低回声光晕(图 4.4),则可疑 EP。TVUS 下 EP 使子宫内膜回声增强并增厚。EP 通常边界清晰,呈均质高回声。

子宫内膜与息肉的交界部位显示为薄的、高回声线,替代了子宫内膜线状回声,作为拟诊或诊断 EP 的依据。TVUS 诊断 EP 的敏感性为 92.3%,特异性为 90.2%,阳性预测值 64.2%,阴性预测值 98.4%[6]。

子宫畸形

与 MRI 一样,超声对评价子宫内部或外部形态很有价值。超声检查费用低,使用快捷、方便,应该作为首选检查方法。

超声检查子宫异常应从腹部扫查开始,如果膀胱过度充盈,子宫外形可能发生改变,因此膀胱应部分充盈。扫查子宫轮廓和宫底以及子宫侧方包块以除外

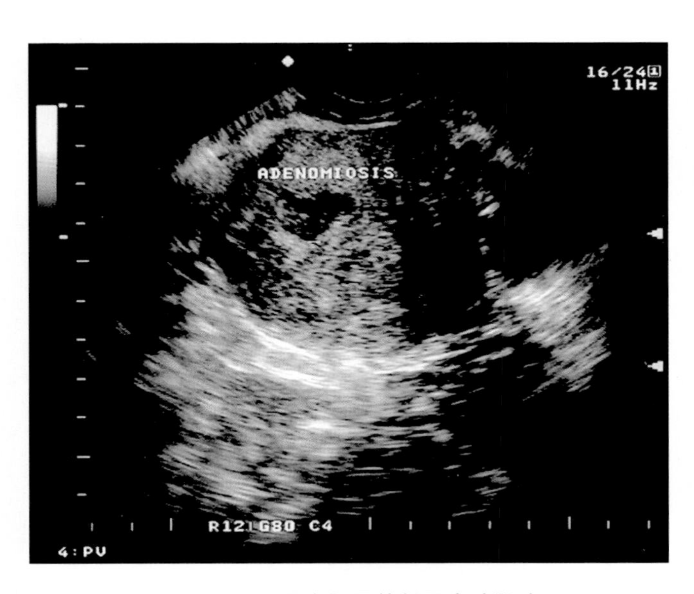

图 4.3 深入子宫肌层的低回声腺肌瘤。

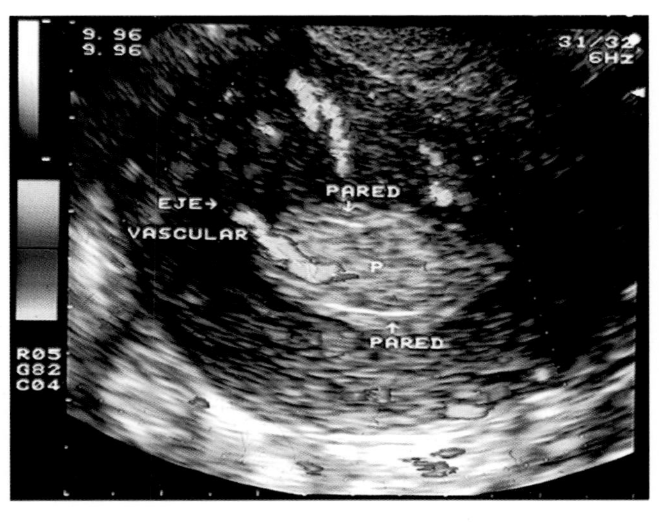

图 4.4 子宫内膜息肉。高回声内膜线起“启动”诊断作用(箭头)。

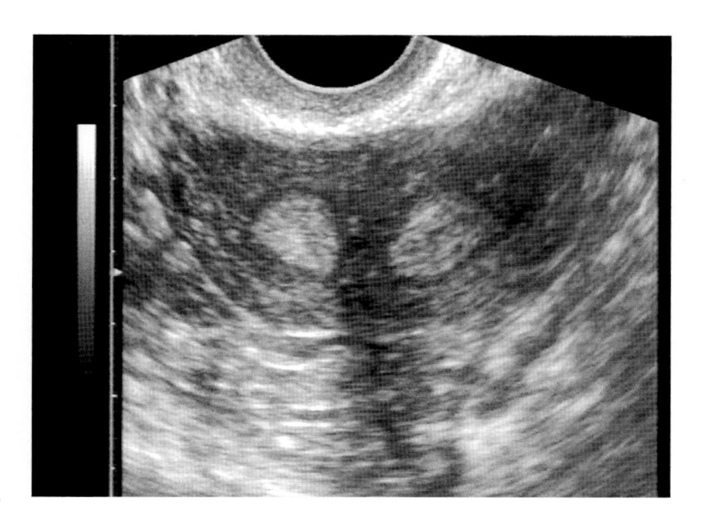

图 4.5　子宫双宫腔。无法区分双角和中隔子宫。

可能为残角子宫或对侧子宫。并且检查宫腔及宫内情况以及是否存在另一个完整宫腔，例如双子宫，或宫腔部分分离，例如双角子宫或弓形子宫(图 4.5)。

对于宫腔的评估，TVUS 有更好的分辨率，界限更清晰，特别是对于始基子宫，由于子宫内膜量少，经腹超声可能漏诊[7]。

宫腔粘连

子宫内膜基底层破坏可能引起瘢痕形成，并形成粘连带。大月份妊娠过度刮宫可引起子宫内膜的破坏；子宫内膜结核也可能是宫腔粘连的原因。月经的模式以闭经或月经过少为特征。Asherman 综合征(宫腔粘连)的超声检查显示混合回声图像：即宫腔内一部分没有内膜，其他部分有正常内膜。如果宫腔内存在粘连，超声下可能表现为高回声桥带(图 4.6)。彩色多普勒检查提示宫腔粘连不表现为血管增加。月经期宫腔内积液可以更好地显示粘连带。

子宫内膜癌

超声测量子宫内膜厚度很容易进行，而且客观。对萎缩的子宫内膜，可以确定一个临界值，内膜厚度在临界值以下，则基本排除恶性病变。参考书目中的许多研究表明，超声指标的准确性高，敏感性介于 68%~100%，特异性介于 43%~89%[8]。

Karlsson 曾做过一个北欧多中心的经典研究[9]，对比了 1168 例绝经后出血妇女 TVUS 和诊断性刮宫结果，得出一个临界值，子宫内膜厚度<4mm，诊断子宫内膜病变的敏感性为 96%，特异性为 68%。如果临界

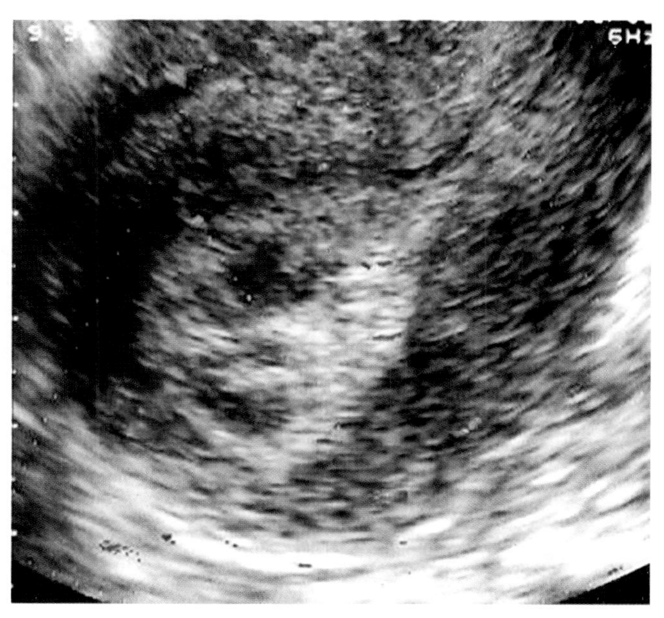

图 4.6　一例 Asherman 综合征(宫腔粘连)患者超声扫描所见。在彩色多普勒检查下，宫腔内粘连表现为高回声索条状，血管分布未见增加。

值设为<5mm，则特异性提高到 78%，而敏感性仅为 94%，有 2 例子宫内膜癌出现假阴性。因此研究得出结论，绝经后出血且子宫内膜厚度<4mm 者，可以不做诊刮。

对子宫内膜结构的评价应结合更多的数据而不是单纯依据子宫内膜厚度(图 4.7)。均质回声、出现对称的中心回声以及没有高回声是很好的指标，与组织学结果正常的厚度在 3~10mm 的子宫内膜有良好的相关性(阳性预测值 99%，阴性预测值 100%)[10]。

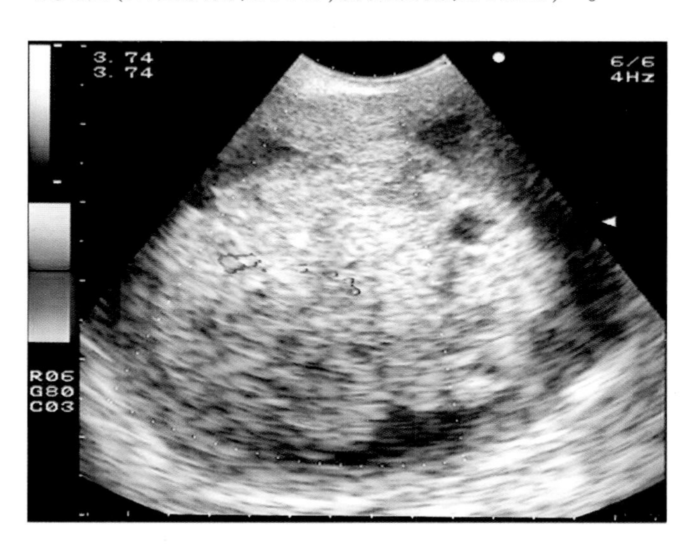

图 4.7　一例子宫内膜癌表现为高回声和局限增厚的内膜。

多普勒超声

TVUS 具有局限性，对于子宫内膜息肉和肌瘤不易进行准确鉴别。在宫腔镜下，两种病变有各自的特性，但在 TVUS 下却呈现相似的图像，如果没有多普勒，可以出现假阳性结果，降低诊断的敏感性。多普勒超声识别息肉蒂部可成为同黏膜下肌瘤鉴别的征象，黏膜下肌瘤没有蒂部，但是有时在环形区域内看到周边不规则血流信号。彩色多普勒（Color Doppler, 2DPD）也可鉴别其他占位病变，决定是否为需要切除的子宫内膜息肉。那些有明确血管形成和血流阻力指数（resistance index，RI）低于 0.5 的宫内病变有非典型病变的可能[11]。这一限定是主观的，基于 Kurjak 的研究结果，获得敏感性 92%，特异性 97.8%，阳性预测值 68.6%，阴性预测值 98.6%。

子宫肌瘤

肌瘤自子宫肌层生长时形成肌瘤周围血管网，代替子宫肌层血管。在彩色成像时可以看到血管网（图 4.8）。尽管如此，肌瘤内部未见较多血管，因为肌瘤内血管形成并不丰富，仅可检测到微弱的多普勒血流信号。肌瘤周边可见血管重组，与子宫大血管周围血管网相连。肌瘤内部 RI 通常较高（高于 0.5），但由于血管较少，因此不易评估[12]。

如前面 TVUS 所提到的，子宫肌瘤的多普勒超声表现为子宫增大，宫体形态扭曲，依结缔组织或平滑肌组织的数量不同而回声不同。

彩色多普勒检查可显示子宫起源的肌瘤周边血管形成，RI 值为 0.5，可更好地显示肌瘤轮廓[13]。

子宫内膜息肉

EP 可单发或多发，质软，无蒂或有蒂，内含过度增生的内膜。EP 的患者临床上可以无症状或有如不孕、异常出血、感染、子宫内膜炎及疼痛等症状。增生早期是超声观察子宫内膜息肉的最佳时机。

经阴道彩色多普勒超声显示子宫内膜息肉已有的供应血管来源于子宫动脉终末支，可识别自终末支分离出的分支血管的血流，并分析其内血流的流速[14]。

分支血管的 RI 值中等，通常高于 0.5（图 4.9）。息肉感染或坏死可以降低血流的阻抗（RI<0.4）。重要的一点是，EP 周边和（或）内部血流阻抗明显降低可导致一个经验不丰富的超声医生做出子宫内膜恶性病变的假阳性诊断。

Goldstein[15]的资料表明，客观测定 EP 的血流阻抗（阻力指数，搏动指数）及 EP 的大小不能代替手术切除和病理学检查来预测息肉的组织学类型。非功能性息肉的患者多数年龄较大，阴道出血的可能小。

Perez-Medina 等[16]评价了彩色多普勒超声对评估 EP 内部（息肉蒂部）不典型增生的价值。106 例患者中 35 例超声预测不典型增生的患者经病理检查证实，超声预测有不典型增生的 16 例患者病理检查未证实，3 例超声检查无不典型增生的患者，病理检查发现有不典型增生。因此，得出结论：低阻力血流（RI<0.50）对

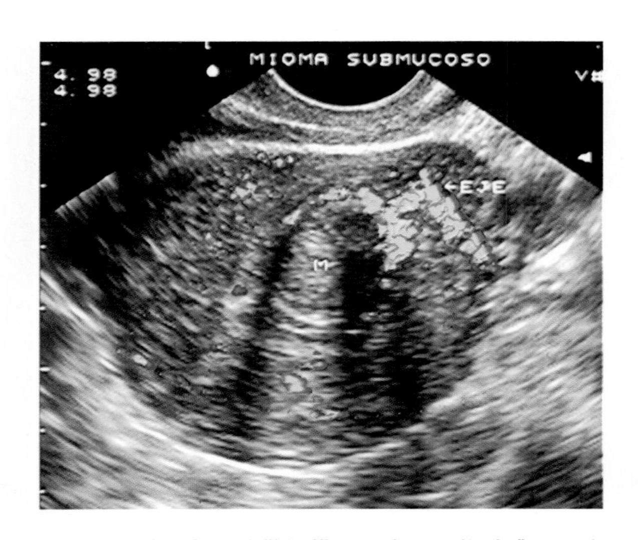

图 4.8　经阴道彩色多普勒扫描下子宫及一枚黏膜下肌瘤，以及周边彩色多普勒血管显示。

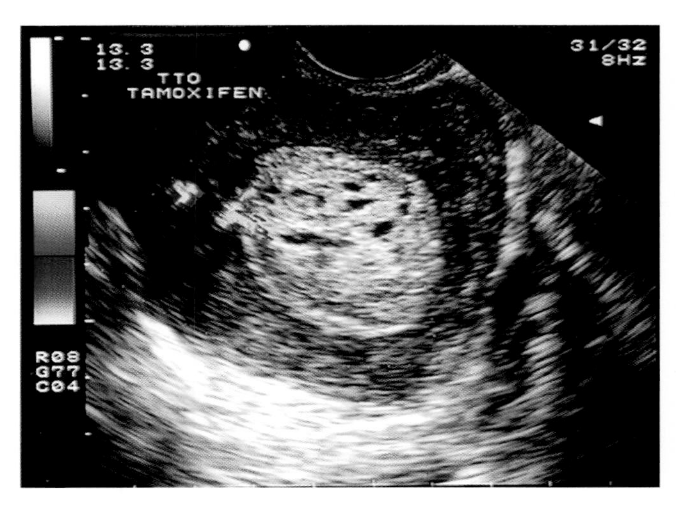

图 4.9　他莫昔芬型息肉及灌流动脉。

EP 内存在不典型增生有很好的预测价值。

应用彩色多普勒，在息肉基底可观察到供应息肉的动脉血流信号(图 4.10)。RI 值中到高(图 4.11)。

子宫内膜癌

临床应用脉冲彩色多普勒改善了 TVUS 的预测价值，彩色多普勒可以通过散在分布的血流信号的增加来判断新生血管形成，此外，脉冲多普勒可显示波流特点，有新生血管时，显示低的 RI 和 PI。

目前，很多学者一致认为，子宫内膜腺癌比萎缩内膜和良性病变有更多的血流信号，但他们并不认为 RI 和 PI 值诊断子宫内膜腺癌有临界值。

1995 年我们医院实施了一项研究，1741 例病理诊断子宫内膜腺癌的绝经后妇女，彩色成像出现可测量的波形及低的 RI 值(图 4.12)。

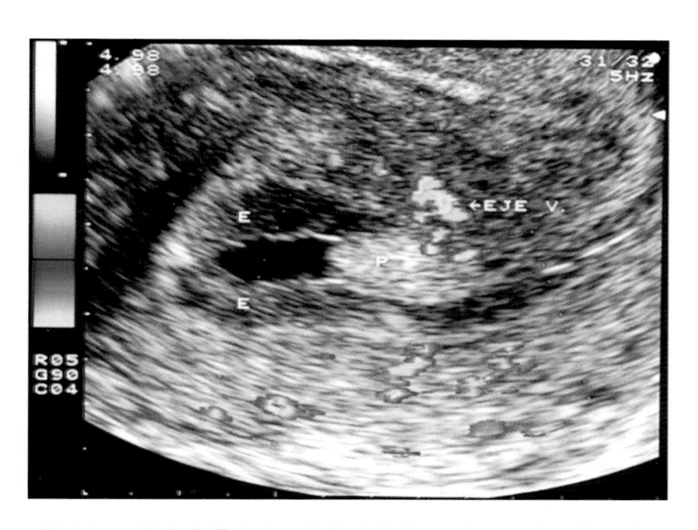

图 4.10 子宫内膜息肉内血管分布图，反映了一些血管活动。

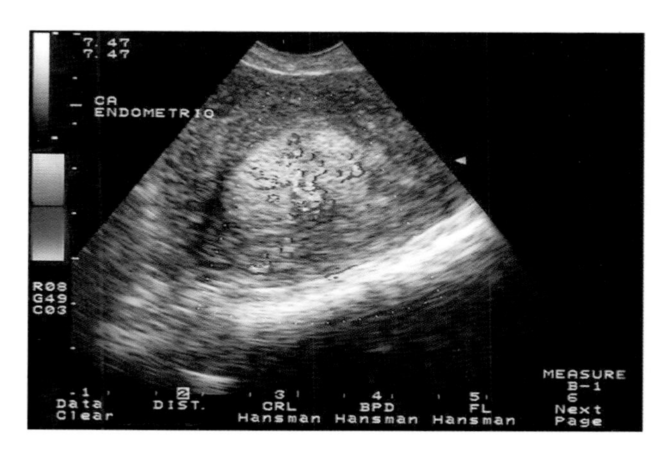

图 4.12 子宫内膜瘤样物实质内丰富血流彩色分布图。

子宫肌层血管 RI 值较低。如果子宫弓形动脉 RI 临界值设置为 0.70，内膜基底动脉 RI 临界值设置为 0.50，对诊断恶性病变有很高的预测值(敏感性 92.3%，特异性 96.7%)(图 4.13)。研究发现 82.9%的宫体肿瘤可出现新生肿瘤内不规则血管，发生率高于其他的研究报道[18,19]。

3D 超声

目前应用的 3D 超声(3D-TVUS)不仅可以很好地显示子宫平滑肌瘤和子宫轮廓，而且可以更好地显示输卵管的解剖和通畅情况。

3D 超声可以扫查子宫腔外部及内部情况，利于对病变的形态辨别，更准确地估计病变的大小。近期的一些研究对比了 3D 盐水灌注超声与宫腔镜检查，对黏膜下肌瘤的诊断和分型，发现两种检查手段对黏膜下肌瘤的分型是一致的，对于肌瘤更多部分位于宫腔

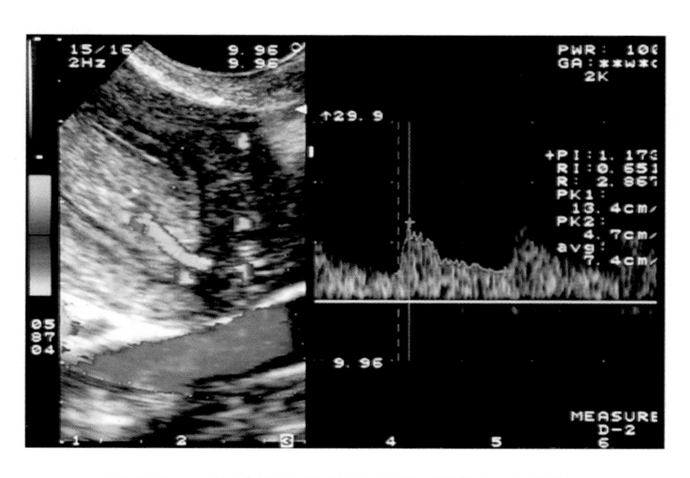

图 4.11 根蒂部可测量的波形，获得阻力指数。

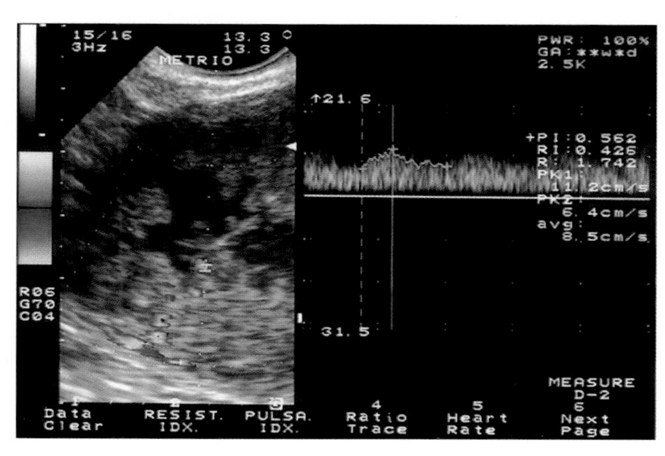

图 4.13 子宫内膜癌波形测量阻力指数低。

者,有更好的一致性。

同时,对于怀疑有宫腔内病变的异常子宫出血患者的诊断,除了传统的盐水灌注超声检查(SIS),最近也开展了一些新的研究,以评估 3D 盐水灌注超声的临床实用性。

随着 TVUS 探头的性能提高,妇科诊断技术不断发展。然而,即使这样,先进的技术也仅能对三维结构提供二维图像。尽管经验丰富的超声医生可以轻松地将连续的二维图像在头脑中建立一个三维图像,但是一个二维图像很难得到一个单个切面图像。如今,3D-TVUS 不仅可以建立单个平面图像,还可以储存所有的组织容积数据,并将之数字化整合显示为多平面图像,对任何特定可疑区域进行一系列断层扫查。除了传统超声获得的矢状和纵向平面图像,3D-TVUS 最主要的优点是增添了冠状平面图像。这一技术还可显示表面图像和透视内部景象,对不同结构和组织解剖建立更加接近真实的 3D 图像[20]。

黏膜下肌瘤

用 3D-TVUS 同时显示三个相互垂直的平面,准确地显示子宫肌瘤的位置及大小,更重要的是肌瘤与子宫内膜的关系(图 4.14)[21]。

3D 经阴道超声或二维经阴道超声扫查子宫肌瘤的局限性在于肌瘤钙化后会形成明显阴影。

肌瘤所在部位肌层增厚。每隔 1~2mm 行平行的纵向断面扫查,用纵向扫描平面行整个子宫腔容积的测量。然后,通过内置的计算机软件程序自动计算肌瘤的体积[21]。

3DPD 探及肌瘤周边有规律的血管生成(图 4.15);由于坏死、炎症和退行性变可改变肌瘤的血管分布,当发生继发退行性变时,可探及有新生血管生成、不规则血管分支以及血管排列紊乱。但由于阳性预测值低,只有 16.67%,这种方法不能作为评价子宫肌层良性、恶性病变的首选方法。

子宫内膜息肉

应用多切面扫查可以很好地显示息肉样结构,在理想的平面显示蒂部。表面显像模式可抑制不理想的信号,显示内膜线连续的息肉样结构。

内膜增生与子宫内膜息肉的患者,超声下比较子宫内膜厚度相似,但子宫内膜增生时,内膜容积明显高于子宫内膜息肉患者。内膜增生和息肉的区别不能通过测量内膜厚度发现,但是需要 3D 超声测量内膜容积[22]。

子宫畸形

3D 超声对子宫畸形的诊断具有广泛的应用前景。传统超声、多普勒超声、超声声学造影和 HSG 不能明确区分子宫中隔和双角子宫,只有 MRI 和 3D-TVUS 才能做出准确诊断(图 4.16)。为避免不必要的腹腔镜监护,术前必须对子宫畸形进行明确分类,因此 3D 超声检查明确诊断是非常重要的(图 4.17 和图 4.18)。3D-TVUS 比 MRI 应用方便,子宫畸形患者应选择 3D-TVUS[23]。

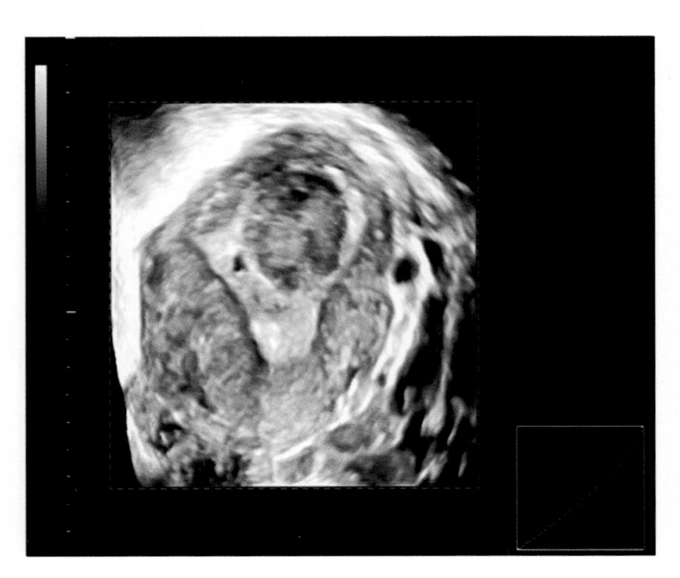

图 4.14 子宫壁间肌瘤的三维图像。

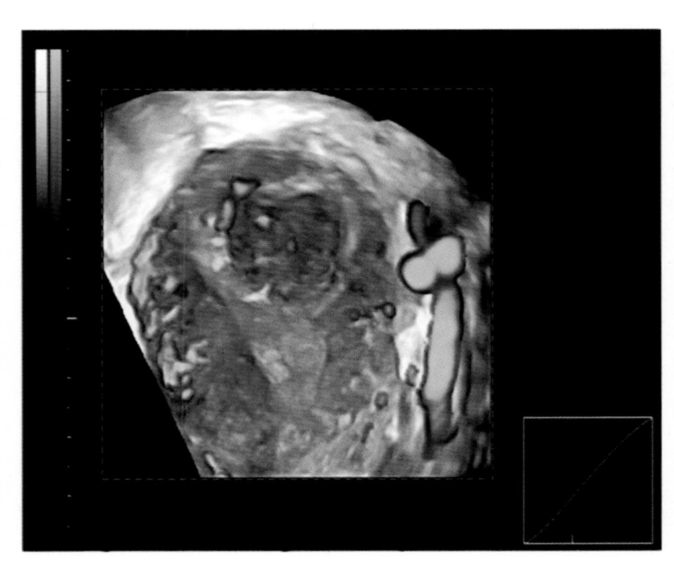

图 4.15 3DPD 下肌瘤周边脉管系统的典型表现。

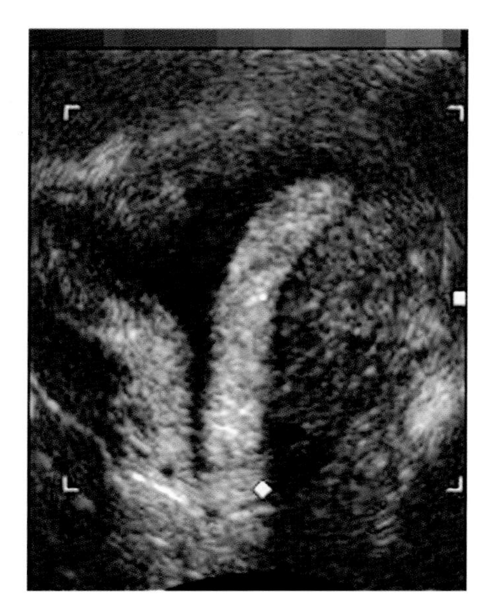

图 4.16　3D-TVUS 下子宫中隔。

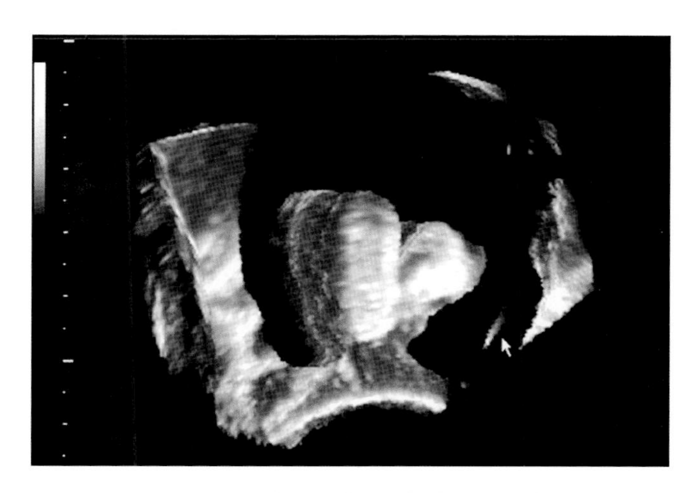

图 4.18　子宫中隔的三维超声重建图像。

宫腔粘连

3D-TVUS 可帮助确定宫腔内粘连及粘连的位置，有助于制定手术计划。对于"桥样"粘连带，可准确评价宫腔闭锁的程度。同样，3D-TVUS 可以区分小的内膜息肉及粘连带。

子宫内膜癌

彩色多普勒超声诊断子宫内膜癌高度有效。三维能量多普勒(PD3D)的目的在于评价 3D 能量多普勒指数是否可预测子宫内膜癌的范围。Merce 等[24]进行了一项研究，对 84 例有异常子宫出血且病理诊断子宫内膜恶性病变的患者，手术前进行 PD3D 检查。测量指标包括子宫内膜厚度、血管生成指数(vascularization index，VI)、流动指数(flow index，FI)、血流指数(vascu-

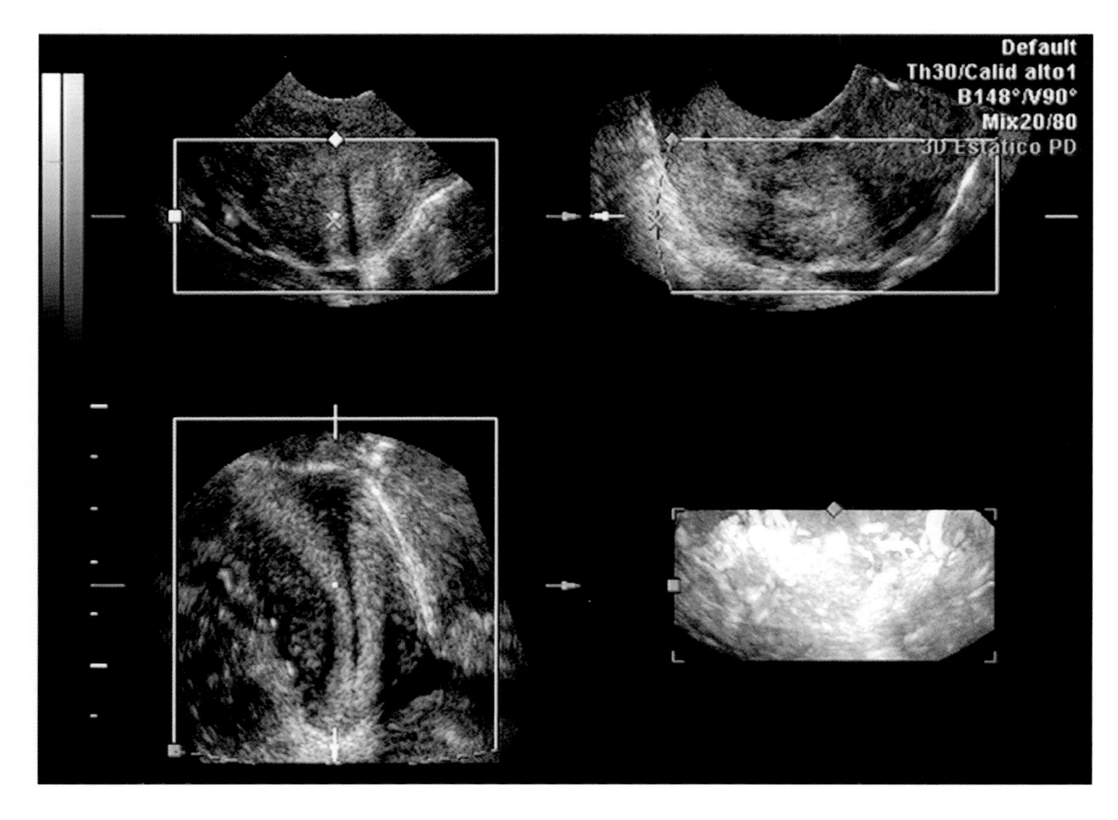

图 4.17　3D-TVUS 下子宫中隔。冠状平面可见圆形宫底(左下)。

larization-flow index，VFI）和肿瘤阻力指数（RI）。

肿瘤期别高于Ⅰ期时，子宫内膜Ⅵ明显增高。当子宫内膜癌侵入肌层>50%时，所有的3D能量多普勒指数明显增高。肿瘤病理级别高，子宫内膜癌侵入肌层>50%以及伴有淋巴结转移的患者肿瘤内RI值明显降低，由此可见，PD3D测定肿瘤内血流可有效预测子宫内膜癌的转移。

子宫声学造影

绝经后出血或功能失调性子宫出血时，超声发现病理性增厚的子宫内膜（呈中央性、混杂性回声）时，不孕症或常规筛查潜在病变的危险因素时，应进行子宫内膜病理检查。如果是宫腔内局灶病变，盲目刮宫可能漏诊。TVUS联合宫腔声学造影可为这些患者提供必要的信息，取到最可靠的组织标本，避免活检出现假阴性结果。很多情况下，SIS可检查局灶性病变的特点，并定位局灶病变，可帮助进行随后的宫腔镜直视下活检[25]。盐水的注入可提高超声诊断的准确性，称为子宫超声显像术。应用盐水形成阴性对照，使得子宫内膜图像更清晰，显示宫腔内病变的边界。

因此，盐水灌注超声（SIS）非常有用并且简便易行，可作为妇科门诊检查的标准方法。传统TVUS可显示子宫内膜厚度、内膜线的扭曲和宫内异常结构，而SIS对宫腔内病变可进行更详细的观察。此外，SIS可对子宫内膜息肉、黏膜下肌瘤进行诊断，为后续治疗提供建议。由于SIS可以鉴别弥漫性子宫内膜增厚或局灶病变，可以确定是否有必要进行宫腔镜下活检。如果SIS发现局灶病变，即使图像特征提示为良性，也可进行活检。

绝经前患者，SIS可在月经周期的卵泡期进行，月经干净后进行检查确保诊断的准确性。绝经后患者如有持续性出血，不能进行SIS检查，除非出血停止。

首先，在SIS检查前应进行标准TVUS检查，以评估子宫内膜。取出阴道探头后，放置阴道窥器，暴露宫颈，消毒液充分清洁宫颈外口，将导管插入宫颈外口、通过宫颈内口并送入宫腔，球囊内注入少量气体或液体，以阻止生理盐水外流。通常球囊放置在宫颈内口水平上方，若球囊放置在宫颈管，患者疼痛感觉轻，可以观察宫腔下段。放置导管后，可取出导丝。将盛有温生理盐水的注射器与导管传感器相接，再次插入导管，抽出导管内气体后，缓慢注入生理盐水，仔细观察宫腔。

黏膜下肌瘤

TVUS下子宫肌瘤呈现低回声，SIS可显示出肌瘤轮廓（图4.19），以及肌瘤与内膜附着处的角度，帮助判断是否可进行宫腔镜手术。决定手术方式后，手术前判断肌瘤的大小、位置，突入宫腔的程度是非常重要的。突入宫腔少于50%的肌瘤，宫腔镜手术切除肌瘤较困难。SIS可测量肌瘤突入宫腔的程度，从而对黏膜下肌瘤进行术前评估。一篇系统性综述证实SIS和宫腔镜诊断黏膜下肌瘤准确性高[26]。

对于可疑宫腔内异常的异常子宫出血患者，用3D-TVUS行盐水灌注超声检查（3D-SIS）优于传统2D-TVUS。这种方法可以对病变的位置提供更准确的信息，对术前评估及鉴别诊断很重要。此外，三维SIS较二维TVUS膨胀宫腔时间缩短，患者依从性更好。可疑宫腔内异常的患者，进行三维SIS是可靠、有效的，较传统SIS有更高的临床应用价值[27]。

三维SIS检查宫腔及子宫内膜厚度优于其他超声技术。三维SIS观察宫腔病变可以与宫腔镜检查相媲美[28]。

子宫内膜息肉

TVUS是评估宫腔内异常的常规方法，EP是宫腔内最常见的局限性病变，对于EP的临床诊断，SIS优于传统TVUS和HSG（图4.20）。

SIS可以鉴别有蒂的息肉样结节。在盐水充盈过程中，息肉周围环绕无回声液体，很容易判断息肉附

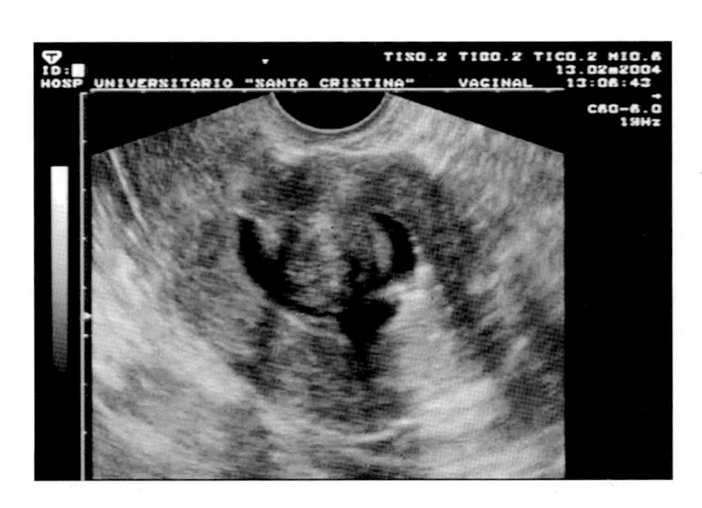

图4.19 子宫声学造影下无蒂黏膜下平滑肌瘤与子宫后壁连接处回声明显增强。

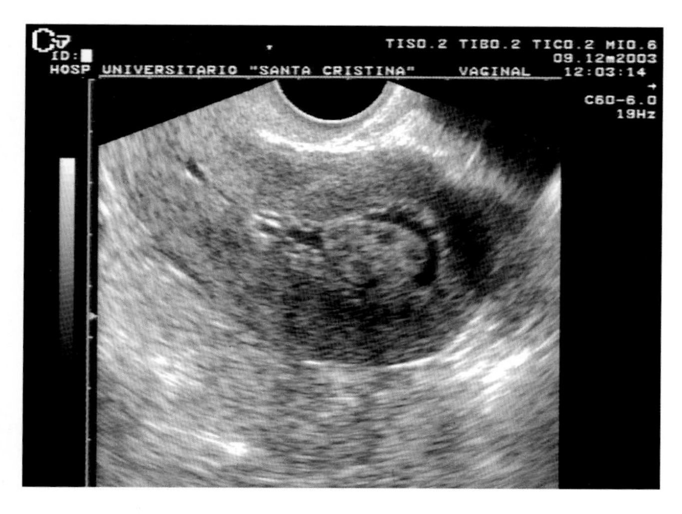

图4.20 盐水灌注超声检查过程中盐水使息肉更好地显像。

着处、大小和位置。息肉通常不会引起内膜与肌层的变形。SIS检查鉴别大的息肉和带蒂小肌瘤比较困难，彩色多普勒SIS可根据病变的血管特征鉴别息肉与肌瘤，即息肉通常为单个血管供应，而肌瘤则有数个血管供应[29]。两种病变均需要在宫腔镜下治疗。单纯的SHG对于病变病理诊断是不充分的，有必要进行进一步检查，以便完善治疗或进行宫腔镜切除[27]。

Ryu等对比加用或不加用生理盐水进行传统二维超声和三维超声检查，研究其发现和评估局限性内膜息肉的价值。642例常规TVUS检查可疑宫腔异常的患者中，23例在注入生理盐水前、后进行二维或三维超声检查。超声发现经宫腔镜及病理检查证实[30]。TVUS诊断的23例子宫内膜息肉，16例经宫腔镜检查和病理证实，可见其特异性为69.5%；SIS诊断17例子宫内膜息肉，特异性为94.1%；3D-TVUS诊断18例子宫内膜息肉，特异性为88.8%；3D-SIS诊断16例内膜息肉，全部经宫腔镜检查及病理证实，特异性为100%。SIS被证实为诊断宫内病变的有效、实用的方法，特别是3D超声检查[31]。

子宫内膜增生

由于子宫内膜增生时内膜厚度变化范围不同，且内膜增生与子宫内膜癌有时合并存在，子宫内膜增生不能仅经SIS诊断。应进行宫腔镜下活检或门诊子宫内膜活检。多数绝经后子宫内膜增生的患者，内膜厚度为0.6~1.3cm，平均厚度1cm；多数子宫内膜癌患者的内膜厚度>4.7mm。通常，子宫内膜增生为弥漫性，但也可以是局灶或为基底较宽的息肉，SIS可以显示为不对称或多灶性子宫内膜不规则增生，内膜-肌层交界是完整的。

子宫内膜癌

子宫内膜癌与子宫内膜增生鉴别困难，除非内膜形态不规则，有混合性高回声，边界不规则，子宫内膜-肌层交界受累，或证实有“内膜桥”。很多研究报道，与良性病变患者比较，内膜恶性病变患者子宫内膜更厚，但如前所述，内膜厚度变化范围在这两种情况下可有重叠。未接受激素替代疗法的绝经后妇女，子宫内膜厚度<4mm[9]。子宫内膜厚度<5mm很少发生子宫内膜癌。然而，当内膜回声增厚时，子宫内膜癌的阳性预测值也增加。

宫腔粘连

宫腔粘连时，应用SIS检查特别有帮助，宫腔内液体形成的“声窗”可帮助区分瘢痕、正常子宫内膜及纤维粘连带，粘连可以是薄或厚的桥连带，引起子宫内膜扭曲。注入生理盐水时，内膜腔可能膨胀困难，实时扫描时，可以看到粘连带的移动。

应用超声造影剂较盐水对比的3D-SIS更为准确。但SIS失败率较高，特别是粘连累及宫颈管，盐水无法注入上方宫腔时。

磁共振成像

常规应用MRI评价女性盆腔病变曾经受到限制，尽管事实上在很多情况下，MRI诊断优于其他诊断方法。这些病变包括子宫先天畸形、子宫肌瘤和子宫腺肌病。MRI的应用受限，可能与成本差异、医生对MRI缺乏了解有关。事实上，一些证据表明，应用MRI可以降低医疗费用[32]。子宫的良性病变可通过超声、HSG、SIS、宫腔镜检查和MRI来评估。对于诊断复杂的苗勒管畸形、他莫西芬引起的子宫内膜增厚、进行选择性子宫肌瘤剔除或子宫腺肌病药物治疗的随访，MRI有很好的性价比。

子宫肌瘤

MRI为子宫肌瘤提供一个清晰的图像，使用T2加权像，子宫内膜与肌层间界限可以被清楚看到。辅以静脉注入含钆(gadolinium)的造影剂，可准确评估子宫肌瘤的位置和肌层受累程度。

肌瘤在T2加权像通常为边界清晰、均质，低信号的子宫肿物。MRI 已被证实比超声诊断子宫肌瘤、评估子宫肌瘤位置更为准确[33]，对于手术方式的选择特别有帮助。同时，MRI 很容易进行有蒂黏膜下肌瘤和盆腔其他包块的鉴别诊断。这些特点有助于患者选择恰当的治疗。建议在进行微创手术前，MRI 作为准确评估黏膜下子宫肌瘤的首选评估手段[34]。

与超声和 CT 相同，MRI 不能判断肌瘤内部的肉瘤变。

子宫腺肌病

临床、超声、无创方法诊断子宫腺肌病是困难的，MRI 诊断子宫腺肌病优于 TVUS。结合带弥漫性或局灶性增厚>5mm 是子宫腺肌病最为常见的表现。有时出现结合带或肌层高信号，对于子宫增大的患者，MRI 有助于区分子宫腺肌病和子宫肌瘤。

对于超声诊断不清或不能诊断的子宫腺肌病病例，MRI 可确定诊断。对于超声诊断子宫腺肌病的患者，考虑进行有效的手术治疗时，可进行 MRI 检查以证实存在子宫腺肌病。静脉给以钆螯合物（gadolinium chelates）对于子宫腺肌病及子宫肌瘤的诊断是没有必要的[35]，但可对病变的血供提供有用的信息，影响治疗方案的选择。

子宫内膜息肉

TVUS 作为除外宫腔内异常的诊断工具，仅能达到中等质量的水平。没有证据支持如不同时进行子宫内膜活检，MRI、TVUS、SIS 检查可排除子宫内膜增生。宫腔镜与 SIS 检查效果相同，明显优于 TVUS，特别是对于子宫内膜息肉的诊断。但所有的检查手段均有一定的假阳性结果。MRI 不能满足对子宫内膜异常的检查需要，但对黏膜下肌瘤的评估是非常准确的，而 TVUS、SIS 和宫腔镜检查与 MRI 相反，对子宫内膜异常的评估相对准确。对于一个有经验的医生，TVUS 可以作为诊断子宫内膜息肉的首选方法，但准确性和一致性较低，应运用其他检查方法作为补充。SIS 或宫腔镜检查可作为 TVUS 排除子宫内膜息肉的补充检查方法。

EP 出现中心纤维区（T2 加权像低信号）和病灶内囊性改变（T2 加权像高信号）的情况多于子宫内膜癌；肌层浸润或坏死对于子宫内膜癌具有很高的预测价值。在一项研究中，阅片者诊断子宫内膜癌平均敏感性为 79%，特异性 89%，准确率 86%，阳性预测值 82%，阴性预测值 88%。3 个阅片者诊断子宫内膜癌的操作特征曲线下平均面积为 0.87[36]。MRI 图像特点可帮助区分大多数子宫内膜息肉与子宫内膜癌。子宫内膜癌和息肉通常合并存在，通过活检有时并不能得到准确诊断，79%的子宫内膜息肉可经 MRI 诊断。

子宫畸形

系统分析 MRI 图像，可以准确判断子宫阴道畸形的形态及分类，因此提示了恰当的治疗方法[37]。MRI 的多层扫描功能可提供子宫冠状位长轴图像（图 4.21）。

MRI 可记录以下指标：子宫大小、子宫底外部轮廓、宫体内部距离、结合带结构以及子宫中隔或阴道纵隔的表现[38]。MRI 可诊断子宫阴道梗阻性畸形；发现梗阻的位置，以便选择适合的手术方式（图 4.22）[39,40]。MRI 可准确鉴别可经宫腔镜手术治疗的子宫中隔、不能经宫腔镜治疗的双角子宫，单独应用 MRI 可为子宫中隔和阴道纵隔患者提供准确和充分的术前评估。

子宫内膜癌

尽管 MRI 可证实子宫内膜异常，但缺乏特异性，早期子宫内膜癌和子宫内膜增生表现相似（绝经后子宫内膜厚度<4mm），需要进行病理检查[41]。

在很多中心，MRI 成功应用于子宫内膜癌的肌层浸润以及已确诊子宫内膜癌的分期[42]。结合带缺失可以预测肌层的浸润；MRI 预测肌层浸润深度的准确率为 85%，预测宫颈受累的准确率为 91%，有一点通常会被遗忘，宫颈受累可改变手术方式（图 4.23）[43]。

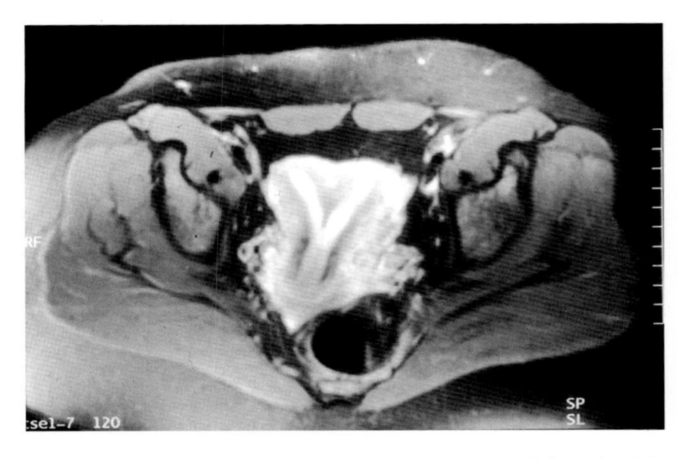

图 4.21 MRI 显示子宫不全中隔解剖学图像。注意与双角子宫不同，宫底边缘僵直。

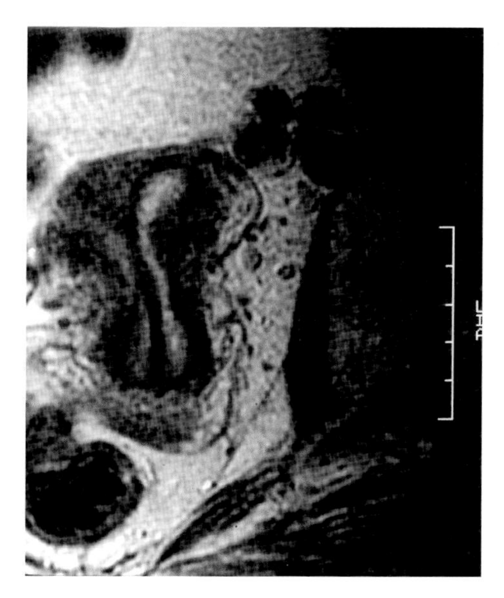

图 4.22　MRI 清晰显示累及宫颈管的完全中隔（与图 4.12 和 4.13 比较相似性）。

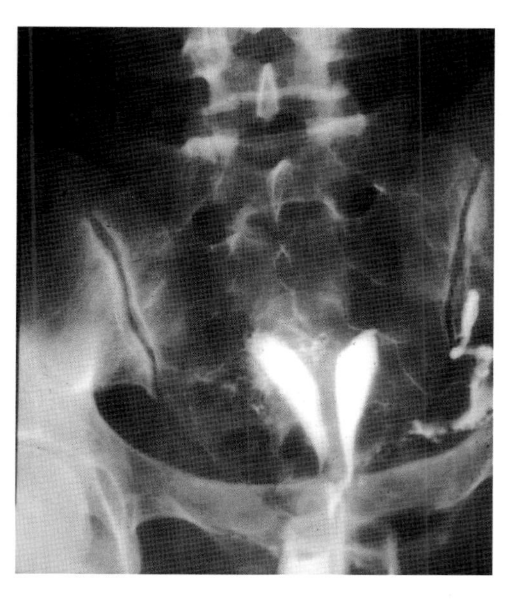

图 4.24　HSG 下一例“双宫腔”子宫的典型图像。无法区分中隔或双角子宫。

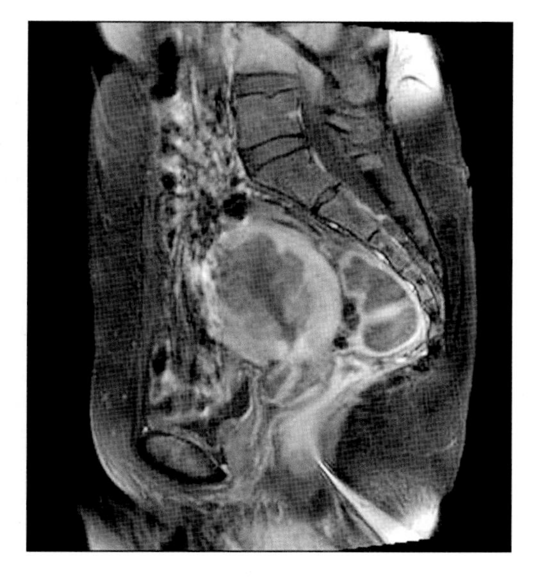

图 4.23　一例巨大子宫内膜癌的 MRI 图像。

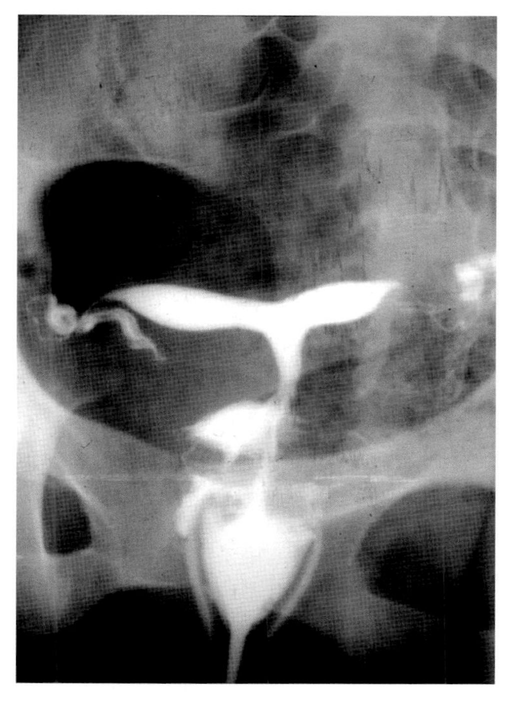

图 4.25　双宫腔子宫的 HSG 图像。

子宫输卵管造影

子宫输卵管造影(Hysterosalpingography, HSG)经宫颈管注入造影剂，评估宫腔及输卵管。这一诊断方法应在卵泡期进行，以避免检查时早期妊娠的可能[44]。

HSG 的最初的适应证是评估输卵管通畅度，但也用于诊断单角子宫、双子宫(图 4.24)、双角子宫(图 4.25)、T 型子宫、子宫腺肌病、子宫内膜息肉、宫腔瘢痕、子宫内膜增生/子宫内膜癌、宫颈功能不全、宫腔粘连、子宫黏膜下肌瘤和子宫内膜息肉[45,46]。HSG 诊断子宫异常的准确性为 6%~55%，而 MRI 和 TVUS 诊断准确性分别为 96%~100%和 85%~92%。对于评估子宫腔，如 HSG 未发现异常，宫腔镜检查通常也不会有异常发现[40]。10%~12%的不孕症患者有宫腔异常，如粘连、黏膜下肌瘤或子宫中隔[47]。

尽管 HSG 不是筛查子宫异常的方法，且不如 MRI，但仍可提供一些信息。宫腔镜被认为是诊断宫腔病变的金标准。

结论

MRI 可很好地诊断子宫肌瘤，甚至巨大子宫肌瘤，另一优势就是对于子宫腺肌病和腺肌瘤的诊断较超声更准确，但不能对输卵管通畅度进行判断。考虑到医疗费用，对子宫没有过度增大的患者，注入或不注入盐水的二维 TVUS 仍是检查子宫肌瘤的最佳选择。

尽管有很多评估女性盆腔的方法，包括腹腔镜、宫腔镜、阴道镜以及超声检查，其敏感性、特异性优于 MRI，但妇科医生仍应义不容辞地去了解这些技术。但 MRI 对一些有适应证的疾病诊断优于其他检查方法。通过这些检查方法进行全面的评估有助于解决许多疑难的临床情况。此外，许多因为其他病因进行检查的患者，由于发现了女性生殖道异常而转诊至妇科医生。理解各种初步检查方法的价值及局限性可帮助临床医生合理地进行进一步检查或治疗。

MRI 和 TVUS 对评价宫体部、宫颈和阴道的各纵轴上器官的解剖结构有优势，而 HSG 对于评估输卵管的通畅度、宫腔粘连和子宫中隔是有价值的。

（黄晓武 译）

参考文献

1. Lawson TL, Albarelli Jn. Diagnosis of Gynecologic pelvic masses by scale gray ultrasonography: Analysis of specificity and accuracy. Am J Roetgenol 1977;128:1003.
2. Hall D, Yoder I. Ultrasound evaluation of the uterus. In: Ultrasonography in Obstetrics and Gynecology. Callen P (Eds): Saunders Company. New York, 1994;603-5.
3. Bazot M, Daraï E, Rouger J, Detchev R, Cortez A, Uzan S. Limitations of transvaginal sonography for the of adenomyosis, with histopathological correlation. Ultrasound Obstet Gynecol 2002;20:605-11.
4. Fedele L, Bianchi S, Dorta M, Brioschi D, Zanotti F, Vercellini P. Transvaginal ultrasonography versus hysteroscopy in the diagnosis of uterine submucous myomas. Obstet Gynecol 1991;77:745-53.
5. Atri M, Mazarnia S, Aldis AE, Reinhold C, Bret PM, Kintzen G. Transvaginal US appearance of endometrial abnormalities. Radiographics 1994;14:483.
6. Pérez-Medina T, Bajo J, Huertas MA, Rubio A. Predicting atypia inside endometrial polyps. J Ultrasound Med. 2002;21:125-8.
7. Puscheck EE, Cohen L. Congenital malformations of the uterus: The role of ultrasound. Semin Reprod Med 2008;26:223-31.
8. Gramberg 5, Wikland M, Karlsson B, Norstróm A, En-berg LG. Endometrial thickness as measured by endovaginal ultrasonography for identifying endome-trial abnormality Am J Obstet Gynecol 1991;164:47-52.
9. Karlsson B, Granberg 5, Wickland M, Ylóstalo P, Torvid K, Marsan K, Valentin L. Transvaginal ultrasonography of the endometrium in women with postmenopausal bleeding: A Nordic trial. Am J Obstet Gynecol 1995;172:1488-94.
10. Gull B, Karlsson B, Milsom I, Granberg S. Can ultrasound replace dilation and curettage? A longitudinal evaluation of postmenopausal bleeding and transvaginal sonographic measurement of the endometrium as predictors of endometrial cancer. Am J Obstet Gynecol 2003;188:401-8.
11. Carter J, Saltzman A, Hartenbach E et al. Flow characteristics in benign and malignant gynecologic tumours using transvaginal color flow Doppler. Obstet Gynecol 1994;83:125-30.
12. Kurjak A, Zalud I. The characterization of uterine tumors by transvaginal color Doppler. Ultrasound Obstet Gynecol 1991;1:50-2.
13. Sladkevicius P, Valentin L, Marsal K. Transvaginal Doppler examination for the differential diagnosis of solid pelvic tumors. J Ultrasound Med 1995;14:377-80.
14. Bakour SH, Khan KS, Gupta JK. The risk of premalignant and malignant pathology in endometrial polyps. Acta Obstet Gynecol Scand 2000;79:317-20.
15. Anastasiadis PG, Koutlaki NG, Skaphida PG, et al. Endometrial polyps: Prevalence, detection, and malignant potential in women with abnormal uterine bleeding. Eur J Gynaecol Oncol 2000;21:180-3.
16. Pérez-Medina T, Martínez O, Folgueira G, Bajo JM. Which endometrial polyps should be resected? J Am Assoc Gynaecol Laparosc 1999;6:71-4.
17. Huertas MA, Pérez Medina T, Zarauz R, Uguet C, Bajo JM. Utilidad del estudio transvaginal con Doppler color en el diagnóstico de adenocarcinoma de endometrio. Clin Invest Gin Obstet 1995; 22:152-7.
18. Kurjak A, Shalan H, Socic A. Benic S, Zudenigo D, Kupesic 5, Predanic M. Endometrial carcinoma in postmenopausal women: Evaluation by transvaginal color Doppler ultrasonography. Am J Obstet Gynecol 1993;169(6):1597-602.
19. Sladkevicius P, Valentin L, Marsál K. Endometrial thickness and Doppler velocimetry of the uterine arteries as discriminators of endometrial status in women with postmenopausal bleeding. A comparative study. Am J Obstet Gynecol 1994;171:722-8.
20. Maymon R, Herman A, Ariely S, Dreazen E, Buckovsky I, Weinraub Z. Three-dimensional vaginal sonography in obstetrics and gynaecology. Hum Reprod Update 2000;6:475-84.
21. Radoncik E, Funduk-Kurjak B. Three-dimensional ultrasound for routine check-up in in vitro fertilization patients. Croat Med J 2000;41:262-5.
22. La Torre R, De Felice C, De Angelis C, Coacci F, Mastrone M, Cosmi EV. Transvaginal sonographic evaluation of endometrial polyps: A comparison with two dimensional and three dimensional contrast sonography. Clin Exp Obstet Gynecol 1999;26(3-4):171-3.
23. Bonilla-Musoles F, Raga F, Osborne NG, Blanes J, Coelho F. Three-dimensional hysterosonography for the study of endometrial tumors: comparison with conventional transvaginal sonography, hysterosalpingography, and hysteroscopy. Gynecol Oncol 1997;65:245-52.
24. Merce L, Alcazar JL, Lopez C, Iglesias E, Bau S, Alvarez de los Heros JI, Bajo J. Clinical usefulness of 3-dimensional sonography and power Doppler angiography for diagnosis of endometrial carcinoma. J Ultrasound Med 2007;26:1279-

87.

25. Dudiak KM. Hysterosonography: A key to what is inside the uterus. Ultrasound Q 2001;17(2):73-86.
26. Imm DD, Murphy CA, Rosensheim NB. Hysterosonography as an adjunct to transvaginal sonography in the evaluation of intraluminal lesions of the uterine cavity. Prim Care Update Ob Gyn 1998;5:194-8.
27. De Kroon CD, Louwe LA, Trimbos JB, Jansen FW. The clinical value of 3-dimensional saline infusion sonography in addition to 2-dimensional saline infusion sonography in women with abnormal uterine bleeding. J Ultrasound Med 2004;23:1433-40.
28. Brown SE, Coddington CC; Schnorr J, Toner JP, Gibbons W, Oehninger S. Evaluation of outpatient hysteroscopy, saline infusion hysterosonography, and hysterosalpingography in infertile women: A prospective, randomized study. Fertil Steril 2000;74:1029-34.
29. Syrop CH, Sahakian V. Transvaginal sonographic detection of endometrial polyps with fluid contrast augmentation. Obstet Gynecol 1992;79:1041-3.
30. Ryu JA, Kim B, Lee J, Kim S, Lee SH. Comparison of transvaginal ultrasonography with hysterosonography as a screening method in patients with abnormal uterine bleeding. Korean J Radiol 2004;5:39-46.
31. Rogerson L, Bates J, Weston M. Duffy S. A comparison of outpatient hysteroscopy with saline infusion hysterosonography. Br J Obs Gyn 2002;109:800-4.
32. Kinkel K, Vincent B, Balleyguier C, Helenon O, Moreau J. Value of MR imaging in the diagnosis of benign uterine conditions. J Radiol 2000;81(7):773-9.
33. Dueholm M, Lundforf E, Hansen ES, Ledertoug S, Olsen F. Evaluation of the uterine cavity with magnetic resonance imaging, transvaginal sonography, hysterosonographic examination, and diagnostic hysteroscopy. Fertil Steril 2001;76(2):350-7.
34. Celik O, Sarac K, Hascalik S, Alkan A, Mizrak B, Yologlu S. Magnetic resonance spectroscopy features of uterine leiomyomas. Gynecol Obstet Invest 2004;58(4):194-201.
35. Ascher SM, Jha RC, Reinhold C. Benign myometrial conditions: leiomyomas and adenomyosis. Top Magn Reson Imaging 2003;14(4):281-304.
36. Grasel RP, Outwater EK, Siegelman ES, Capuzzi D, Parker L, Hussain SM. Endometrial polyps: MR imaging features and distinction from endometrial carcinoma. Radiology 2000;214(1):47-52.
37. Saleem SN. MR imaging diagnosis of uterovaginal anomalies: Current state of the art. Radiographics 2003;23:e13.
38. Piu MH. Imaging diagnosis of congenital uterine malformation. Computerized Medical Imaging and Graphics 2004;28:425-33.
39. Mueller GC, Hussain HK, Smith YR, Quint EH, Carlos RC, Johnson TD, DeLancey JO. Müllerian ducts anomalies: comparison of MRI diagnosis and clinical diagnosis. AJR Am J Roentgenol 2007;189:1294-308.
40. Brown JJ, Thurnher S, Hricak H. MR imaging of the uterus: Low signal intensity abnormalities of the endometrium and endometrial cavity. Magn Reson Imaging 1990; 8(3): 309-13.
41. Posniak HV, Olson MC. Malignant diseases of the uterus. In Tempany CMC, ed. MR and imaging of the Female Pelvis. St Louis: Mosby 1995;155-84.
42. Cicinelli E, Marinaccio M, Barba B, Tinelli R, Colafiglio G, Pedote P, Rossi C, Pinto V. Reliability of diagnostic fluid hysteroscopy in the assessment of cervical invasion by endometrial carcinoma: A comparative study with transvaginal sonography and MRI. Gynecol Oncol 2008;111:55-61.
43. Pellerito JS, McCarthy SM, Doyle MB, Glickman MG, DeCherney AH. Diagnosis of uterine anomalies: Relative accuracy of MR imaging, endovaginal sonography, and hysterosalpingography. Radiology 1992;(3):795-800.
44. Azsarlak O, De Schepper AM, Valkenburg M, Delbeke L. Septate uterus: Hysterosalpingography and magnetic resonance findings. Eur J Radiol 1995;21(2):122-5.
45. Chang AS, Goldstein J, Moley KH, Odem RR, Dahan MH. Radiologic and surgical demonstration of uterine polyposis. Fertil Steril 2005;84:1742-3.
46. Baramki TA. Hysterosalpingography. Fertil Steril 2005;83:1595-606.
47. Golan A, Eilat E, Ron-El R, Herman A, Soffer Y, Bukivsky I. Hysteroscopy is superior to hysterosalpingography in infertility investigation. Acta Obstet Gynecol Scand 1996;75:654-6.

第 5 章

宫腔镜与不孕症

Tirso Pérez-Medina, Jennifer Rayward

介绍

目前，宫腔镜越来越多地应用于不孕症的诊治中。自上个世纪 80 年代推出后，宫腔镜在不孕症诊治中的角色不断变化。尽管其应用仍然存在争议，但随着费用的降低、技术的改进，宫腔镜在不孕症诊断中的作用越来越重要。宫腔镜也许不是评价不孕症患者宫腔情况的金标准，但宫腔镜已越来越多地应用于诊断和治疗宫腔内病变。子宫输卵管造影（hysterosalpingography，HSG）正常的不孕症患者宫腔镜及病理检查可有各种情况的异常发现，提示 HSG 可出现假阴性结果，假阴性率为 8%~62%[1-3]。HSG 诊断的假阳性率和假阴性率提示这是一种敏感性高（97%左右）、特异性低（23%）的检查方法。

与 HSG 或其他检查方法如经阴道超声检查（transvaginal ultrasonography，TVUS）、子宫声学造影（hysterosonography，SIS）相比，宫腔镜是诊断宫腔内病变的金标准[4]。TVUS 敏感性和特异性比 HSG 高，因此 HSG 不再作为诊断宫腔病变的选择，TVUS 没有 SIS 敏感，而 SIS 的敏感性、特异性与宫腔镜相同。文献报道，TVUS 和 SIS 可用于对宫腔内病变和异常进行初步诊断[5]。

一般来说，可疑宫腔内病变不需要进行 HSG 检查。当 HSG 发现任何宫腔形态变化，应进行宫腔镜检查。相反，如果 HSG 没有发现任何异常改变，可进行 TVUS 来进一步明确诊断，诊断仍有疑问时，可行 SIS。宫腔镜检查不仅可以明确诊断，还可以进行治疗。目前认为：宫腔镜检查与 HSG 对于不孕症的评价互为补充。各种宫腔内病变，例如子宫内膜息肉、宫颈狭窄、子宫肌瘤均可改变宫腔形态，一些苗勒管畸形、子宫内膜炎、宫腔粘连或 Asherman 综合征可以经宫腔镜治疗，预后良好；此外，还可应用于一些特殊情况，如反复试管婴儿（in vitro fertilization，IVF）周期失败的评价或输卵管近端阻塞（proximal tubal occlusion，PTO）的评价。

适应证

生殖医学自两方面从宫腔镜获益：①对不孕症或反复 IVF 周期失败的患者精确诊断宫颈管及宫腔内的任何改变；②对可疑宫颈管或宫腔内病变的患者经宫腔镜治疗后获得正常宫腔形态，为胚胎移植做准备。

据报道，19%~62%不孕症患者经宫腔镜检查发现宫腔内病变。多数病变为宫腔粘连、子宫内膜息肉、黏膜下肌瘤、子宫畸形、子宫内膜炎和宫颈狭窄。

有迹象表明，诊断性宫腔镜与传统 HSG 及新型超声诊断方法相比更具优势（第 3 章）。

如今，宫腔镜检查已经离开了手术室，而可以在门诊设施下不需麻醉、不放置阴道窥器、不用宫颈把持钳或不需扩张宫颈情况下施行。除了可以即时诊断，对于一些小的病变可以即刻进行处理（即查即治）。几年前还需经过复杂的开腹手术完成的手术，现可在手术室，麻醉下经宫腔电切镜治疗完成。

目前，我们正经历宫腔镜的变革。经过大约 30 年的不断研究分析和技术的发展，已证实宫腔镜技术效果更加可靠，并被成功应用。认真评估患者，明确手术适应证，正确评估可能出现的问题，应用适当的探查方法和手术技术，正确应用这一技术，使得目前宫腔镜技术成为低病率的理想诊治方法。

宫腔镜在不孕症诊治中的应用

对于不孕症患者，一些医生选择性应用宫腔镜诊治，而另一些医生则常规应用。目前应用小口径的宫腔镜，通过经阴道内镜的方法，即使是宫颈扩张困难者，诊断性宫腔镜也可以在不麻醉的情况下在门诊很好地完成。

对于不孕症的评估，宫腔镜适用于很多情况，包括：HSG 和（或）子宫输卵管声学造影发现可疑宫腔病变、腹腔镜下识别输卵管开口并进行复通发现输卵管近端阻塞、选择性进行美兰输卵管通液术或反复 IVF-ET 失败。

诊断性宫腔镜

宫颈

评估宫颈管可发现不同类型的病变。尽管宫颈狭窄、宫颈息肉、宫颈粘连（图 5.1 和图 5.2）与不孕没有很强的相关性，但可能与其他问题相关。通常，对于宫颈管息肉、宫颈狭窄或宫颈管粘连等宫颈因素，通过简单的宫腔扩探或宫腔镜机械性扩宫即可处理[6-8]。

子宫内膜炎

慢性子宫内膜炎与不孕症及复发性流产相关，由于通常没有症状，临床很少怀疑并考虑此诊断。

由于生殖道感染性疾病是内镜检查的禁忌证，宫腔镜诊断子宫内膜炎是有争议的，因此，很少通过宫

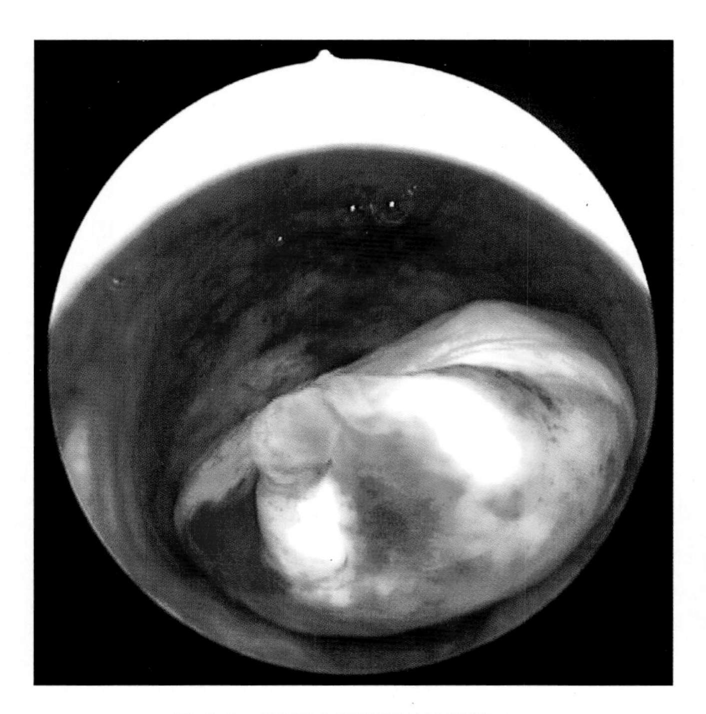

图 5.1 起源于宫颈管的宫颈息肉。

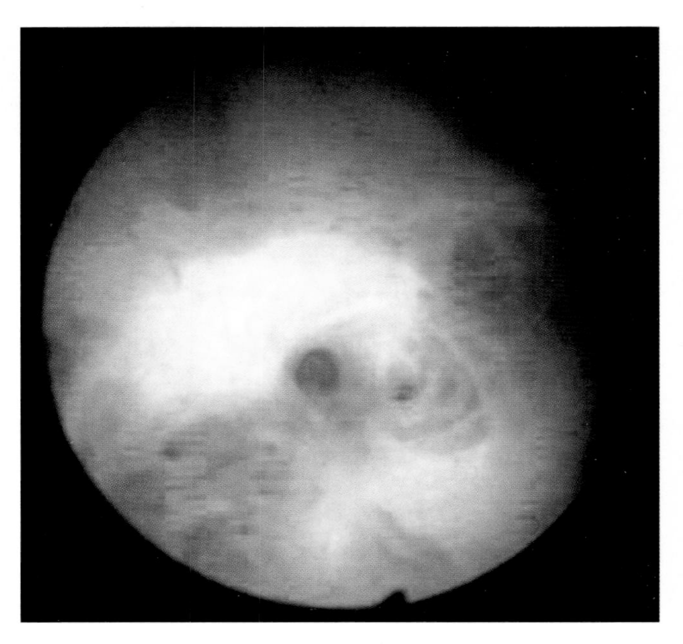

图 5.2 宫颈管粘连和宫颈狭窄。

腔镜检查来诊断子宫内膜炎[9]。可以发现两种子宫内膜炎：急性子宫内膜炎的典型表现为子宫内膜水肿、出血，表面覆盖异常黏液；慢性子宫内膜炎可见内膜发红和充血区域，中央见白点，被称为“草莓征”（图 5.3）。宫腔镜检查可疑子宫内膜炎时，与病理或细菌学样本检查结果仅 35%相符。据 R Frydman 报道[10]，进行 IVF 周期的患者中 22%有慢性子宫内膜炎，不明原因不孕症患者中 14%有慢性子宫内膜炎，早期

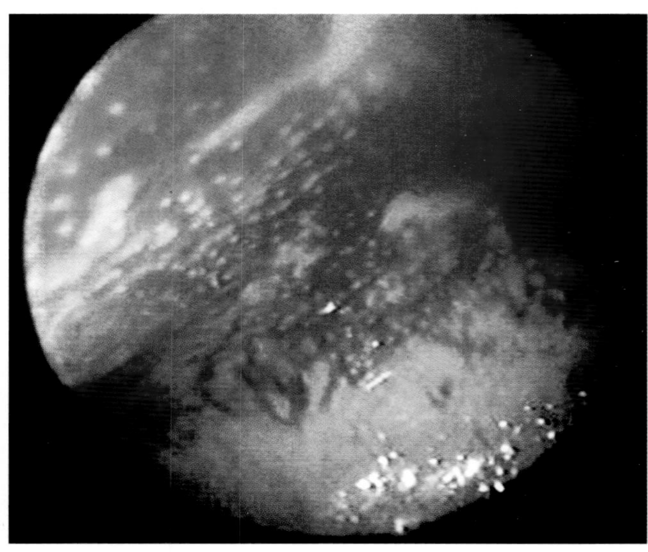

图 5.3 慢性子宫内膜炎的草莓样图像。这是由于充血的、高度血管化的间质基底以及白色腺体开口造成的。

流产史的患者23.6%有慢性子宫内膜炎。衣原体和解脲支原体是最常见的致病微生物。因此，对于不明原因的不孕症，宫腔镜诊断为慢性子宫内膜炎，可给予抗生素治疗[11]。

在一项评估宫腔镜对子宫内膜炎诊断可行性的研究中，子宫内膜活检组织病理学检查是金标准，宫腔镜诊断子宫内膜炎的敏感性为16.7%，特异性为93.2%，阳性预测值为25%，阴性预测值为89.1%[12]。提示宫腔镜对于无症状的不孕症患者进行子宫内膜炎筛查并不适用。

输卵管开口膜样形成

1990年，Van der Pas和Siegler分别描述了宫腔镜下发现输卵管开口膜样物形成，最初可能是功能性的[13]，他们认为膜样物形成后也不是病理性的。5年后，Coeman报道了10%的不孕症患者输卵管开口有膜样物形成，此种情况仅见于2%的已生育患者，此后的研究并未证实上述发现。

体外受精(in vitro fertilization, IVF)

已证实对反复IVF周期失败的患者进行宫腔镜检查评价宫腔是有益的，因此强烈推荐此种情况行宫腔镜检查。相关研究例如Golan医生报道，对于优质胚胎移植IVF周期失败的患者，50%以上的宫腔镜检查发现病变，认为应考虑将宫腔镜检查作为IVF前常规检查[15]。Shamma等发现，45%的异常为宫颈管或宫腔内病变，与宫腔正常的患者相比，宫腔有病变的患者妊娠率显著下降[16]。

Goldbemberg等发现，2次以上IVF周期失败的患者中19%宫腔镜检查有异常发现，其中24%为宫颈管病变，提示宫腔镜检查应作为IVF-ET前常规检查[17]。

这些报道使得一些医生在任何类型的辅助生育技术(assisted reproduction technology, ART)前均对患者进行宫腔镜检查，即使尚不确定宫腔内或宫颈管是否存在病变。无需麻醉的门诊宫腔镜检查使患者迅速恢复日常生活。所有作者均认为宫腔镜可发现任何引起症状的宫腔内病变。而宫腔内的“小的病变”影响生育的证据不足，是否需要行宫腔镜检查存在争议。宫腔镜检查在ART中的应用显示这类患者宫腔内病变概率高。

Dicker在1992年发现，对于既往未怀疑宫腔内异常的、3个或3个以上IVF周期失败的患者，再次行宫腔镜检查，18%的患者发现病变。这些病变通常为新发病变，即子宫内膜增生、内膜息肉、子宫内膜炎和宫腔粘连。经宫腔镜治疗后，43个IVF周期中14次妊娠[18]。

上述结果表明，对于反复IVF周期失败的患者，再次宫腔镜评估不失为一个进行进一步评估和获得理想的IVF周期结局的重要的辅助检查手段。宫腔镜检查进行子宫内膜评估的作用，特别是不明原因不孕症患者行IVF前进行宫腔镜检查已被广泛接受，但仍存在争议。我们相信对于不明原因不孕的患者IVF前行宫腔镜检查可改善生殖预后，宫腔镜检查可发现诸如慢性子宫内膜炎、子宫内膜骨化等其他诊断方法无法准确诊断的病变。

宫腔镜手术

与输卵管-腹膜因素进行的内镜手术相同，宫腔镜手术具有住院时间短、术后疼痛轻、恢复快、费用低等优点。手术效果亦相似，因此必须对可行宫腔镜手术治疗的病变类型予以限定。

子宫内膜息肉

子宫内膜息肉(endometrial polyps, EP)通常在常规TVUS或不孕症检查时发现，尽管EP引起不孕的准确机制尚不清楚，据报道切除EP后可改善生育力，明显提高妊娠机会(图5.4)。EP病因不清，Richlin证实EP患者围排卵期胎盘蛋白水平升高，胎盘蛋白是一种蛋白质，可通过降低自然杀伤(natural killer, NK)细胞活性而影响着床。胎盘蛋白可抑制精子-卵子结合，正常情况下，围排卵期胎盘蛋白水平下降。而EP可产生多量胎盘蛋白，引起着床困难[19]。

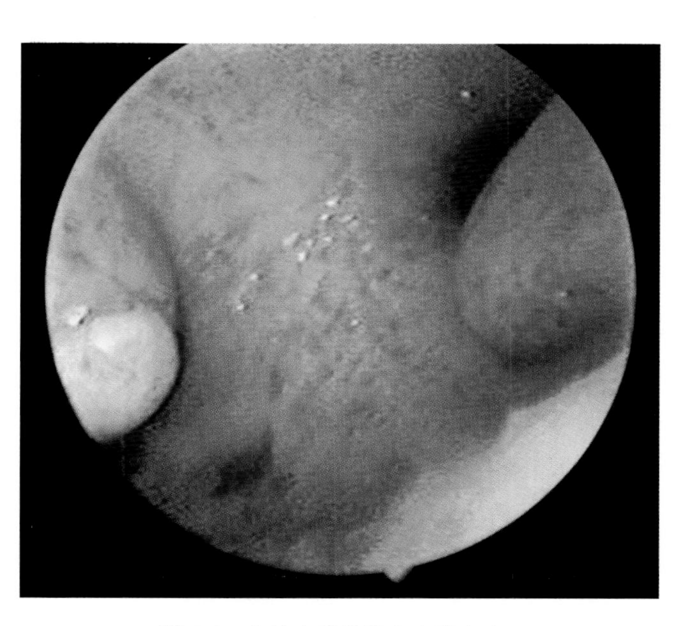

图5.4　充填宫腔的子宫内膜息肉。

有关不孕症与 EP 的研究很少见，且没有一个明确的结论。Sillo-Seidl 报道 1000 例不孕患者中 10.8% 有 EP[20]，EP 切除后，8 例患者妊娠。相反，Herter 的研究得出：对比 33 例 EP 患者和 280 例无 EP 患者，IVF 种植率和流产率无差异[21]。

Varastéh 研究了 23 例不孕患者，EP 切除后累计妊娠率为 65.2%。但这一报道的缺点在于息肉和肌瘤的病例混杂在一起，不是随机研究，因此所得结论受到怀疑[22]。Spiewanciewicz 研究发现，25 例不孕患者行 EP 切除后 1 年内，19 例(76%)妊娠[23]。

我们的一项临床研究发现，24204 例拟行人工授精(intrauterine insemination，IUI)的患者，对照组 103 例患者未行息肉切除术，研究组 101 例患者行宫腔镜子宫内膜息肉切除术。共有 93 例患者妊娠：其中研究组 64 例，对照组 29 例，研究组妊娠率较高，相对危险度(RR)为 2.1(CI95% 1.5~2.9)。生存曲线提示：4 个周期后，研究组妊娠率为 51.4%，对照组为 25.4%($p<0.001$)。有趣的是，研究组中 65%的患者在第一次 IUI 后获得妊娠，其他病例进行 4 个周期以上的 IUI，各周期妊娠率没有明显优势。

我们认为，对于 ART 患者，正如 Spiewanciewicz、Oliveira、Mooney 等所述[23,25,26]，如果 EP 是唯一已知的不孕原因，应予切除。

子宫内膜息肉切除后，期待治疗通常可以获得自然妊娠，提示息肉与着床之间存在很强的因果关系。因此，建议息肉切除术后 3 个月经周期不行 IUI。

输卵管近端阻塞

不孕症患者中，大约 25%~35%为输卵管因素不孕，其中 50%以上为输卵管炎。输卵管阻塞可累及输卵管近端、中段、远端，有时可以有多个部位阻塞。10%~25%输卵管病变为近端阻塞，主要为结节性输卵管峡部炎(salpingitis isthmica nodosa，SIN)、慢性输卵管炎、输卵管子宫内膜异位症、非结晶物质(如：黏液栓)或输卵管痉挛[27]。

1954 年，Rubin 讨论了输卵管阻塞与输卵管闭塞的区别：阻塞是一定时间内的过程，可以逆转，例如输卵管痉挛或非结晶物质的栓塞；闭塞是病理性的，永久的，例如 SIN。SIN 病变主要出现在肌层和输卵管近端峡部输卵管黏膜。病因尚存争议，感染、机械性因素、激素、遗传因素是可能的原因。多数研究者倾向于感染或炎症，但并不确定；盆腔感染性疾病，息肉样病变或子宫内膜异位症是可能的因素。

HSG 诊断的近端输卵管阻塞，其中 10%~20%为造影剂未能进入两侧输卵管峡部或肌层(图 5.5)。输卵管梗阻或闭塞无法用病理性影像学发现证实，典型的特征仅在 SIN 时出现，HSG 显示点状或蜂窝样图像，提示憩室影中有造影剂残留。

HSG 诊断间歇性阻塞的意义曾被质疑，注入造影剂时，过度加压可引起输卵管痉挛，如果并未给予加压，HSG 显示的间歇性梗阻则提示存在真正的输卵管疾病。近端阻塞的确定需要再次进行 HSG 或进行腹腔镜检查。输卵管痉挛的患者，随着时间的推移，造影剂可以通过功能性阻塞的部位，再次检查时，建议给予解痉剂，如胰高血糖素，但其疗效尚未确定。

对于一些选择适当的病例，X 线指导下选择性输卵管造影或经宫颈输卵管插管疏通输卵管是有效的，同手术相比创伤小、费用低[28]。20 世纪 70 年代初期开始进行子宫输卵管通液，随着宫腔镜的应用，可进行宫角部插管，并可应用于透视检查。X 线透视的缺点包括：很难排除输卵管痉挛、不能评估远端输卵管疾病以及其他盆腔异常情况。宫腔镜下输卵管插管是治疗宫角部阻塞的很好选择。在透视下进行同轴导管插管时，宫腔镜可使操作变得简便。

在 1987 年，Danill 和 Miller[29]首次报道了经宫腔镜输卵管插管疏通宫角部阻塞后获得足月分娩的病例。同月，Sulak 等报道了 2 例经宫腔镜插管治疗的病例[30]，患者均为 HSG 和腹腔镜证实双侧输卵管近端阻塞，其中 1 例患者术后 2 个月妊娠并足月分娩，另一例失访。

手术在全麻、腹腔镜监导下进行，经阴道置入

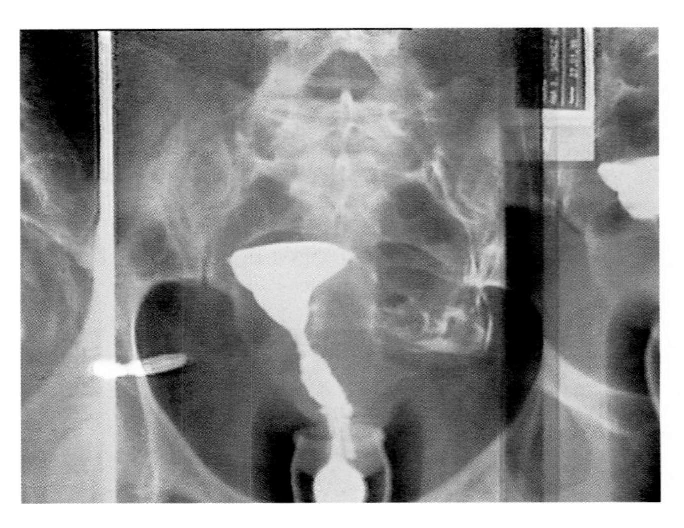

图 5.5 一例输卵管近端梗阻的子宫输卵管碘油造影图像。

5.5mm 诊断性宫腔镜,5Fr 工作通道注入生理盐水作为膨宫介质，找到输卵管开口后，经工作通道插入Novy 同轴导管,置于输卵管开口附近,再将导丝顶端置于输卵管开口处,在腹腔镜监护下轻柔加压直至输卵管通畅,随后将导管内芯导入,撤出导丝(图 5.6),然后行美兰通液检查以证实阻塞已被解决（图 5.7)。同轴导管操作简便,这种方法受到欢迎,而且通过宫腔镜,可以避免放射线下的暴露,严重并发症罕见[31]。

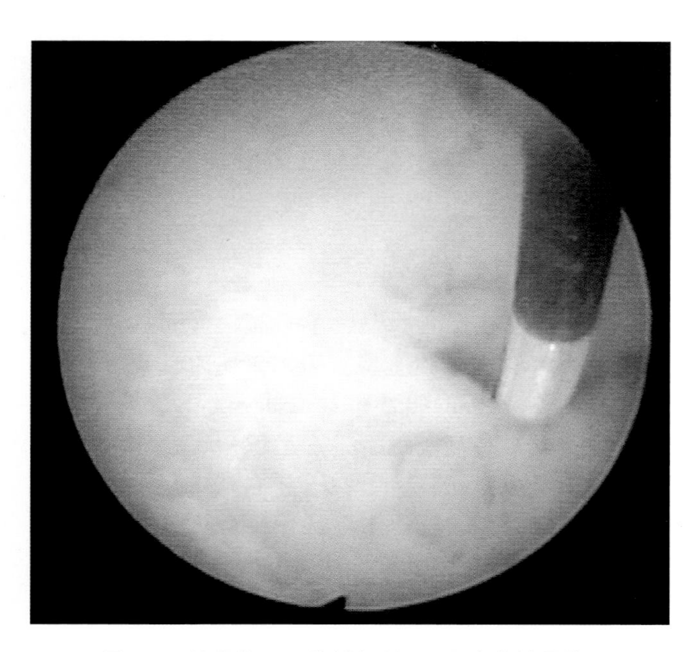

图 5.6 输卵管开口处插入 Novy 可弯曲的导管。

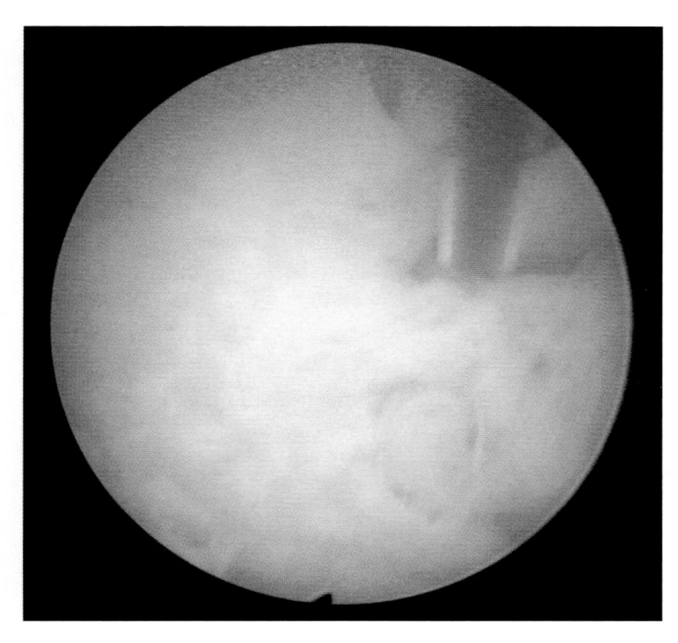

图 5.7 内导丝取出后,行美兰通液术检查输卵管的通畅性。

Ransom 和 Garcia 报道近端阻塞宫腔镜插管通液后，总的妊娠率、正在妊娠率、异位妊娠率分别为59%、47%、5.9%[32]。与显微外科手术后总的妊娠率、正在妊娠率相似,分别为 52%、38%。Das[33]引用的一篇报道,21 例腹腔镜监护下宫腔镜插管的患者术后妊娠率为 57%,异位妊娠率为 3.6%。Sakumoto 等报道 25 例宫、腹腔镜联合手术治疗后患者总的妊娠率 43%[34],经宫颈宫腔镜插管治疗术后平均妊娠率为 49%。

输卵管插管治疗结果令人鼓舞,这一方法可作为宫角部阻塞的首选治疗方法,是替代显微输卵管吻合术或选择进行 IVF 前的手术方法。

宫腔粘连

宫腔粘连多为妊娠子宫损伤后形成的瘢痕。1894年,Fritseh 报道了一个刮宫后引起闭经的病例,1948年,Asherman[35]报道了 29 例类似的病例并以他的名字命名这一综合征。

90%以上的宫腔粘连由刮宫引起，通常由足月分娩后 1~4 周或早产、流产后大量出血进行刮宫治疗引起的损伤所致,在子宫内膜易受损伤时期,任何创伤都将引起内膜基底层裸露或缺失,子宫肌壁黏合在一起,形成永久的粘连带[36,37]。

另外一些病例,影响宫腔的手术如经腹子宫成形术或子宫肌瘤剔除术可能引起宫腔粘连,这类粘连通常由于缝线引起,而不是产后或流产后刮宫所致肌层裸露区的真正黏合。粘连的类型和程度各不相同,有些为局灶粘连,一些是广泛粘连,一些为轻度膜样粘连或增厚致密的粘连，内有纤维肌性或结缔组织成分。宫腔闭锁的程度和类型与妊娠后子宫内膜易损期的损伤程度相关。粘连长期或持续存在,则纤维化形成,粘连带由此变得增厚、致密,并有结缔组织形成。

由于很多宫腔粘连是没有症状的,因此真正的发生率尚不知晓。5%的复发性流产患者和 23%的产后刮宫患者存在宫腔粘连。

宫腔粘连可引起月经异常，如月经过少或闭经，依赖于宫腔闭锁程度。长期存在的宫腔粘连可以导致痛经。75%的中、重度粘连患者出现月经过少或闭经。胎盘形成阶段内膜缺损可引起胎盘植入。

广泛的、纤维化粘连与不育、不孕的关系更密切。发病机制与宫腔容积减少有关,与着床部位血管形成缺陷关联更大。流产和粘连并不总是相关的,且很难确定二者的因果关系。但可以确定的是,一旦粘连存在,流产即可能发生。

子宫造影是诊断宫腔粘连的很好方法，宫腔镜下可看到多面的，边界清晰的图像，如果宫腔充满粘连，宫颈内口受累，仅能显示宫颈管。尽管宫腔镜是确定粘连确切范围和程度的最佳诊断方法，但对于这些病例，TVUS 检查可得知残留内膜情况，区分宫腔部分或完全闭锁。

粘连的处理取决于严重程度。透明的、膜样粘连可经宫腔镜顶端轻松分离；纤维肌性粘连或结缔组织粘连需要更复杂的手术操作和特殊的器械来分离，例如硬性或半硬性剪刀，医生打开狭小的宫腔时，剪刀分离粘连可减少热损伤及对内膜的损害，较单极电极引起子宫穿孔风险小(图 5.8)。

根据超声检查得到的残余内膜情况，建议术前 3 周连续应用雌激素治疗，手术的预后与之直接相关。此外，当发现增生的、红色内膜巢时，TVUS 可以引导医生分离致密粘连带，减少穿孔风险。

手术中进行腹腔镜观察是没有用的，不能预测可能发生的子宫穿孔。相反，超声可精确引导医生，正常内膜折射回声与超声透过的灌流液形成对比。重度粘连患者术后建议放置宫内节育器(intrauterine device，IUD)。

术后应用广谱抗生素，大剂量结合雌激素共 21 天，最后 10 天加用醋酸甲羟孕酮。由于内膜愈合和修复时间在此范围内，因此不需要更长时间的用药。如放置 IUD，月经后行宫腔镜检查时必须取出。一些病例需再次处理。

宫腔镜治疗宫腔粘连的预后与宫腔闭锁的程度和粘连的类型相关。Schlaff[38]提出如果分离粘连前超声没有发现子宫内膜组织，则没有机会妊娠。相反，March [39] 发现术前闭经的患者，宫腔镜分离粘连后，90%恢复规律月经。

Valle 报道的宫腔粘连术后产科预后是最佳的[40]，90%以上的患者恢复月经，Valle 和 Sciarra 应用宫腔镜治疗的 187 例患者，43 例膜样、轻度粘连患者的预后最好，35 例(81%)足月妊娠；97 例中度纤维肌性粘连患者，64 次(66%)足月妊娠；47 例重度结缔组织粘连患者，15 次 (32%) 足月妊娠。总的月经恢复率为 90%，总的足月妊娠率为 79.7%。上述结果证实宫腔镜手术治疗宫腔粘连比盲目操作可以获得更好的生殖预后(第 17 章)。

骨化

由于子宫内膜骨化通常不引起任何症状，临床上很少考虑该诊断。TVUS 检查通常表现为 IUD 样图像。一些病例中，残留的胎骨在 HSG 上显示为充盈缺损。

这类异常在宫腔镜下很容易识别。骨片为白色，可以呈扇子或盘子样，或网状，深嵌在内膜层，有时像平的珊瑚状(图 5.9)，骨化与 IUD 具有同样的效果。病理检查为骨组织，区别于正常周围内膜。

骨的形成有 2 种假设，主要为 3 个月以上的妊娠流产后的胎骨组织。出现在未育妇女的骨化呈现真性骨化，与子宫肌瘤或脓肿钙化过程相似[41]。子宫内膜骨

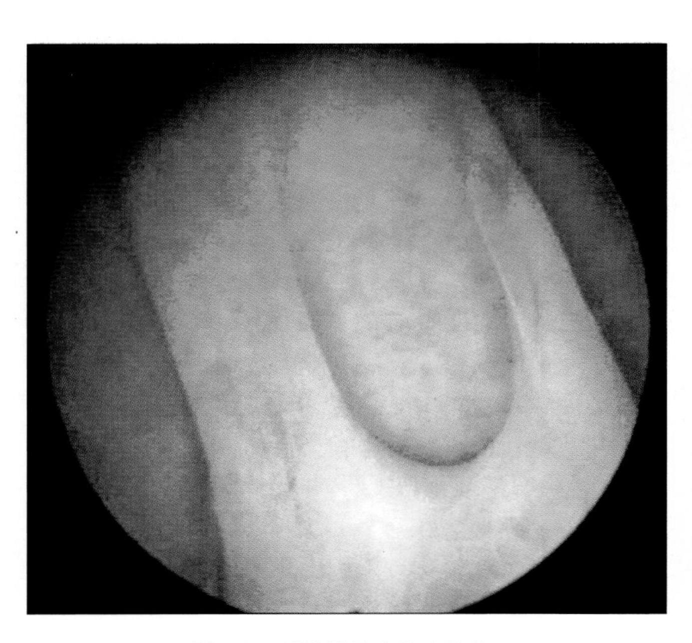

图 5.8 纤维肌性宫腔内粘连。

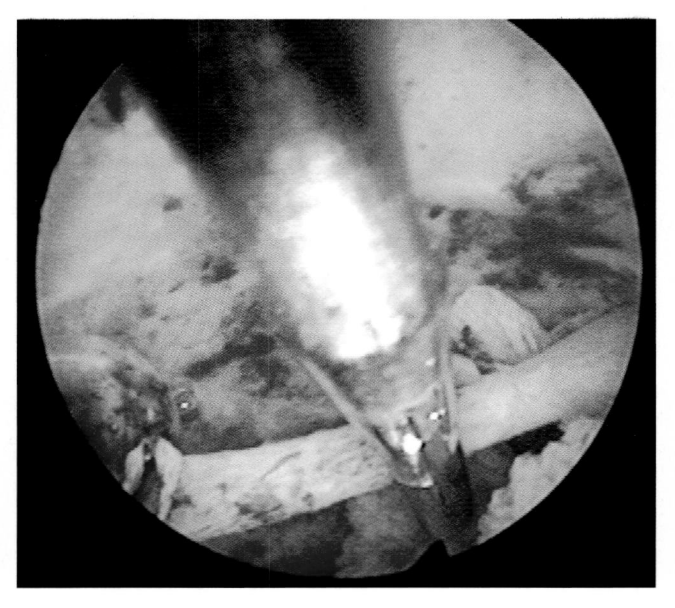

图 5.9 骨化。这个长的梁状骨性组织是这一病变的特异性表现。

化可与急、慢性炎症相关，通过化生而不是流产时胎骨组织残留导致骨化。

很多胎骨残留的患者出现月经过多、痛经、阴道异常分泌物、盆腔痛，月经血中出现骨组织碎片等症状。目前的报道已证实，如果没有其他不孕因素存在，取出骨组织后即可获得妊娠。

骨化通过增加前列腺素的产生而改变宫腔周围环境，引起继发不孕。取出骨片后，经量及前列腺素浓度减少50%。可能也与骨片引起反应性子宫内膜炎，干扰胚胎着床有关[42]。

过去的几十年，仅有几例子宫内膜骨化的报道，通常认为是残留胎骨骨片，也有一些病例为慢性炎症或损伤所致成熟子宫内膜间质细胞的化生。近来认为，文献中人工流产或自然流产时发生胎骨残留的并发症被低估。

20世纪90年代，Melius等在文献中发现50例骨化患者[43]，其中80%发生在妊娠后。回顾性研究发现，有1例子宫内骨化患者妊娠，这例患者骨片嵌入子宫肌层，宫腔内仅突入一针样骨片。宫腔受累情况与临床症状相关。子宫内膜不利于孕卵着床、种植后留置以及胚胎发育，是这些患者IVF周期着床失败或继发不孕的原因之一。广泛的骨化或宫颈管骨化通常嵌入较深，宫腔镜手术不能处理[44]。

尽管有上述争议，通过宫腔镜治疗骨化仍是最佳的治疗方法。1993年，Acharya等首次报道经宫腔镜诊治骨化[45]，从那时起，文献上出现很多经宫腔镜成功治疗骨化的相关报道。

总之，子宫内膜骨化由于比较少见，很容易被误诊。对于治疗不孕症的医生，超声发现宫内IUD样结构应警惕骨化的可能，最终诊断依据宫腔镜检查。此外，通过宫腔镜手术治疗骨化可以保留子宫内膜获得着床的能力。

宫腔镜在复发性流产中的应用

诊断性宫腔镜

尽管宫腔镜检查对诊断不孕症患者是非常有用的，但是并不总是有检查指征，可是对于复发性流产，宫腔镜检查是必需的。复发性流产患者当输卵管检查不再重要时，应常规施行宫腔镜检查，且宫腔镜检查与HSG引起的不适相似。尽管TVUS检查对于诊断子宫畸形、宫腔粘连、黏膜下肌瘤、子宫内膜息肉很有效，但宫腔镜检查对这些病变直接观察使得诊断更为明确。此外，如果医生已掌握宫腔镜手术，可通过这一技术替代传统手术治疗这些疾患。

胚胎镜

因为胚胎是在胚囊内，因此除非非常明显，否则在胚胎发育4~6周期间诊断其形态学改变非常困难。

Philipp和Kalousek[46]描述并整理了10例胚胎神经管畸形，提出经宫颈胚胎镜（transcervical embryoscopy，TE）检查可精确诊断早期流产患者的胚胎发育缺陷。

胚胎形态学变化非常迅速。这一过程是动态的，对其正确掌握可得出以下结论：在一些病例，当研究稽留流产时，可观察到一些胚胎内的变化。有时仅有的改变表现为相对于同一胚胎的其他部位，仅有某些部位发育延迟；或者是同孕囊其他结构的发育比较，某些成分还在发育，而胚胎已死亡[47]。

从妊娠7周起，颅面、鳃弓、脊椎或肢体的缺损即可被观察到。甚至性别也可看出（图5.10）。如果计算胎龄或所有部分发育同步[21]，这些变化可以被清楚地证实。7~8周时也可出现其他形态学变化如脊髓脊膜突出、无脑儿、脑膨出、兔唇、腭裂、多指（趾）、脐带囊肿等典型病变[48]。

TE对双胎或多胎的诊断价值是毋庸置疑的，这一技术可获取胚胎和胎膜的独立样本[49]。

正如很多研究所述，获取胚胎或绒毛的独立样本

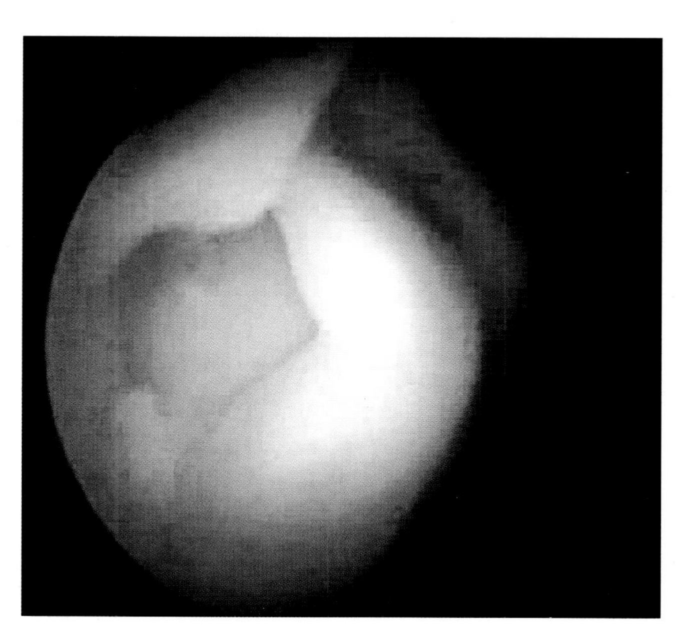

图5.10 一例10周男性胚胎的内镜图像。

是非常重要的，胎儿和胎盘的染色体不符是存在的，活检可进行形态学、细胞发生学、免疫组化等方面的研究[50]。

目前,妊娠早期超声诊断胚胎异常,特别是妊娠10周以下的异常是不可能的[51]。

TE可显示稽留流产时TVUS所不能发现的形态学异常[25],增加可诊断范围和流产后评估。这一技术可以建立一个看似染色体正常的流产标本库,作为进一步遗传学研究的起点。这一研究可以帮助更好地理解胚胎疾病发生学以及早期胚胎丢失的原因。

是否对于每一位稽留流产的妇女进行TE和细胞遗传学研究仍存在争议。检查可提供病因学资料,但要考虑TE是一个有创的过程而且需要额外的费用,且再次稽留流产风险较低。对于复发性流产的夫妇,对死亡胚胎详细的胚胎镜检查是有益的，这样的病例,应建议进行染色体分析[52]。诊刮前进行TE检查,进行染色体分析,以更好地理解并诊断复发性流产的病因。

TE的另一应用是在直视下获取绒毛样本。一些作者已经探讨了这种方法的可能性,并提出流产的次数与传统超声绒毛取样 (chorionic villus sampling,CVS)的次数相同,但不确定性的诊断或胎盘嵌合体的数量减少(这一技术在第16章介绍)。

宫腔镜手术

黏膜下肌瘤

子宫肌瘤与不孕、不育真正的相关性并不清楚。肌瘤患者中1%~4%的病例以肌瘤为不孕唯一主要的原因[53]。

肌瘤对生育的负面影响据推测有不同的机制,包括精子和胚胎运输不规律、子宫内膜异常影响着床、子宫不规则收缩、影响妊娠期子宫的膨大和生长等。

现在缺乏设计良好的、有关有肌瘤或无肌瘤期望生育妇女的对照研究。目前,基于对行IVF的妇女的间接研究,可知黏膜下肌瘤和影响宫腔形态的壁间肌瘤会降低着床率和妊娠率。剔除肌瘤可改善生育力。因此,对于年轻、没有症状、渴求生育的妇女,应进行治疗[54,55]。

当前,SIS可对可疑宫腔受累提供充足的信息(特别是壁间肌瘤和肌瘤包膜距浆膜层的距离)，只有诊断性宫腔镜才可以了解宫腔受累的百分比,以及宫腔镜手术治疗的可能性。

浆膜下肌瘤对生育影响很小。黏膜下肌瘤可引起月经过多,影响胎盘形成而引起流产。很少有不引起症状的黏膜下肌瘤,由于宫腔镜的应用,黏膜下肌瘤诊断率提高,约占肌瘤患者的2%~22%。

黏膜下肌瘤和大的壁间肌瘤(图5.11)可改变血管床使得胎盘形成困难或引起子宫收缩,与不孕的关系显而易见。文献报道,患有子宫肌瘤妇女的1063次妊娠中,41%以流产或死胎为结局。子宫肌瘤剔除术后风险降低到19%。大于5cm的黏膜下肌瘤,肌瘤剔除术后活产率为61%[56]。

大的壁间肌瘤有时可引起盆腔痛、早产、胎盘早剥、产时子宫动力改变或产后出血,超声诊断可发现这些高危病例并减少胎儿病死率。

经阴道超声可诊断子宫肌瘤的位置、大小和性质,并与子宫内膜息肉鉴别以及判断肌瘤突入宫腔的程度(图5.12)。经宫颈管注入生理盐水可改善图像,准确性可以与宫腔镜检查媲美。宫腔镜检查在手术前非常重要,经阴道超声检查则可以判断肌瘤与浆膜层之间正常肌层的厚度。

对子宫肌瘤的处理取决于肌瘤是否引起不孕、不育的症状及肌瘤的数目和位置。

对于无症状的不孕患者,子宫肌瘤剔除术仅在排除了其他引起不孕的常见因素,或子宫肌瘤的大小及位置提示需手术时进行。

宫腔镜子宫肌瘤剔除术在1976年由Neuwirth首次报道,当时应用的是泌尿外科电切镜环形电极。这是一种常用的手术方法。其他方法如:Nd-YAG激光或

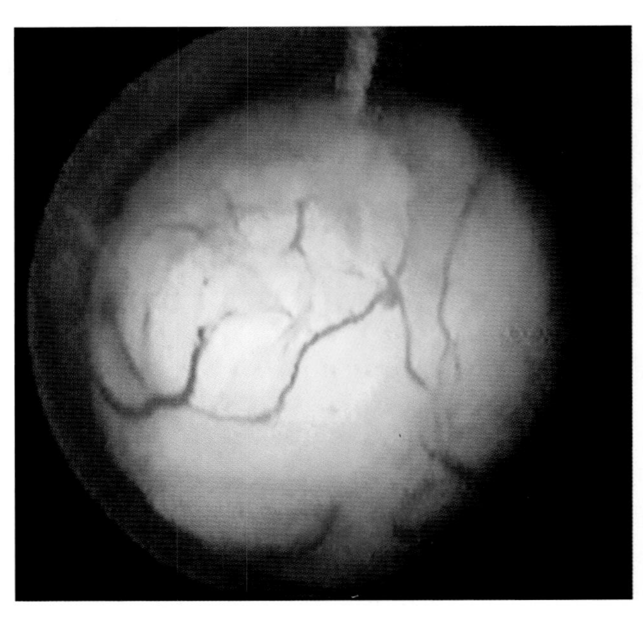

图5.11 充填宫腔的0型黏膜下肌瘤。

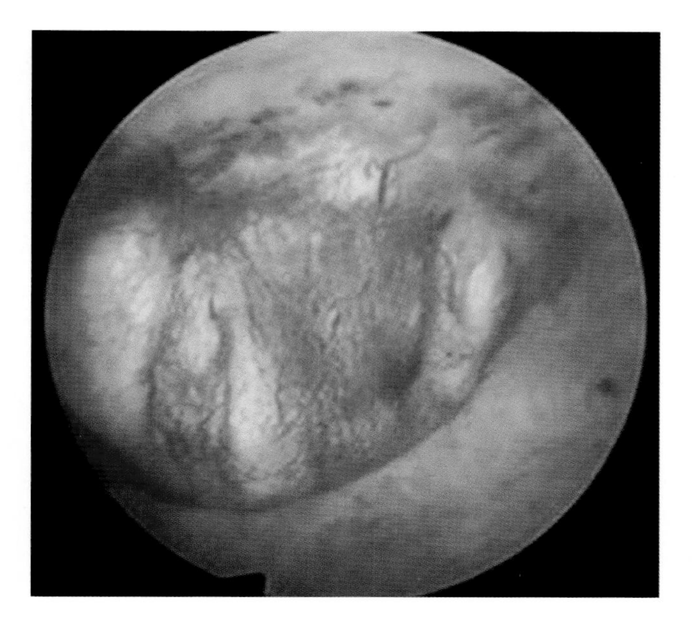

图 5.12 直径 3cm 的 I 型黏膜下肌瘤。

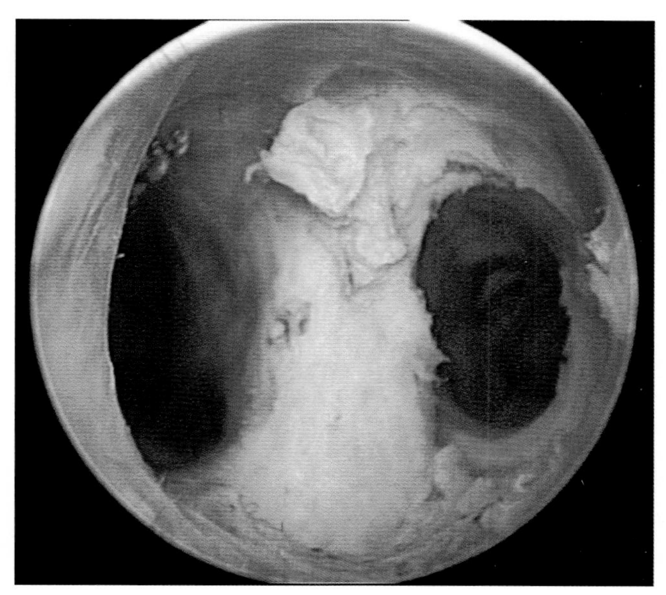

图 5.13 自子宫峡部水平见子宫中隔。

单纯剪刀切除，由于费用或手术困难而没有广泛应用[57]。由于较单发肌瘤切除术后更容易形成宫腔粘连，多发黏膜下肌瘤电切术受到质疑，手术潜在的优点需要仔细研究。

目前，黏膜下肌瘤手术前 2~3 个月可应用 GnRH 类药物缩小肌瘤体积、减少血管分布，使手术更容易进行。GnRH 类药物也可以使内膜萎缩，便于切割，减少出血量，不过药物可引起宫颈扩张困难。GnRH 类药物预处理对于异常子宫出血有良好的效果。

子宫畸形

宫腔镜治疗有症状的子宫中隔的生殖预后已相当于甚至超过传统开腹子宫成形术，复发性流产史患者术后 85%~90%成功妊娠[58]。此外，患者不需开腹和切开子宫，避免了盆腔粘连、继发不孕以及术后的疼痛、乏力，并降低费用。宫腔镜手术 4 周后患者即可尝试妊娠，也不需进行强制性剖宫产术。

子宫畸形可以出现在正常妊娠的妇女、不孕、复发性流产的患者，在整个人群中，复发性流产的发生率约为 2%。

子宫中隔是胚胎发育子宫形成时期，两侧苗勒管在中线融合时吸收不全所致(图 5.13)。由于中隔组织无血管且由纤维组织组成，胚泡着床于中隔时，不能获得足够的营养，最终引起流产。此外，半个子宫的膨胀可引起子宫激惹及早产。

区分子宫畸形，HSG 准确率为 6%~55%，而 MRI 和 TVS 分别为 96%~100%和 85%~92%。最让人感兴趣的是：MRI 可准确诊断子宫中隔，因而宫腔镜治疗时，可避免腹腔镜手术及全麻。3D 超声诊断子宫中隔同样可信。

通过机械或电切割切除或消融子宫中隔，预后没有区别，仅依赖于医生的个人喜好(图 5.14 和图 5.15)[60-62]。建议术后联合激素治疗 21 天，术后月经来潮后进行宫腔镜检查，小的粘连可以很容易被分离。

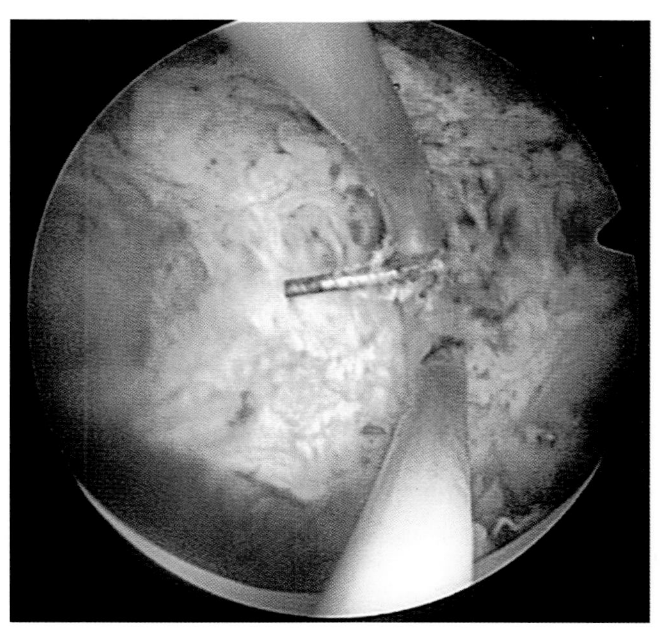

图 5.14 宫腔镜 Collin 电极电切子宫中隔。

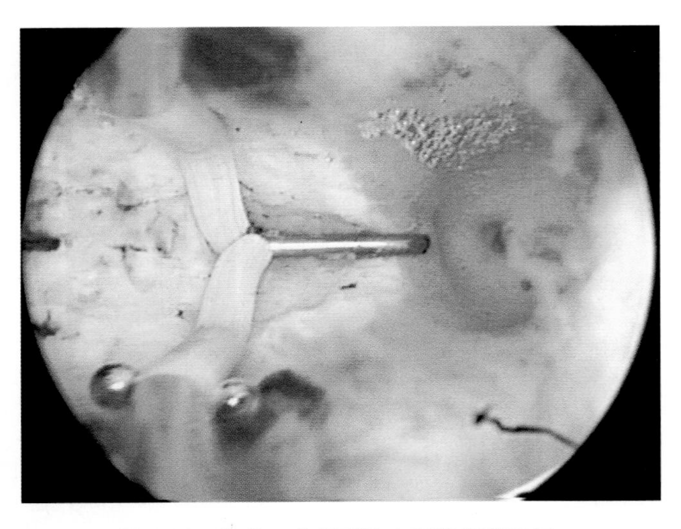

图 5.15 Collins 电针到达左侧输卵管开口。

对于无症状的妇女，如果需要进行其他治疗如诱导排卵、人工授精或 IVF-ET，可进行预防性子宫中隔切除。而已生育的子宫中隔患者不需进行治疗（详见第 11 章）。

（黄晓武 译）

参考文献

1. Baramki TA. Hysterosalpingography. Fertil Steril 2005;83:1595-606.
2. Golan A, Eilat E, Ron-El R, Herman A, Soffer Y, Bukivsky I. Hysteroscopy is superior to hysterosalpingography in infertility investigation. Acta Obstet Gynecol Scand 1996;75:654-6.
3. Preutthipan S, Linasmita V. A prospective comparative study between hysterosalpingography and hysteroscopy in the detection of intrauterine pathology in patients with infertility. J Obstet Gynecol Res 2003;29:33-7.
4. Fedele L, Bianchi S, Dorta M, Brioschi D, Zanotti F, Vercellini P. Transvaginal ultrasonography versus hysteroscopy in the diagnosis of uterine submucous myomas. Obstet Gynecol 1991;77:745-53.
5. Dudiak KM. Hysterosonography: A key to what is inside the uterus. Ultrasound Q 2001;17(2):73-86.
6. Noyes N. Hysteroscopic cervical canal shaving: A new therapy for cervical stenosis before embryo transfer in patients undergoing in vitro fertilization. Fertil Steril 1999;71(5):965-6.
7. Seoud M, Awwad J, Adra A, Usta I, Khalil A, Nassar A. Primary infertility associated with isolated cervical collecting diverticulum. Fertil Steril 2002;77(1):179-82.
8. Pabuccu R, Ceyhan ST, Onalan G, Goktola U, Ercan CM, Selam B. Successful treatment of cervical stenosis with hysteroscopic canalization before embryo transfer in patients undergoing IVF: A case series. JMIG 2005;12:436-8.
9. Polisseni F, Bambirra EA, Camargos AF. Detection of chronic endometritis by diagnostic hysteroscopy in asymptomatic infertile patients. Gynecol Obstet Invest 2003;55(4):205-10.
10. Frydman R, Eibschitz I, Belaisch-Allart JC, Hazout A, Hamou JE. In vitro fertilization in tuberculous infertility. J In Vitro Fert Embryo Transf 1985;2(4):184-9.
11. La Sala GB, Montanari R, Dessanti L, Cigarini C, Sartori F. The role of diagnostic hysteroscopy and endometrial biopsy in assisted reproductive technologies. Fertil Steril 1998;70(2):378-80.
12. Cravello L, Porcu G, D´Ercole C, Roger V, Blanc B. Identification and treatment of endometritis. Contracept Fertil Sex 1997;25(7-8):585-6.
13. Siegler AM. Uterine causes of infertility. Curr Opin Obstet Gynecol 1990;2(2):173-81.
14. Coeman D, Van Belle Y, Vanderick G. Tubal ostium membranes and their relation to infertility. Fertil Steril 1995;63(3):666-8.
15. Golan A, Ron-El R, Herman A, Soffer Y, Bukovsky I, Caspi E. Diagnostic hysteroscopy: Its value in an in vitro fertilization/embryo transfer unit. Hum Reprod 1992;7(10):1433-4.
16. Shamma FN, Lee G, Gutmann JN, Lavy G. The role of office hysteroscopy in in vitro fertilization. Fertil Steril 1992;58(6):1237-9.
17. Goldenberg M, Bider D, Ben-Rafael Z, Dor J, Levran D, Oelsner G, Mashiach S. Hysteroscopy in a program of in vitro fertilization. J in vitro Fert Embryo Transf 1991;8(6):336-8.
18. Dicker D, Ashkenazi J, Feldberg D, Farhi J, Shalev J, Ben-Rafael Z. The value of repeat hysteroscopic evaluation in patients with failed in vitro fertilization transfer cycles. Fertil Steril 1992;58(4):833-5.
19. Richlin S, Ramachandran S, Shanti A, Murphy AA, Parthasarathy S. Glycodelin levels in uterine flushings and in plasma of patients with leiomyomas and polyps: Implications and implantation. Hum Rep 2002;17,2742-7.
20. Sillo-Seidl G. The analysis of the endometrium of 1000 sterile women. Hormones 1971;2:70.
21. Hereter L, Carreras O, Pascual MA. Repercusión de la presencia de pólipos endometriales en un ciclo de FIV. Prog Obstet Ginecol 1998;41:5-7.
22. Varasteh NN, Neuwirth RS, Levin B, Keltz MD. Pregnancy rates after hysteroscopic polypectomy and myomectomy in infertile women. Obstet Gynecol 1999;94:168-71.
23. Spiewankiewicz B, Stelmachóv J, Sawicki W, Cedrowski K, Wypych P, Swiderska K. The effectiveness of hysteroscopic polypectomy in cases of female infertility. Clin Exp Obst & Gyn 2003;30:23-5.
24. Pérez-Medina T, Bajo-Arenas J, Salazar F, Redondo T, SanFrutos L, Alvarez P, Engels V. Endometrial polyps and their implication in the pregnancy rates of patients undergoing intrauterine insemination: A prospective, randomized study. Hum Reprod 2005;20:1632-5.
25. Oliveira F, Abdelmassih VG, Diamond MP, Dozortsev D, Nagy ZP, Abdelmassih R. Uterine cavity findings and hysteroscopic interventions in patients undergoing in vitro fertilization–embryo transfer who repeatedly cannot conceive. Fertil Steril 2003;80:1371-5.
26. Mooney SB, Milki AA. Effect of hysteroscopy performed in the cycle preceding controlled ovarian hyperstimulation on the outcome of in vitro fertilization. Fertil Steril 2003;79,637-8.
27. Deaton JL, Gibson M, Riddick DH, Brumsted JR. Diagnosis and treatment of cornual obstruction using a flexible tip guidewire. Fertil Steril 1990;53(2):232-6.
28. Honore GM, Holden AF, Schenken RS. Pathophysiology and management of proximal tubal blockage. Fertil Steril 1999;71:785-95.
29. Daniell JF, Miller W. Hysteroscopic correction of cornual occlusion with resultant term pregnancy. Fertil Steril 1987;48(3):490-2.
30. Sulak PJ, Letterie GS, Hayslip CC, Coddington CC, Klein

TA. Hysteroscopic cannulation and lavage in the treatment of proximal tubal occlusion. Fertil Steril 1987;48(3):493-4.
31. Valle RF. Tubal cannulation. Obstet Gynecol Clin North Am 1995;22(3):519-40.
32. Ransom MX, Garcia AJ, Doherty K, Shelden R, Kemman F. Direct gamete uterine transfer in patients with tubal absence or occlusion. J Assist Reprod Genet 1997;14(1):35-8.
33. Das K, Nagel TC, Malo JW. Hysteroscopic cannulation for proximal tubal obstruction: A change for the better. Fertil Steril 1999;63(5):1009-15.
34. Sakumoto T, Shinkawa T, Izena H, Sakugawa M, Takamiyagi N, Inafuku K, Kanazawa K. Treatment of infertility associated with endometriosis by selective tubal catheterization under hysteroscopy and laparoscopy. Am J Obstet Gynecol 1993;169(3):744-7.
35. Asherman JG. Traumatic intrauterine adhesions. J Obstet Gynaecol Br Emp 1950;57:892-6.
36. Klein SM, Garcia CR. Asherman's syndrome: a critique and current review. Fertil Steril 1973;24:722-735.
37. Valle RF, Sciarra JJ. Intrauterine adhesions: Hysteroscopic diagnosis classification, treatment and reproductive outcome. Am J Obstet Gynecol 1988;158:1459-70.
38. Schlaff WD, Hurst BS. Preoperative sonographic measurement of endometrial pattern predicts outcome of surgical repair in patients with severe Asherman's syndrome. Fertil Steril 1995;63(2):410-3.
39. March CM. Intrauterine adhesions. Obstet Gynecol Clin North Am 1995;22(3):491-505.
40. Valle RF. Lysis of Intrauterine Adhesions (Asherman's Syndrome). In, Endoscopic Surgery for Gynaecologists. Sutton C, Diamond M (Eds): WB Saunders Company Ltd., London: Philadelphia. Toronto. Sydney Tokyo 1993;338-44.
41. Enrique Cayuela, Tirso Pérez-Medina. Osseous metaplasia: The bone is not from a fetus. Fertil Steril 2009;91:1293.e1-e4.
42. Lainas T, Zorzovilis I, Petsas G, Alexpoulou E, Lainas G, Loakimidis T. Osseous metaplasia: Case report and review. Fertil Steril 2004;82:1433-5.
43. Melius FA, Julian TM, Nagel TC. Prolonged retention of intrauterine bones. Obstet Gynecol 1991;78:919-21.
44. Onderoglu LS, Yarali H, Gultekin M, Katlan D. Endometrial osseous metaplasia; an evolving cause of secondary infertility. Fertil Steril 2008;90: 2013.e9-e11.
45. Acharya U, Pinion SB, Parkin DE, Hamilton MP. Osseous metaplasia of the endometrium treated by hysteroscopic resection. Br J Obstet Gynaecol 1993;100(4):391-2.
46. Kalousek DK. Anatomical and chromosomal abnormalities in specimens of early spontaneous abortions: Seven years experience. Birth Defects 1987;23:153-68.
47. Ferro J, Martinez MC, Lara C, Pellicer A, Remohi J, Serra V. Improved accuracy of hysteroembryoscopic biopsies for karyotyping early missed abortions. Fertil Steril 2003;80:1260-4.
48. Warburton D, Kline J, Stein Z, Hutzler M, Chin A, Hassold T. Does the Karyotype of a spontaneous abortion predict the karyotype of a subsequent abortion? Evidence from 273 women with two cariotipod spontaneous abortions. Am. J. Hum. Genet 1987;41:465-83.
49. Quintero RA, Romero R, Mahoney MJ, Abuhamad A, Vecchio M, Holden J, Hobbins JC. Embryoscopic demonstration of hemorrhagic lesions on the human embryo after placental trauma. Am J Obstet Gynecol 1993;168:756-9.
50. Philipp T, Philipp K, Reiner A, Beer F, Kalousek DK. Embryoscopic and cytogenetic analysis of 233 missed abortions: Factors involved in the pathogenesis of developmental defects of early failed pregnancies. Hum Reprod 2003;8:1724-32.
51. Kurjak A, Pooh RK, Merce LT, Carrera JM, Salihagic-Kadic A, Andonotopo W. Structural and functional early human development assessed by three-dimensional and four-dimensional sonography. Fertil Steril 2005;84(5):1285-99.
52. Dumez Y, Mandelbort L, Dommergues M. Embryoscopy in continuing pregnancies. In proceedings of the annual meeting of the international fetal medicine society. Evian (Eds): France;1992.
53. Buttram Jr VC, Reiter RC. Uterine leiomyomata: Aetiology, symptomatology and management. Fertil Steril 1981;36:433-45.
54. Pritts EA. Fibroids and infertility: A systematic review of the evidence. Obstet Gynecol Surv 2001;56(8):483-91.
55. Donnez J. What are the implications of myomas on fertility? A need of debate? Hum Reprod 2002;17(6):1424-30.
56. Shokeir TA. Hysteroscopic management in submucous fibroids to improve fertility. Arch Gynecol Obstet 2005;273(1):50-4.
57. Bernard G, Darai E, Poncelet C, Benifla JL, Madelenat P. Fertility after hysteroscopic myomectomy: Effect of intramural myomas associated. Eur J Obstet Gynecol Reprod Biol 2000;88(1):85-90.
58. Valle RF. Clinical management of uterine factors in infertile patients. In, Seminars in Reproductive Endocrinology. Sperof L (Ed.) Thieme-Stratton, Inc. Georg Thieme Verlag. New York, NY. 1985;3:149-67.
59. Doridot V, Gervaise A, Taylor S, Frydman R, Fernandez H. Obstetric outcome after endoscopic transection of the uterine septum. J Am Assoc Gynecol Laparosc 2003;10(2):271-5.
60. Buttram VC, Gibbons WE. Mullerian anomalies: A proposed classification (an analysis of 144 cases). Fertil Steril 1979;32:40-6.
61. Valle RF, Sciarra JJ. Hysteroscopic treatment of the septated uterus. Obstet Gynecol 1986;676:253-7.
62. Pabuccu R, Gomel V. Reproductive outcome after hysteroscopic metroplasty in women with septate uterus and otherwise unexplained infertility. Fertil Steril 2004;81(6):1675-8.

第 6 章

子宫内膜增生和宫腔镜诊断

Jesus S Jimenez, Carmen Alvarez, Cristina gonzalez Macho, Gregorio Lopez Gonzalez, Carmen Guillen Gamez

介绍

现在宫腔镜检查(内镜直视宫腔)已经常规应用于妇科疾病的评估中,如月经过多和绝经后出血。宫腔镜检查提供了病灶的直视图像,因此可以定点活检。较小的侵袭性操作,如 Cornier 活检套管、近来较多应用的经阴道超声及宫腔声学造影都有助于提高子宫内膜病变诊断的敏感性,但是它们之中没有一种可以比拟宫腔镜检查的优势。

宫腔镜检查在诊断子宫内膜癌前病变及恶性病变(如子宫内膜增生及癌症)方面价值的争论一直是公开的。现有有限的研究结果尚不确定,且差异很大,使得用可视内镜图像判读组织病理学诊断持续受到争议。虽然已经证实宫腔镜检查提高了诊断子宫内膜癌的能力,但诊断子宫内膜增生的敏感性仅为 56%~82%,所以其在诊断癌前病变方面一直没有达到预期结果。宫腔镜检查图像并非总是与组织病理学结果相一致,因此定点活检是必要的[1,2]。

子宫内膜增生

子宫内膜增生的特点是子宫内膜腺体的增生,导致腺体与间质的比率高于正常子宫内膜[3]。增生腺体的大小和形态差异很大,可表现为细胞的异型性,可以进一步发展为子宫内膜癌或与子宫内膜癌同时存在。事实上子宫内膜增生经常因无孕激素拮抗的长期雌激素刺激而成,虽然病变区域常为弥漫性,但不常累及整个宫腔。

子宫内膜增生的分类基于以下两个因素:

1. 腺体/间质结构形态来确定单纯性增生或复杂性增生。

2.有无核异型。

从 1990 年起,Cullen[5]致力于子宫内膜增生发展成癌症的可能性的研究,这一过程与核的异型性相关。根据 Kurman 和 Norris[6]的研究显示,此过程的转化概率在无核异型的子宫内膜增生中为 1%,而在有核异型的子宫内膜增生中为 29%。

临床表现

异常子宫出血是最常见的临床症状,尽管有时可能无任何症状。子宫内膜增生常见于围绝经期妇女或带有高雌激素状态危险因素的年轻妇女,如肥胖、不孕、多囊卵巢综合征(长期无排卵)或无拮抗的雌激素治疗。

影像学诊断

经阴道超声和盐水灌注超声已经明显提高了子宫内膜病变诊断的敏感性,近来多普勒超声及三维超声更进一步提高了诊断的敏感性[7],但是它们之中没有一种方法具有宫腔镜检查的优势,即除了能直视病灶外,还能进行定点活检。

子宫内膜增生的典型特征为弥漫性子宫内膜增厚,可通过超声评估(图 6.1A 和 B)。超声可疑子宫内膜增生的表现如下:

• 子宫内膜厚度:绝经前妇女的分泌晚期、使用促甲状腺素的绝经后妇女及无激素替代疗法的绝经后妇女子宫内膜厚度正常临界值分别为 18~20mm、8mm 及 5mm,对有异常出血的子宫内膜增厚的妇女应特别关注(图 6.1A)。

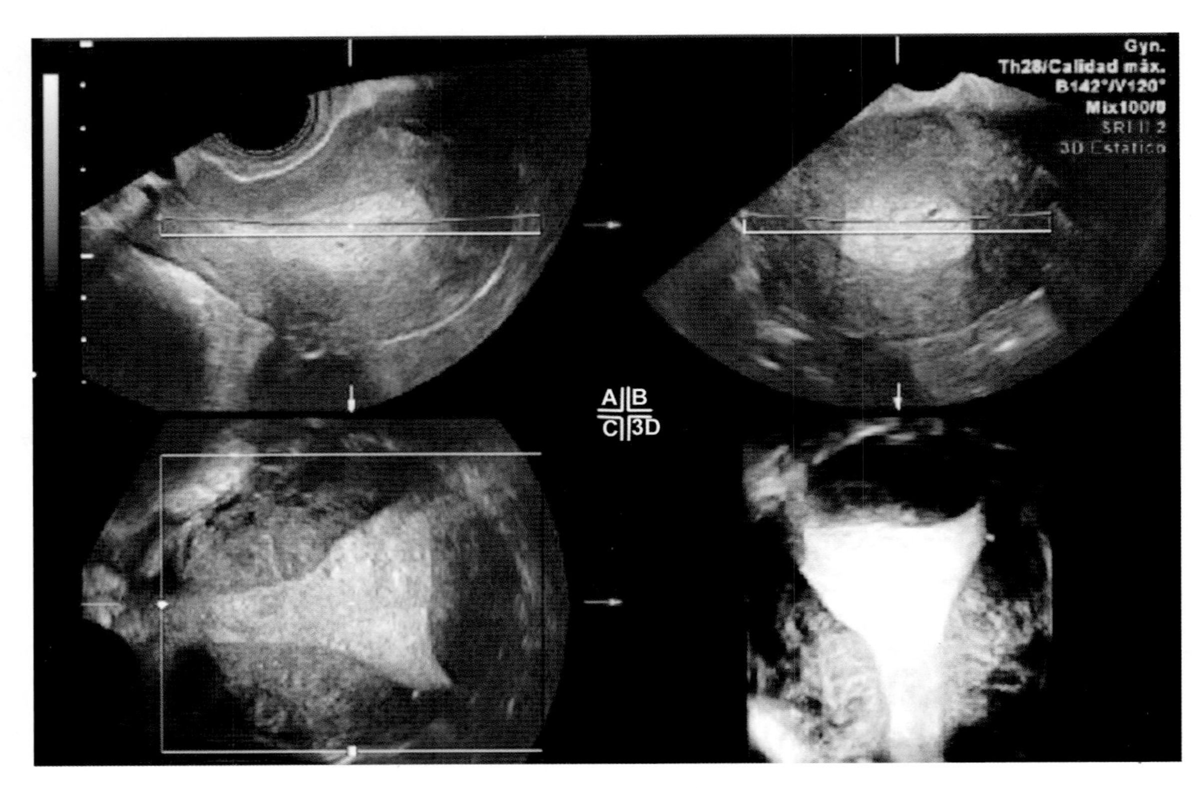

图 6.1A 超声显示：子宫内膜增厚。

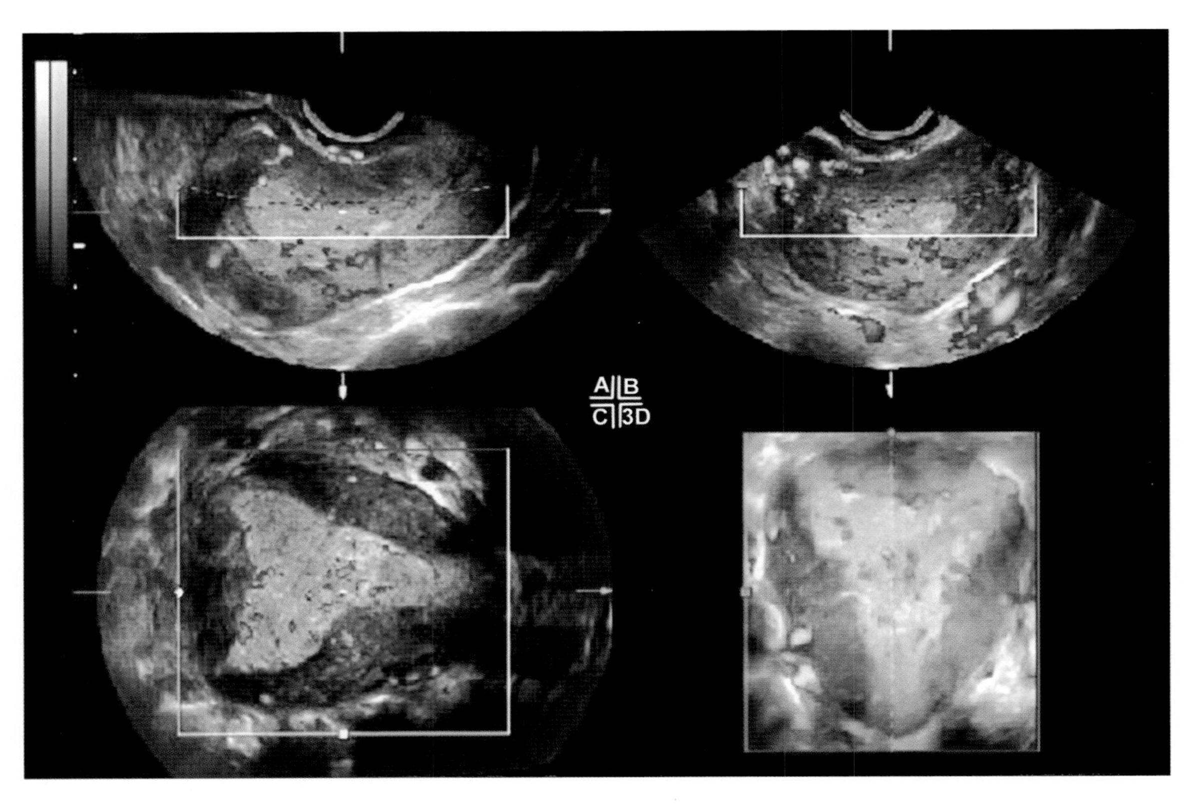

图 6.1B 超声显示：子宫内膜血管。

• 子宫内膜形态学：与子宫肌层相比，子宫内膜表现为密度增加，但质地均匀。偶尔可见无回声区域，提示囊腺性扩张。

• 子宫内膜与肌层交界处：显示为整齐清晰的轮廓，子宫内膜中线为连续均匀的清晰高回声线。

• 子宫内膜血管形成：彩色多普勒成像显示为来自子宫肌层的规则血管(图 6.1B)。

子宫内膜增生的宫腔镜诊断

每种类型子宫内膜增生都没有特征性形态，肉眼观察具有以下一种或几种表现预示它的存在：

局灶或弥漫性子宫内膜增厚，内膜表面形态不规则且不平整，可见息肉状或乳头状突起(图 6.2)。

• 表层血管形成增加，与正常子宫内膜的规则血管网相比，子宫内膜血管紊乱，血管丰富的黏膜容易出血(图 6.3)。

• 子宫内膜腺体开口密度、间隔及不规则性增加，伴或不伴腺体开口的增大(图 6.4)。

• 子宫内膜腺体扩张，增厚的子宫内膜呈囊腺性改变(图 6.5)。

在子宫内膜高度增厚的增生晚期宫腔镜诊断可能会有困难，因为此期与子宫内膜增生在外观上有相似之处。同样困难的是宫腔膨胀可能会干扰子宫内膜原有的厚度及表面血管形成的图像判读[1]。尽管已有明确的肉眼观察诊断标准，但是它的图像判读仍是不

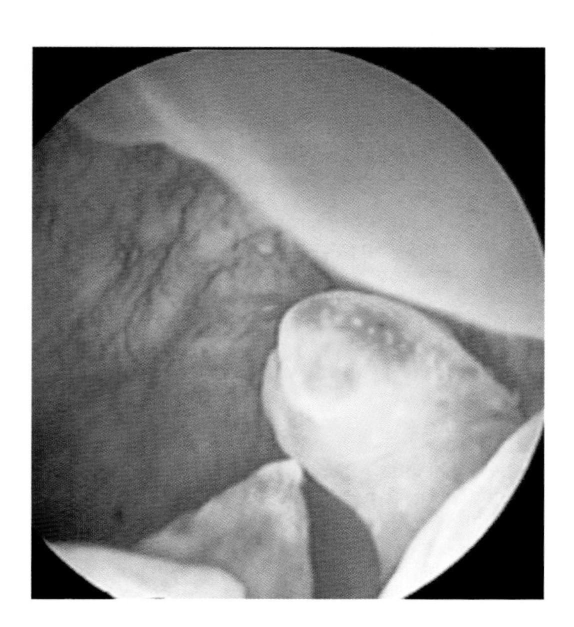

图 6.2 子宫内膜增厚。

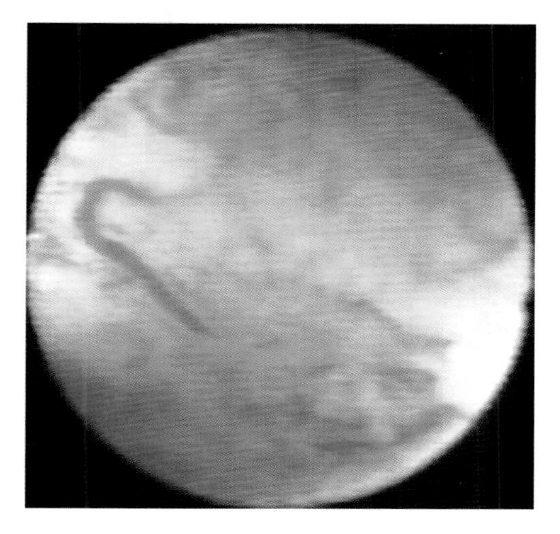

图 6.3 子宫内膜血管。

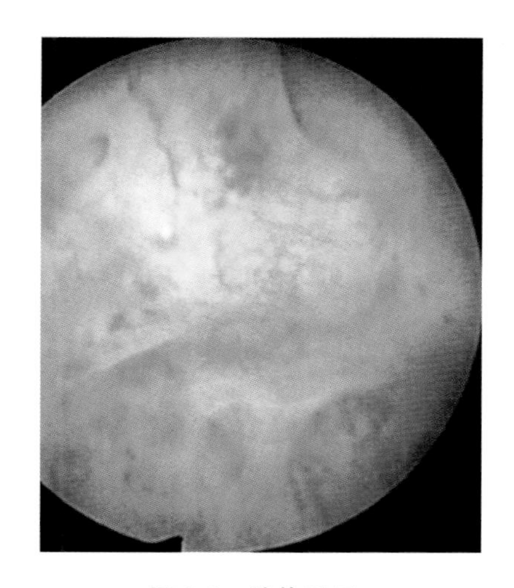

图 6.4 腺体开口。

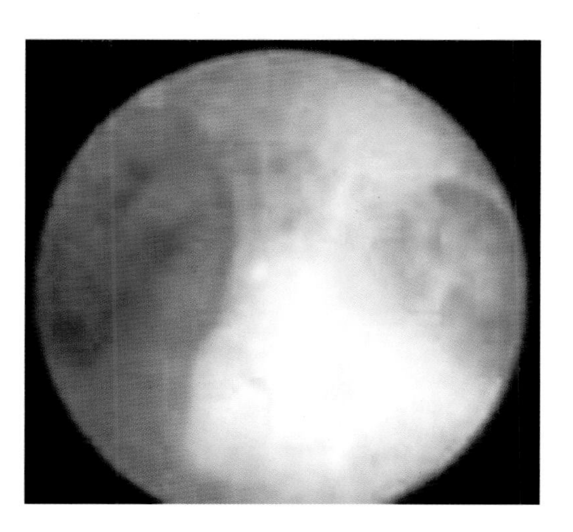

图 6.5 子宫内膜腺体。

容易的。

宫腔镜检查的有效性和与组织病理学诊断的相关性实际为56%~83%,阳性预测值为63.5%,阴性预测值为79.4%[3,8-11]。一篇涵盖65个研究的文献综述对26 346例宫腔镜检查诊断为子宫内膜增生或子宫内膜癌的患者进行了分析,发现宫腔镜检查对子宫内膜增生的诊断具有局限性(敏感性为78%,特异性为95.8%)[12]。宫腔镜检查诊断子宫内膜癌的数据要好一些,敏感性为86.4%,特异性为99.2%[10]。

在提高宫腔镜检查对子宫内膜增生诊断率的尝试中,一些学者[13]已经详细描述了与组织病理表现更相关的肉眼观察标准,如:

- 弥漫性和息肉样子宫内膜增生。
- 边缘隆起的白色腺体开口、大小不等及不规则的簇状分布。

如果我们考虑到宫腔镜检查不能区分高危子宫内膜增生(复杂型不典型增生)和弥漫性高分化子宫内膜腺癌,而发现二者并存的概率甚至占子宫内膜增生病例的29%,诊断将变得更加困难[14,15]。

除了子宫内膜增生的宫腔镜检查标准以外,还有几种可提高发现严重的子宫内膜病变概率的方法(RR 51.1)[14-17]:

- 子宫内膜厚度增加。
- 息肉样形成、脑回样和不规则的团块(图6.6)。
- 异型血管(图6.7)。

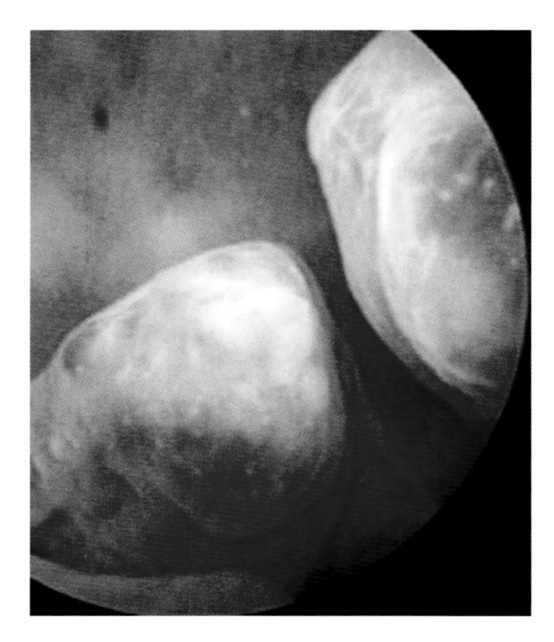

图6.6 息肉样团块。

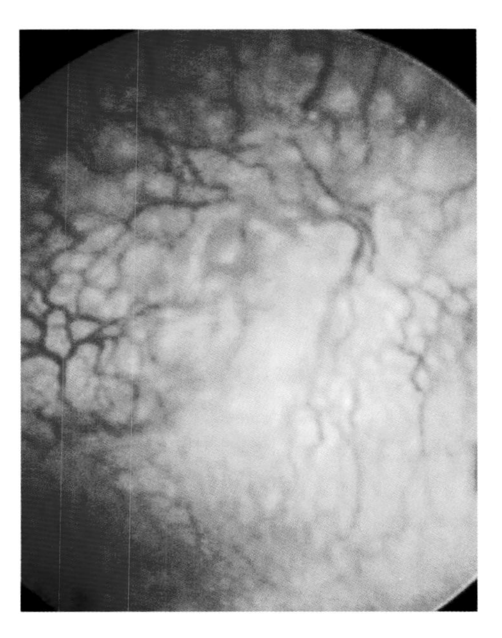

图6.7 异型血管。

- 易碎的赘生物。
- 坏死。
- 自发的及接触性出血。

(王靖 译 刘玉环 校)

参考文献

1. Mencaglia L, Valle RF, Perino A, Gilardi G. Endometrial carcinoma and its precursors: early detection and treatment. Int J Gynecol Obstet 1990;31:107-16.
2. Hamou JE. Microhysteroscopy. A new procedure and its original applications in Gynecology. J Repro Med 1981;26:375-9.
3. Uno LH, Sugimoto O, Carvalho FM, Bagnoli VR, Fonseca AM, Pinotti JA. Morphologic hysteroscopic criteria suggestive of endometrial hyperplasia. Int J Gynecol Obstet 1995;49:35-40.
4. Loverro G, Bettochi S, Cormio G et al. Diagnostic accuracy of hysteroscopy in endometrial hyperplasia. Maturitas 1996;25:187-91.
5. Cullen TS. Cancer of the uterus. Saunders: Philadelphia, 1990.
6. Kurman RJ, Norris HJ. Evaluation of criteria for distinguishing endometrial atypical hyperplasia from well differential carcinoma. Cancer 1982;49:2547-59.
7. Odeh M, Vainerovsky I, Grinin V, Kais M, Ophir E, Bornstein J. Three-dimensional endometrial volume and three-dimensional power Doppler analysis in predicting endometrial carcinoma and hyperplasia. Gynecol Oncol 2007;106:348-53.
8. Mencaglia L, Perino A. Hysteroscopy and micro-colpohysteroscopy in gynecologic. In Baggish MS, Barbot J, Valle RF (Eds): Diagnostic and operative hysteroscopy. A text and atlas. Saunders (edition): Philadelphia, 1988.
9. Garuti G, Cellani F, Garzia D, Colonnelli M, Luerti M.

Accuracy of hysteroscopic diagnosis of endometrial hyperplasia: A retrospective study of 323 patients. J Min Inv Gynecol 2005;12:247-53.
10. Bassil R, Barrozo PR, Pinho de Oliveira MA, Silva E, Dias R. Validation of hysteroscopic view in cases of endometrial hyperplasia and cancer in patients with abnormal uterine bleeding. J Minimally Invasive Gynecol 2006;13:409-12.
11. Garuti G, Sambruni I, Colonnelli M, Luerti M. Accuracy of hysteroscopy in predicting histopathology of endometrium in 1500 women. J Am Assoc Gynecol Laparos 2001;8:207-13.
12. Clark TJ, Voit D, Gupta JK. Accuracy of hysteroscopy in the diagnosis of endometrial cancer and hyperplasia: A systematic quantitative review JAMA 2002;288:1610-21.
13. Inafuku K, Nakayama M. Hysteroscopic diagnosis of adenomatous hyperplasia according to the type of endometrial glandular opening. Act Obstet Gynecol 1987;39:2069-74.
14. Trimble et al. Concurrent endometrial carcinoma in women a biopsy diagnosis of atypical endometrial hyperplasia. A Gynecologic Oncology Group Study. Cancer 2006;106: 812-9.
15. Bakur H, Dwaraskanat S, Khan S, Newton J. The diagnosis accuracy of outpatient miniature hysteroscopy in predicting premalignant and malignant endometrial lesions. Gynecol Endoscopy1999;8:143-8.
16. Lo KW, Yuen PM. The role of outpatient hysteroscopy in identifying anatomic pathology and histopathology in the endometrial cavity. J Am Gynecol Laparosc 2000;7:380-5.
17. Butureanu SA, Socolov RM, Pricop F, Gafitanu DM. Diagnostic hysteroscopy in endometrial hyperplasia. Gynecologic and Obstetric Investigation 2005;59:59-61.

第 7 章

宫腔镜检查和子宫内膜癌

Enrique Cayuela Font, Juncal Pineros Manzano, Purificación Regueiró Espin, Alberto Puig Menem

介绍

子宫内膜癌一直是最常见的女性生殖道恶性肿瘤。在西方国家，子宫内膜癌的发病率为每年 17/100 000，死亡率大约每年 7/100 000。在美国，每年有 40 100 新发病例，7470 例死亡病例[1]。90%的子宫内膜癌病例发生于 50 岁以上的妇女当中，70~74 岁的女性发病率最高。仅有 25%的子宫内膜癌发生于绝经前妇女，其中小于 40 岁的女性占 3%~4%[2]。

大约 80%的子宫内膜癌有以下共同特征：子宫内膜样组织学特征、高分化肿瘤、诊断时病灶局限于宫底。最重要的预后因素包括 FIGO 分期、组织学分级和子宫肌层的浸润深度。其他应考虑到的因素包括患者的年龄、组织学类型、腹腔冲洗液细胞学阳性、淋巴管受侵范围、孕激素受体活性、激素水平和瘤体大小。

绝经后子宫出血的妇女患子宫内膜癌的可能性为 3.7%~19.9%[2]。

危险因素

子宫内膜癌的危险因素[1]见表 7.1。

子宫内膜癌的分类

子宫内膜癌可分为三种类型[3]。

• Ⅰ型为雌激素依赖型（外源性和内源性雌激素）。已知这一类型是由子宫内膜不典型增生发展而来，子宫内膜增生被认为有很高的恶变倾向。Bergeron 等[4]建议将 WHO 的子宫内膜增生分类简化为三类：单纯增生、复杂增生和不典型复杂增生。根本差异因素是不典型细胞的出现，它显著增加了发展成内膜癌的可能性[5]。据报道，子宫内膜增生进展为子宫内膜癌的概率单纯性增生仅为 1.1%，复杂性增生为 2%~36.7%，不典型增生为 52%~88.9%[5]。子宫内膜恶变的病例中，雌激素依赖型子宫内膜癌占 80%~85%，而且大部分肿瘤为高分化或中分化的子宫内膜样腺癌。表 7.1 中列出的子宫内膜癌危险因素通常体现在此类子宫内膜癌患者中。在欧洲，肥胖是一项独立的危险因素，大约 40%的子宫内膜癌与超重有关。

• Ⅱ型子宫内膜癌不依赖雌激素，并且与子宫内膜增生无关。这种发病机制上的差异更具侵袭性，常见于高龄绝经后妇女。通常为低分化肿瘤，与其他高细胞核分级肿瘤一样，主要为浆液性乳头状和透明细胞样腺癌[3]。

• Ⅲ型子宫内膜癌或称 Lynch 综合征Ⅱ型，常被称做遗传性非息肉性结肠直肠癌，是一种常染色体遗

表 7.1	子宫内膜癌的危险因素
主要危险因素	月经初潮小于 12 岁
	绝经延迟（超过 50 岁）
	未生育
	不孕
	三苯氧胺治疗
	激素替代治疗（HRT）
次要危险因素	遗传性非息肉性结肠直肠癌
	糖尿病
	多囊卵巢综合征
	肥胖
	高动物脂肪饮食
	子宫内膜癌家族史
	乳腺癌或卵巢癌病史
	既往盆腔放射治疗史

传的消化道肿瘤，占子宫内膜癌病例的10%[4]。此类妇女罹患胃肠道(结肠、直肠、胃、小肠、肝、胆道系统)肿瘤的风险增加，同时有患子宫内膜癌的高风险。此类妇女更倾向于有一个遗传性的肥胖体质。

生存率

子宫内膜癌的死亡率估计占女性全部恶性肿瘤死亡率的3%，5年生存率取决于诊断时的疾病分期。在美国，Ⅰ期子宫内膜癌的5年生存率大约为90%[1]。不同期别子宫内膜癌的生存率[5]见表7.2。

临床表现

子宫不规则出血是子宫内膜癌的主要症状。绝经后妇女出现子宫出血提示子宫内膜癌可能，大于35岁的绝经前妇女子宫持续出血，标准治疗措施无效，也提示子宫内膜增生或子宫内膜癌的可能。

在一项4200例行诊断性宫腔镜检查的临床病例研究中，156例发现子宫内膜癌(Cayuela E，资料尚未发表)。最常见的宫腔镜检查适应证见表7.3。绝经后妇女异常子宫出血是宫腔镜检查最常见的适应证，其次是40岁以上妇女子宫不规则出血，其他适应证包括：无症状妇女经阴道超声发现异常子宫内膜赘生物、或异常宫颈细胞学(阴道分泌物涂片)、或活检发现细胞核异型或子宫内膜腺细胞。

表7.2 不同分期子宫内膜癌的5年生存率

分期	生存率
Ⅰ	81%~89%
Ⅱ	72%~80%
Ⅲ	51%~63%
Ⅳ	17%~20%

表7.3 156例妇女宫腔镜检查适应证

适应证	比例(%)
绝经后子宫出血患者	83
绝经前月经过多患者	8
经阴道超声发现子宫内膜异常(无症状妇女)	3
异常宫颈PAP涂片或内膜活检异常	3
三苯氧胺治疗	1
子宫颈管息肉	1
子宫内膜增生治疗的控制	1

子宫内膜癌的诊断

子宫内膜活检、经阴道超声和宫腔镜检查是子宫内膜良恶性病变的主要诊断方法。

组织病理学检查是诊断子宫内膜癌的金标准。

全麻下分段诊刮是过去常用的诊断方法，现在不推荐使用。这种操作方法的局限性包括病理组织取样不充分（许多病例仅可获得低于50%厚度的子宫内膜)，10%的子宫内膜病变未被诊断出来，息肉、子宫肌瘤和一些病例中的子宫内膜增生和局灶性子宫内膜癌被漏诊。刮宫的敏感性为20%，阳性预测值为50%。此外，为避免例如子宫穿孔和感染之类的并发症，住院治疗、全麻、扩张宫颈是有必要的[8,9]。基于以上原因，盲目刮宫已被宫腔镜检查所替代[10]。

然而，何时进行宫腔镜检查仍存在争议。目前，哪一个(哪些)才是绝经后子宫不规则出血的检查方法呢？是超声、子宫内膜活检、宫腔镜检查，还是几种方法联合应用？鉴于费用问题，应首先进行超声检查。大量超声测量子宫内膜厚度的研究显示，小于5mm厚的子宫内膜极少发生癌变。经阴道超声与子宫内膜活检相结合提高了阴性预测值。

在门诊使用2.3~3mm直径刮匙进行子宫内膜活检，缺点之一是质硬的肿瘤组织(息肉或子宫肌瘤)不是都能被诊断出来，而可能继续存在于宫腔内，但其诊断准确率很高，可达到87%~100%[11]。

当子宫内膜厚度小于5mm时，用Pipelle器械很难获取足够量的子宫内膜标本，因此在对绝经后子宫出血者的检查中，避免对厚度小于4mm的子宫内膜取样是合理的[12]。

对7914例通过诊刮或宫腔镜检查进行内膜取样来诊断子宫内膜癌的39项研究进行荟萃分析显示，绝经后妇女内膜癌检出率高于绝经前妇女。无论绝经后还是绝经前妇女，Pipelle是最好的检查器械，检出率分别为99.6%和91%[13]。但在16%~25%的病例中，Pipelle活检提供分析的样本量是不足的[14]。对1168名绝经后子宫出血的妇女进行多中心研究显示，刮取经阴道超声测得厚度小于5mm的内膜时，发现有病理学改变的子宫内膜危险率仅为5.5%。因此应限制对内膜厚度小于5mm的绝经后出血妇女进行刮宫[15]。

不能通过经阴道超声检查对子宫内膜癌进行确诊，但此检查可以发现可疑的子宫内膜恶变表现。大量研究已经明确了经阴道超声诊断和(或)筛查绝经

表 7.4 改编于 Sugimoto 等[22]的宫腔镜检查图像形态学分类

受累范围	大体表现	起源
局限受累	息肉状	原发
弥散受累	结节状	转移
	乳头状	
	溃疡状	

后妇女子宫内膜癌的有效性，内膜厚度小于 5mm 的阴性预测值为 99%~100%[16-18]，在这些病例中，诊断性研究包括宫腔镜检查和(或)子宫内膜活检。

尽管价格低廉的经阴道超声作为绝经后子宫出血妇女的初始诊断方法，但宫腔镜检查仍被认为是首选检查方法。

子宫恶性肿瘤宫腔镜检查图像

子宫恶性肿瘤宫腔镜检查图像的形态学分类很难确立，通过文献回顾，唯一的宫腔镜检查图像形态学分类是由 Sugimoto 等[22]描述的，见表 7.4。

息肉样子宫内膜癌最常见，它由息肉状、脑状突出的不规则赘生物组成(图 7.1)，这种组织表面似棉花，通常很薄、质脆、宫腔镜活检钳触之易出血。表面弯弯曲曲不典型的异常血管清晰可见，通常可见稠厚半透明的分泌物使图像变得模糊，偶尔可见带有发白、发黄细点的深棕色坏死区(图 7.2)。

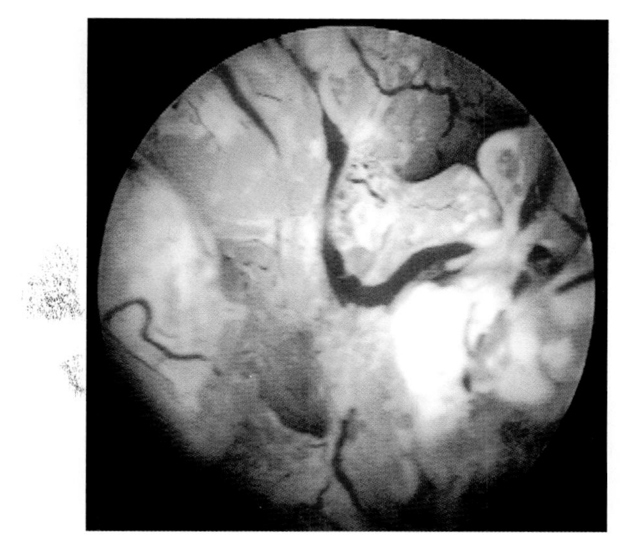

图 7.2 苍白斑点和异型血管。

乳头状浆液性肿瘤常见于小的萎缩子宫，这类肿瘤常由大量树枝状乳头组成，每个乳头组织带有一根血管，这种组织同样质地极其糟脆，活检钳触之易出血。

外观似肿瘤团块的赘生物可以是来源于间质的肿瘤、腺肉瘤、平滑肌肉瘤、间质肉瘤、中胚层混合瘤等，因为其肉眼表现和组织硬度，这类赘生物与肌瘤相像，使其很难获得足够的标本量进行组织学检查。在许多病例中，这类肿瘤容易被误诊为子宫肌瘤(图 7.3)，残留的子宫内膜往往是萎缩的。

原发于卵巢癌(图 7.4)或乳腺癌等的子宫转移性肿瘤也可以偶尔被发现。

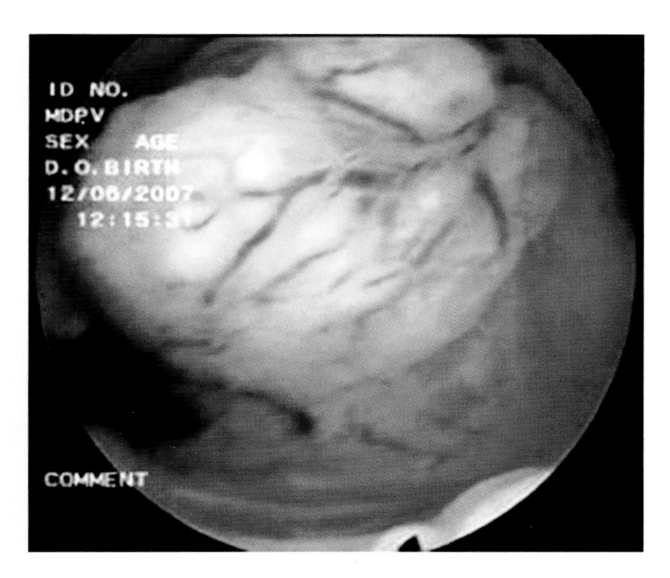

图 7.1 息肉样赘生物。异型血管形成。

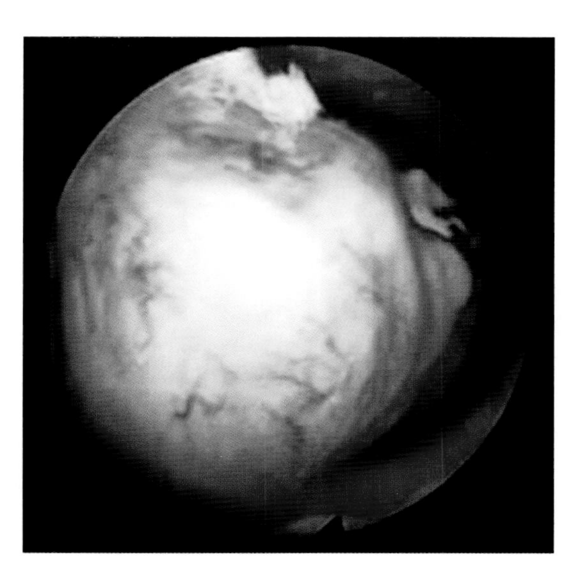

图 7.3 混合型苗勒肿瘤。

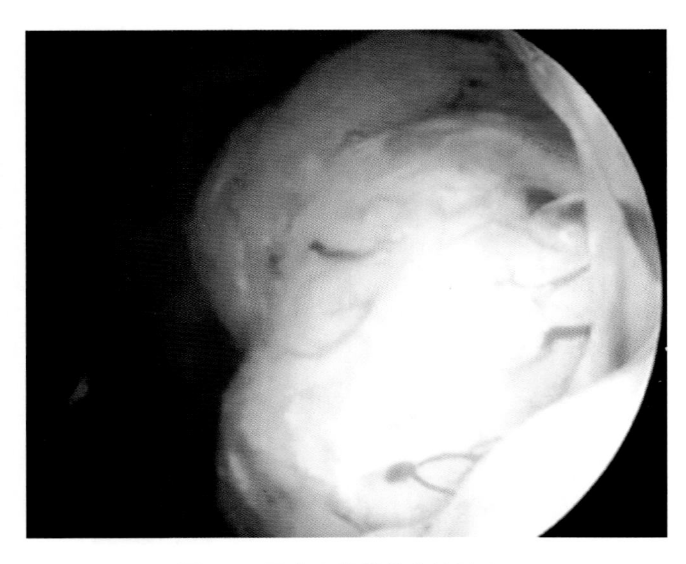

图 7.4 子宫内卵巢转移性肿瘤。

表 7.5	子宫内膜癌浸润范围大体评定
局灶性或局限性受侵	宫腔内受侵范围非常小，子宫解剖结构无改变
小于 1/3 宫腔受侵	宫腔受侵范围增大，但仍可见宫腔解剖结构
1/3~2/3 宫腔受侵	受侵范围更大，剩余宫腔解剖结构难以辨认
大于 2/3 宫腔受侵	整个宫腔受侵，输卵管开口及剩余宫腔解剖结构不可辨认
宫颈受侵	子宫颈内蔓延

肿瘤浸润

子宫腔内受侵情况通过表 7.5 很容易评估出来。

不同研究评估了宫腔镜检查诊断子宫内膜癌的准确性(见表 7.6),在大多数报道中,宫腔镜检查的敏感性为 80%~93%,特异性为 100%。

宫腔镜检查在判定子宫内膜增生和子宫内膜癌方面存在一定的局限性。事实上,即使是用特殊的染色方法,在放大 400 倍的显微镜下对组织样本进行组织学检查,病理学家有时也对子宫内膜不典型增生的诊断及区分子宫内膜不典型增生和 I 期子宫内膜癌存在困难[4,26-28]。有多种组织学分类可用来区别复杂性不典型增生和 I 期子宫内膜癌。

宫腔镜检查不用染色方法对活体形态学进行研究，对子宫内膜增生存在误诊的可能性是难以避免的,这能够说明在先前经宫腔镜检查诊断的子宫内膜不典型增生的病例中,其在手术切除的标本中有发现子宫内膜腺癌的风险，子宫内膜癌的漏诊率为 21%~50%[29-31]。难以对子宫内膜息肉恶变进行诊断是宫腔镜检查的另一局限性,子宫内膜息肉的恶变倾向为 0.5%~4.8%(见子宫内膜息肉章节)。

诊断宫颈受侵的可能性

通过直接蔓延和浸润(图 7.5),或通过淋巴结转移至宫颈间质,10%~20%的子宫内膜癌可以发生宫颈浸润。

宫颈间质受累增加了内膜癌的扩散率和宫旁组织受侵的概率，在这些病例中,5 年生存率降至 60%~70%。由于这一原因,测定宫颈受累的范围来决定最合适的治疗方法是非常重要的。

宫腔镜检查在诊断宫颈受累上有部分作用（表 7.7),阳性预测值低,而阴性预测值却特别好。宫腔镜检查的诊断准确率受限于以下几方面原因，包括:异型血管接触性出血和直视下取活检易出血而导致的视野模糊,以及难以维持足够的膨宫压力使宫颈内膜充分显现。此外,宫腔镜检查无法看见宫颈间质转移灶,增加了假阴性率。

表 7.6 宫腔镜检查和活检诊断子宫内膜癌敏感性和特异性比较

作者,发表年份	敏感性(%)	特异性(%)	阳性预测值(%)	阴性预测值(%)
Labastida,1990[22]	91.1	99.6	78.8	99.8
Pérez-Medina 等,1994[25]	88.9	100	100	99.2
Haller 等,1996[18]	93	93.9	95	93.9
Clark 等,2002[23]	86.4	99.2		
Lasmar 等,2006[24]	80	99.5	81.6	99.5
Cayuela(个人资料)	92.3	99.7	92.3	99.6

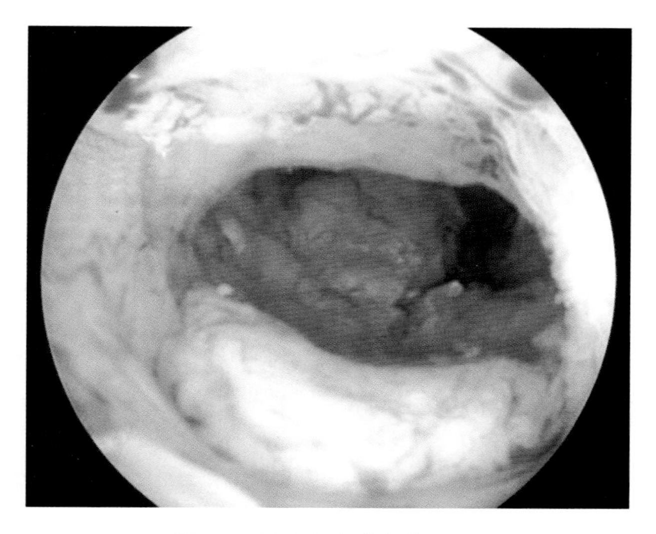

图 7.5 子宫颈内膜直接浸润。

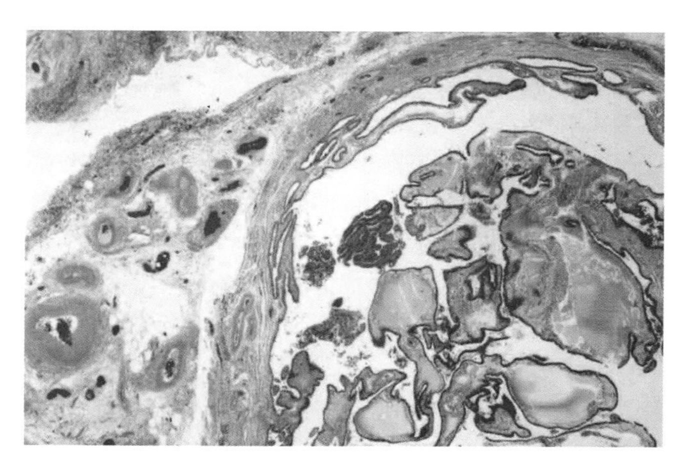

图 7.6 诊断性宫腔镜检查后盆腔洗液中的肿瘤细胞。

宫腔镜检查和腹腔液细胞学阳性

曾有学者怀疑，对子宫内膜癌患者行宫腔镜检查时的宫腔压力可以使肿瘤细胞扩散至腹腔，因此，宫腔镜检查时子宫内膜癌细胞扩散至腹腔一直是人们忧虑的问题。1989年国际妇产科联盟(FIGO)将腹腔液细胞学检查纳入子宫内膜癌的分期中(ⅢA期：肿瘤细胞侵袭浆膜或附件、或腹腔液找到恶性细胞)[36]。无子宫外病变的子宫内膜癌患者，腹腔液找到恶性细胞对临床和预后的重要性尚不明确[37]。

宫腔镜检查会促使肿瘤细胞扩散入腹腔吗？

文献已经报道了许多有争议性的结论，一些作者[38-42]表示诊断性宫腔镜检查可以使肿瘤细胞扩散至腹腔(见图7.6)，然而其他作者指出宫腔镜检查并不会引起子宫内膜癌细胞的扩散[43-48]。

对涵盖756例患者的5项研究进行系统性回顾性分析发现，其中腹腔液细胞学阳性的有79例，这一结果证明诊断性宫腔镜检查并不会显著提高肿瘤细胞向腹腔扩散的风险[49]。另外有报道显示，宫腔镜检查与诊断性刮宫[44]或子宫内膜活检[46]相比较，肿瘤细胞侵入腹腔的风险并未提高。其他研究也证实诊断性刮宫、宫腔镜检查或者Pipelle内膜活检等诊断方法对腹腔液细胞学阳性率并无影响[45,48]。

另一方面，比较诊断性宫腔镜检查二氧化碳和生理盐水两种膨宫介质对内膜癌细胞扩散的影响，一项研究显示用生理盐水更有可能引起癌细胞扩散[50]。而另一项前瞻性随机交叉对照研究显示，无论是用生理盐水还是用二氧化碳气体膨宫，肿瘤细胞经输卵管扩散的发生都与之无关[51]。另有文献报道通过输卵管漏入腹腔的灌流液的宫腔灌注压力阈值需超过70mmHg[52]或者40mmHg[53]。

扩散入腹腔的内膜癌细胞有生物学活性吗？

对24例进行经腹全子宫及双附件切除术的子宫内膜癌患者的切除标本进行研究，选择液体膨宫对离体子宫进行宫腔镜检查，收集经输卵管流出的液体，并对有活性的肿瘤细胞进行培养。经分析得出结论，培养的肿瘤细胞对聚氯乙烯培养皿壁具有黏附性，这

表 7.7 宫腔镜检查诊断宫颈受侵时的准确率

作者，发表年份	敏感性(%)	特异性(%)	阳性预测值(%)	阴性预测值(%)
Toki 等，1998[32]	82	90	64	96
Lo 等，2001[33]	68	99	93	92
Avila 等，2008[34]	87	47	66	75
Cicinelli 等，2008[35]	93	88	58	98
Cayuela(个人资料)	62	92	57	93

表明肿瘤细胞有生物学活性。17(71%)份样本中发现了肿瘤细胞,10(42%)份样本中扩散的肿瘤细胞具有生物学活性。这个模型表明宫腔镜检查可以使局限于子宫的内膜癌恶性细胞扩散入腹腔内,而且这些细胞可能具有生物学活性并黏附于基质[54]。然而,这些数据并未在活体内得以证实。

对16例子宫内膜腺癌患者在开腹手术时进行子宫声学造影的一项前瞻性研究显示,所需要的足量造影剂体积中位数是8.5mL,对临界溢出体积没有任何识别,仅扩散的良性细胞显示出生物学活性[55]。

在大约12%(5%~20%)的Ⅰ期子宫内膜癌患者中发现腹腔冲洗液中有恶性细胞,以我们的经验,有3.3%的Ⅰ期子宫内膜癌患者在外科手术中被发现腹腔液细胞学阳性。Yazbeck等报道腹腔液细胞学阳性率为10.4%[49],Takac等研究报道为12.5%[56]。对比之下,Grimshaw等[57]研究发现没有使用诊断性宫腔镜进行检查的患者,手术中证实有子宫外病变者为2.3%。先前有无诊断性宫腔镜检查与Ⅰ期子宫内膜癌腹腔液细胞阳性率的不同研究数据见表7.8。

腹腔液细胞学阳性对5年预后的影响如何?

不同的研究已经表明,尽管诊断性宫腔镜检查增加了恶性肿瘤细胞向腹腔扩散的风险,但这与相关的任何宫腔内操作结果相似,并没有任何证据表明这些患者的预后不良[47,58-60]。在一个对250例Ⅰ期子宫内膜癌患者进行的临床细胞病理学研究中,评估了腹腔液细胞学阳性对预后的影响价值,恶性肿瘤细胞阳性和阴性患者的5年无病生存率分别为98.1%和100%[61]。对43名FIGO分期Ⅰ期的子宫内膜癌患者连续随访的结果进行回顾性研究,经过宫腔镜检查和组织取样,并行经腹全子宫及双附件切除术治疗,特定疾病的5年生存率为91.8%[62],这一数据表明诊断性宫腔镜检查对Ⅰ期子宫内膜癌患者的预后没有任何不利影响。

表7.8 Ⅰ期子宫内膜癌腹腔液细胞学阳性率

作者	宫腔镜检查	年份	病例数	细胞学阳性率
Grimshaw 等[57]	无	1990	305	2.3%
Cayuela(个人资料)	有	2001	123	3.3%
Yazbeck 等[49]	有	2005	756	10.4%
Takac 等[56]	有	2007	146	12.5%

结论

尽管已经发表的文献研究中有回顾性设计、小样本量和方法学缺陷等局限性,但宫腔镜检查在对子宫内膜癌患者的检查研究中起着重要作用,总结如下:

- 带有内膜活检的宫腔镜检查是诊断子宫内膜癌的适合的操作方法。
- 当具备合格的宫腔镜医师、充足的器械和设备时,带有内膜活检的宫腔镜检查是绝经后子宫出血妇女可选择的方法。
- 宫腔镜检查评估子宫内膜癌患者宫颈内受侵存在困难。
- 宫腔镜检查时的膨宫可能会导致肿瘤细胞扩散入腹腔,这可能与膨宫介质的压力有关,因此应使用宫腔可视下的最小膨宫压力。如果子宫内膜活检已经证实为内膜癌的患者,则没有必要进行宫腔镜检查。
- 扩散入腹腔的恶性肿瘤细胞似乎很少有生物学活性。
- 诊断性宫腔镜检查对子宫内膜癌患者5年生存率没有任何不利影响。

(罗伊洋 译 刘玉环 校)

参考文献

1. American Cancer Society database. Cancer statistics 2006. Available at: www.cancer.org/downloads/PRO/EndometrialCancer.pdf
2. Gallup DG, Stock RJ. Adenocarcinoma of the endometrium in women 40 years of age or younger. Obstet Gynecol 1984;64:417-20.
3. Bokhman JV. Two pathologic types of endometrial carcinoma. Gynecol Oncol 1983;15:10-7.
4. Bergeron C, Nogales FF, Masseroli M, Abeler V, Duvillard P, Müller-Holzner E, Pickartz H, Wells M. A multicentric European study testing the reproducibility of the WHO classification of endometrial hyperplasia with a proposal of a simplified working classification for biopsy and curettage specimens. Am J Surg Pathol 1999;23:1102-8.
5. Marsden J, Sturdee D. Cancer issues. Best Pract Res Clin Obstet Gynaecol. 2009;23:87-107.
6. Sorosky JI. Endometrial cancer. Obstet Gynecol 2008;111:436-47.
7. Creasman WT, Odicino F, Maisonneuve P, Beller U, Benedet JL, Heintz AP, Ngan HY, Sideri M, Pecorelli S. Carcinoma of de corpus uteri. J. Epidemiol Biostat 2001;6:47-86.
8. Mencaglia L, Valle RF, Tonellotto D, Tiso E. Early diagnosis of endometrial carcinoma and precursors and mass screening for endometrial cancer. In: Mencaglia L, Valle RF, Lurain J (eds). Endometrial carcinoma and precursors. Diagnosis and treatment. Herndon, VA: Books International, 1999, pp 13-43.

9. Valle RF. Office hysteroscopy. In: Baggish MS, Barbot J, Valle RF (Eds). Diagnostic and operative hysteroscopy. 2nd edition. St. Louis: Mosby Inc., 1999;171-83.
10. Siegler AM. Office hysteroscopy. Obstet Gynecol Clin North Am 1995;22:457-71.
11. Svirsky R, Smorgick N, Rozowski U, Sagiv R, Feingold M, Halperin R, Pansky M. Can we rely on blind endometrial biopsy for detection of focal intrauterine pathology? Am J Obstet Gynecol 2008;199:115.e1-e3.
12. Elsandabesee D, Greenwood P. The performance of Pipelle endometrial sampling in a dedicated postmenopausal bleeding clinic. J Obstet Gynaecol 2005;25:32-4.
13. Dijkhuizen FP, Mol BW, Brölmann HA, Heintz AP. The accuracy of endometrial sampling in the diagnosis of patients with endometrial carcinoma and hyperplasia: A meta-analysis. Cancer 2000;89:1765-72.
14. Machado F, Moreno J, Carazo M, León J, Fiol G, Serna R. Accuracy of endometrial biopsy with the Cornier pipelle for diagnosis of endometrial cancer and atypical hyperplasia. Eur J Gynaecol Oncol 2003;24:279-81.
15. Karlsson B, Granberg S, Wikland M, Ylöstalo P, Torvid K, Marsal K, Valentin L. Transvaginal ultrasonography of the endometrium in women with postmenopausal bleeding: A Nordic multicenter study. Am J Obstet Gynecol 1995;173:1637-8.
16. Gull B, Carlsson S, Karlsson B, Ylöstalo P, Milsom I, Granberg S. Transvaginal ultrasonography of the endometrium in women with postmenopausal bleeding: Is it always necessary to perform an endometrial biopsy? Am J Obstet Gynecol 2000;182:509-15.
17. Bakour SH, Dwarakanath LS, Khan KS, Newton JR, Gupta JK. The diagnostic accuracy of ultrasound scan in predicting endometrial hyperplasia and cancer in postmenopausal bleeding. Acta Obstet Gynecol Scand 1999;78:447-51.
18. Haller H, Matecjciæ N, Rukavina B, Kraseviæ M, Rupciæ S, Mozetic D. Transvaginal sonography and hysteroscopy in women with postmenopausal bleeding. Int J Gynaecol Obstet 1996;54:155-9.
19. Cayuela E. Grupo Histeroscopia. Documentos de Consenso Sociedad Española de Ostetricia y Ginecología (SEGO). Meditex Madrid 1996;11-45.
20. Valle RF. Manual of clinical hysteroscopy. New Cork: Taylor and Francis 2005;25-37.
21. Van Herendael BJ, Valle R, Bettocchi S. Ambulatory hysteroscopy. Diagnosis and treatment. Oxfordshire, UK: Blandon Medical Publishing, 2004;7-11.
22. Labastida R. Tratado y atlas de histeroscopia. Barcelona, Spain: Editorial Salvat 1990;167-90.
23. Clark TJ, Voit D, Gupta JK, Hyde C, Song F, Khan KS. Accuracy of hysteroscopy in the diagnosis of endometrial cancer and hyperplasia: A systematic quantitative review. JAMA 2002;288:1610-21.
24. Lasmar RB, Barrozo PR, de Oliveira MA, Coutinho ES, Dias R. Validation of hysteroscopic view in cases of endometrial hyperplasia and cancer in patients with abnormal uterine bleeding. J Minim Invasive Gynecol 2006;13:409-12.
25. Pérez-Medina T, López-Mora P, Rojo J, Martínez-Cortes L, Huertas MA, Haya J, Bajo J. Comparación de la histeroscopia-biopsia con el legrado en el diagnostico de la hemorragia uterina anormal. Prog Obst Gin 1994;37:479-86.
26. Zaino RJ, Kauderer J, Trimble CL, Silverberg SG, Curtin JP, Lim PC, Gallup DG. Reproducibility of the diagnosis of atypical endometrial hyperplasia: A Gynecologic Oncology Group study. Cancer 2006;106:804-11.
27. Kendall BS, Ronnett BM, Isacson C, Cho KR, Hedrick L, Diener-West M, Kurman RJ. Reproducibility of the diagnosis of endometrial hyperplasia, atypical hyperplasia, and well-differentiated carcinoma. Am J Surg Pathol 1998;22:1012-9.
28. Ronnett BM, Kurman RJ. Precursor lesions of endometrial carcinoma. In Kurman R (Ed): Blaustein's Pathology of the Female Genital Tract, 5th edn. Springer-Verlag: New York, 2002.
29. Trimble CL, Kauderer J, Zaino R, Silverberg S, Lim PC, Burke JJ 2nd, Alberts D, Curtin J. Concurrent endometrial carcinoma in women with a biopsy diagnosis of atypical endometrial hyperplasia: A Gynecologic Oncology Group study. Cancer 2006;106:812-9.
30. Edris F, Vilos GA, Al-Mubarak A, Ettler HC, Hollett-Caines J, Abu-Rafea B. Resectoscopic surgery may be an alternative to hysterectomy in high-risk women with atypical endometrial hyperplasia. J Minim Invasive Gynecol 2007;14:68-73.
31. Shutter J, Wright TC Jr. Prevalence of underlying adenocarcinoma in women with atypical endometrial hyperplasia. Int Gynecol Pathol 2005;24:313-8.
32. Toki T, Oka K, Nakayama K, Oguchi O, Fujii S. A comparative study of preoperative procedures to assess cervical invasion by endometrial carcinoma. Br J Obstet Gyneacol 1998;105:512-6.
33. Lo KW, Cheung TH, Yim SF, Chung TK. Preoperative hysteroscopic assessment of cervical invasion by endometrial carcinoma: A retrospective study. Gynecol Oncol 2001;82:279-82.
34. Avila ML, Ruiz R, Cortaberria JR, Rivero B, Ugalde FJ. Assessment of cervical involvement in endometrial carcinoma by hysteroscopy and directed biopsy. Int J Gynecol Cancer 2008;18:128-31.
35. Cicinelli E, Marinaccio M, Barba B, Tinelli R, Colafiglio G, Pedote P, Rossi C, Pinto V. Reliability of diagnostic fluid hysteroscopy in the assessment of cervical invasion by endometrial carcinoma: A comparative study with transvaginal sonography and MRI. Gynecol Oncol 2008;111:55-61.
36. International Federation of Gynecology and Obstetrics. Corpus cancer staging. Int J Gynecol Obstet 1989;28:190-7.
37. Balagueró L, Comino. R, Jurado M, Petschen I, Sainz de la Cuesta R, Xercavins J. Endometrial Carcinoma. Consensus Documents. Spanish Society Gynecology and Obstetrics 1999;89-137.
38. Romano S, Shimoni Y, Muralee D, Shalev E. Retrograde seeding of endometrial carcinoma during hysteroscopy. Gynecol Oncol 1992;44:116-8.
39. Schmitz MJ, Nahhas WA. Hysteroscopy may transport malignant cells into the peritoneal cavity. Case report. Eur J Gynaecol Oncol 1994;15:121-4.
40. Egarter C, Krestan C, Kurz C. Abdominal dissemination of malignant cells with hysteroscopy. Gynecol Oncol 1996;63:143-4.
41. Rose PG, Mendelsohn G, Kornbluth I. Hysteroscopic dissemination of endometrial carcinoma. Gynecol Oncol 1998;71:145-6.
42. Benifla JL, Darai E, Filippini F, Walker-Combrouze F, Crequat J, Madelenat. Operative hysteroscopy may transport endometrial cells into the peritoneal cavity: Report of a prospective longitudinal study. Gynaecol Endosc 1997;6:151-3.
43. Zerbe MJ, Zhang J, Bristow RE, Grumbine FC, Abularach S, Montz FJ. Retrograde seeding of malignant cells during hysteroscopy in presumed early endometrial cancer. Gynecol Oncol 2000;79:55-8.
44. Kudela M, Pilka R. Is there a real risk in patients with endometrial carcinoma undergoing diagnostic hysteros-

copy (HSC)? Eur J Gynaecol Oncol 2002;22:342-4.
45. Gutman G, Almog B, Lessing J, Bar-Am A, Grisaru D. Diagnosis of endometrial cancer by hysteroscopy does not increase the risk for microscopic extrauterine spread in early stage disease. Obstet Gynecol Surv 2005;60:579-80.
46. Gu M, Shi W, Huang J, Barakat RR, Thaler HT, Saigo PE. Association between initial diagnostic procedure and hysteroscopy and abnormal peritoneal washings in patients with endometrial carcinoma. Cancer 2000;90:143-7.
47. Revel A, Tsafrir A, Anteby SO, Shushan A. Does hysteroscopy produce intraperitoneal spread of endometrial cancer cells? Obstet Gynecol Surv 2004;59:280-4.
48. Ferrero A, Obispo C, Bravo G, Lamas MJ. Citología peritoneal en pacientes con carcinoma de endometrio según la realización previa de histeroscopia diagnóstica y biopsia dirigida frente al legrado fraccionado. Clin Invest Gin Obst 2004;31:353-8.
49. Yazbeck C, Dhainaut C, Batallan A, Benifla JL, Thoury A, Madelenat P. Diagnostic hysteroscopy and risk of peritoneal dissemination of tumor cells. Gynecol Obstet Fertil 2005;33:247-52.
50. Lo KW, Cheung TH, Yim SF, Chung TK. Hysteroscopic dissemination of endometrial carcinoma using carbon dioxide and normal saline: A retrospective study. Gynecol Oncol 2002;84:394-8.
51. Nagele F, Wieser F, Deery A, Hart R, Magos A. Endometrial cell dissemination at diagnostic hysteroscopy: A prospective randomized cross-over comparison of normal saline and carbon dioxide uterine distension. Hum Reprod 1999;14:2739-42.
52. Baker VL, Adamson GD. Threshold intrauterine perfusion pressures for intraperitoneal spill during hydrotubation and correlation with tubal adhesive disease. Fertil Steril 1995;64:1066-9.
53. Solima E, Brusati V, Ditto A, Kusamura S, Martinelli F, Hanozet F, Carcangiu ML, Maccauro M, Raspagliesi F. Hysteroscopy in endometrial cancer: New methods to evaluate transtubal leakage of saline distension medium. Am J Obstet Gynecol 2008;198:214.e1-4.
54. Arikan G, Reich O, Weiss U, Hahn T, Reinisch S, Tamussino K, Pickel H, Desoye G. Are endometrial carcinoma cells disseminated at hysteroscopy functionally viable? Gynecol Oncol 2001;83:221-6.
55. Berry E, Lindheim SR, Connor JP, Hartenbach EM, Schink JC, Harter J, Eickhoff JC, Kushner DM. Sonohysterography and endometrial cancer: Incidence and functional viability of disseminated malignant cells. Am J Obstet Gynecol 2008;199:240.e1-8.
56. Takac I, Zegura B. Office hysteroscopy and the risk of microscopic extrauterine spread in endometrial cancer. Gynecol Oncol 2007;107:94-8.
57. Grimshaw RN, Tupper WC, Fraser RC, Tompkins MG, Jeffrey JF. Prognostic value of peritoneal cytology in endometrial carcinoma. Gynecol Oncol 1990;36:97-100.
58. Obermair A, Geramou M, Gücer F, Denison U, Graf AH, Kapshammer E, Medl M, Rosen A, Wierrani F, Neunteufel W, Frech I, Preyer O, Speiser P, Kainz C. Impact of hysteroscopy on disease-free survival in clinically stage I endometrial cancer patients. Int J Gynecol Oncol 2001;10:275-9.
59. Vilos GA, Edris F, Al-Mubarak A, Ettler HC, Hollett-Caines J, Abu-Rafea B. Hysteroscopic surgery does not adversely affect the long-term prognosis of women with endometrial adenocarcinoma. J Minim Invasive Gynecol 2007;14:205-10.
60. Sáinz de la Cuesta R, Espinosa JA, Crespo E, Granizo JJ, Rivas F. Does fluid hysteroscopy increase the stage or worsen the prognosis in patients with endometrial cancer? A randomized controlled trial. Obstet Gynecol Reprod Biol 2004;115:211-5.
61. Takeshima N, Nishida H, Tabata T, Hirai Y, Hasumi K. Positive peritoneal cytology in endometrial cancer: Enhancement of other prognostic indicators. Gynecol Oncol 2001;82:470-3.
62. Biewenga P, DeBlock S, Birnie E. Does diagnostic hysteroscopy in patients with stage I endometrial carcinoma cause positive peritoneal washing? Gynecol Oncol 2004;93:194-8.

第 8 章

诊断性和手术性宫腔镜中的仪器设备与膨宫介质

Enrique Cayuela Font, Sonia Moros, Josep Gran Galtes

仪器设备

首次记载的内窥镜是在 1807 年由 Bozzini 实施的膀胱镜。直到 1970 年宫腔镜才开始获得发展。霍普金斯(Hopkins)光学系统(图 8.1A)的设计意味着一项重大的技术变革,它引进更薄更明亮的镜片,可获得优异的图像清晰度。宫腔镜及其他内镜技术的发展从这一时期开始。

宫腔镜

根据宫腔镜镜体的可弯曲度,宫腔镜主要分为两种:硬性和软性宫腔镜。

硬性宫腔镜

他们的特点是具有一个硬性的镜头和镜鞘。熟悉前斜角内镜系统(图 8.1A)非常重要,它决定检查者可以观察到的视野范围。视野范围取决于内镜远端的角度。内镜有三种类型,即 0°、12°和 30°,每一种类型均有不同的应用。镜体与镜鞘的直径因生产厂家的不同而不同。所以,在应用的最大及最小直径中,我们尝试囊括市场上尽可能多的产品。著名的生产厂家包括 Olympus、Storz、Wolf、Circon-Acmi 和 Gynecaretic。

硬性诊断性宫腔镜

单灌流膨宫

传统诊断性宫腔镜:这是一种专用的诊断性单灌流宫腔镜。具有直径 2.9~3mm 的 30°直侧视镜,及 4~4.5mm 的可拆卸外鞘。灌流介质(如 CO_2 或膨宫液体)由鞘内通过。目前应用 CO_2 膨宫的宫腔镜的使用少于应用液体膨宫介质持续灌流膨宫的宫腔镜(表8.1)。

迷你宫腔镜:近期开始应用,内镜前斜角 30°、直径 1.2~1.9mm,外鞘 2.5~3mm。图像质量与传统宫腔镜相似(图 8.1B)。

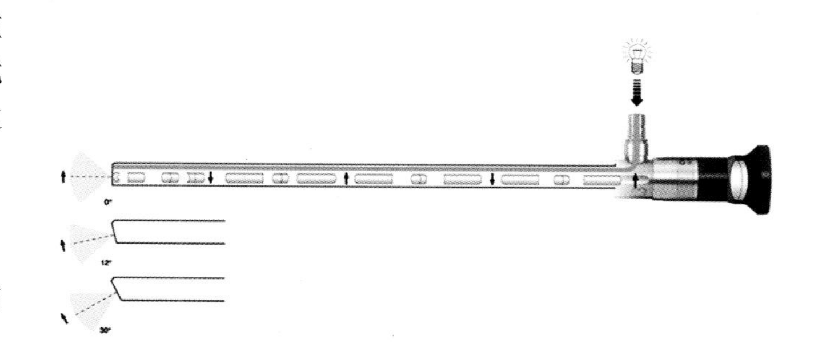

图 8.1A Hopkins 内镜系统。视野:0°、12°、30°内镜。

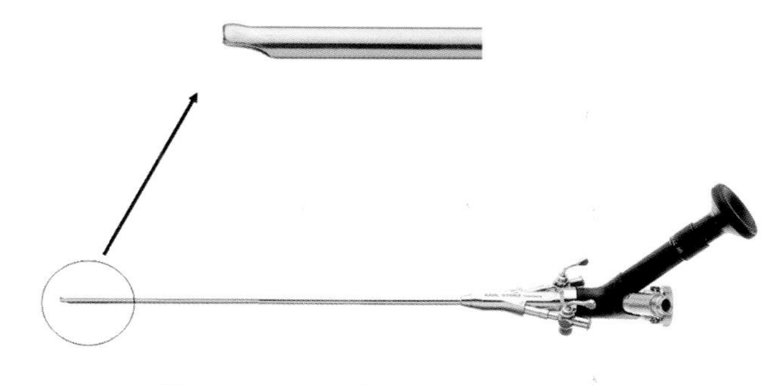

图 8.1B Storz 迷你宫腔镜的远观图像。

表 8.1 内窥镜的分类

外鞘直径	分类
>5mm	传统型
2~5mm	迷你宫腔镜
<2mm	微型宫腔镜

微型宫腔镜：它们是由光纤组成的直径小于2mm 的宫腔镜。它们非常脆弱易损，且图像质量不是太好。

持续灌液膨宫：持续灌流式宫腔镜的一个特点是它们具有两个独立的孔道：一条孔道用来灌入液体膨宫介质，而另一条管道用来排出液体膨宫介质(图 8.2)。应用液体介质膨宫的一个优点是宫腔可以被持续灌洗。这可排出血液、黏液、碎片和气泡，只要是在不是很严重的子宫出血时，就可获得清晰的图像。

硬性宫腔镜分为两种类型：

单纯的诊断性宫腔镜：外径 4~4.5mm、内镜直径 2~3mm、前斜角 30°。

诊断及治疗式宫腔镜 I：外径 5~5.5mm、直径 2~3mm 的 30°直侧视镜。它拥有一个 5Fr(1Fr=1.3mm)的操作孔道，通过这里可插入剪刀、抓钳、活检钳、切割电极和凝固电极(图 8.3)。通过这些设备，可进行直视下活检和简单的操作，如息肉切除、取环、小的有蒂肌瘤的切除；同时也可分离不太复杂的膜样或纤维样的粘连及薄的中隔。通过 Essure 方法也可进行输卵管绝育。

诊断及治疗式宫腔镜 Ⅱ：外径 7~8.3mm，直径 4mm 的 30°内镜，操作孔道 7Fr。因其外径较大，需要进行局部麻醉和 Hegar 式扩宫棒扩宫。

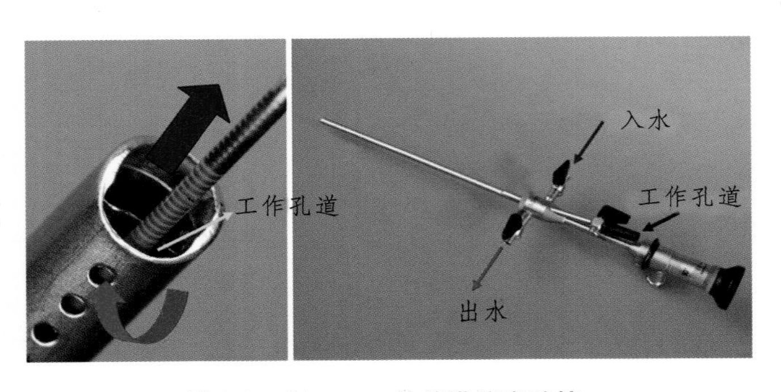

图 8.2 Olympus 持续灌流宫腔镜。

软性宫腔镜

光纤宫腔镜：直径 3.1~3.7mn 的软性宫腔镜用于诊断，而直径 4.9~5.3mm 具有一操作孔道的软性宫腔镜用于手术 (Olympus、Fujinon、Storz、Circon Acmi、Mochida)。它们应用的一个原理是：宫腔镜的末端拥有 100°视野，从而可以看到硬性宫腔镜无法看到的视野(如子宫过屈或宫角过深)。因为它是光导纤维，所以呈现的图像单元类似于蜂窝状，图像质量较差。它们不是持续灌流，但是由 Olympus 公司生产的光纤宫腔镜除外，该宫腔镜可被装配一硬性的外鞘。价格昂贵(图 8.4)。

单极手术：宫腔镜使用的电源发生器与手术室日常使用的一样。使用单极电流，发生器必须使用回流电极板。膨宫介质必须是非电解质液。

种类：诊断–治疗式宫腔镜配备有纽扣状的 5Fr 单极电凝和电针电极(图 8.3)。这一宫腔镜仅被应用在小息肉和薄中隔的特殊病例中。

单极电切镜：由外鞘、内鞘、工作手件、光镜、闭孔器和电极这些基本结构组成(图 8.5 和图 8.6)。工作手件根据适宜外科医生手部操作而设计(图 8.7)。它配备有一个连接接头，连接来自电流发生器的电缆。拇指放在后手柄上，其他三个手指放在前手柄上。工作手件静止时，可通过一弹簧使电极保持在鞘内。当拇指向其他三个手指方向施压时，电极从鞘内伸出，完成切割或电凝操作。根据外径的尺寸，电切镜有三种型号：7mm、8mm、9mm。7mm 电切镜配有 0°或 12°的镜体头端及直径 3mm 的环形、球状和针状电极。应用局限在需要微小操作的不育或宫颈狭窄的患者。缺点是电极很小且易碎。8mm 电切镜配有同样的 0°或 12°的

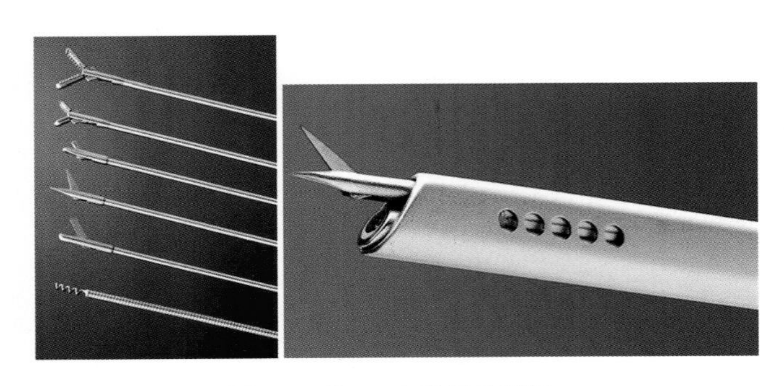
图 8.3 Storz 各种辅助器械。

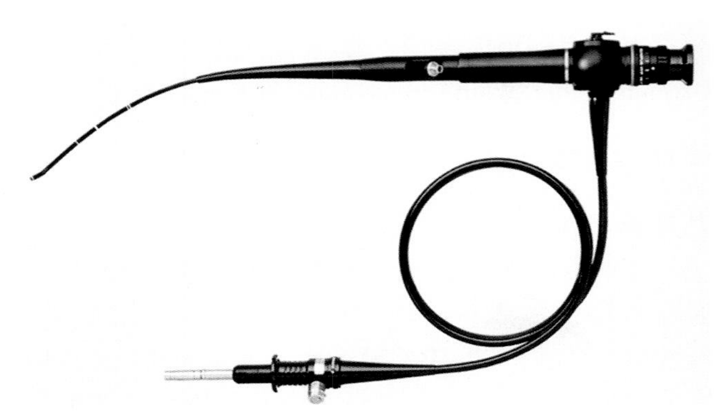
图 8.4 Olympus 诊断性软性宫腔镜。

镜体及直径3mm的环形、球状和针状电极。可以对各种患者进行较大范围的操作。它配备一个闭孔器,使宫颈不受损害。9mm电切镜是最常用的,它配备直径为4mm的12°或30°的前斜角内镜,但12°的镜体是最常用的。电极有滚球电极、圆柱状、杆状、针状或切割电极(图8.8和图8.9)。电极头端可为圆柱形,用于汽化肌瘤和子宫内膜切除。所有这些电极均在非电解质膨宫介质的持续灌流系统中应用(图8.10)。

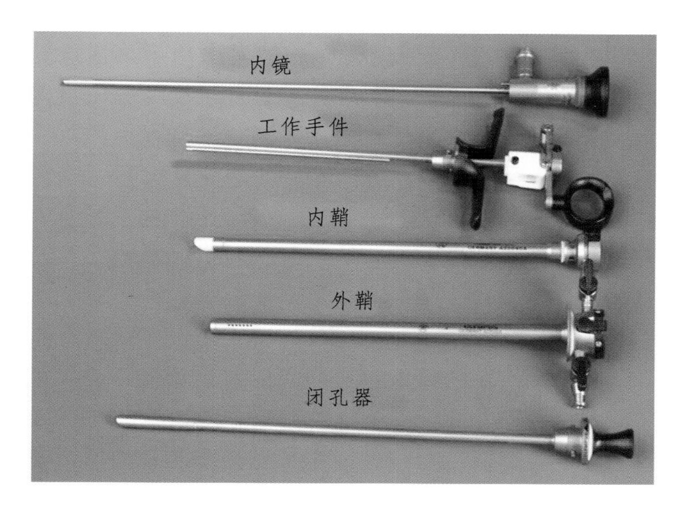

图8.5 电切镜的组件。

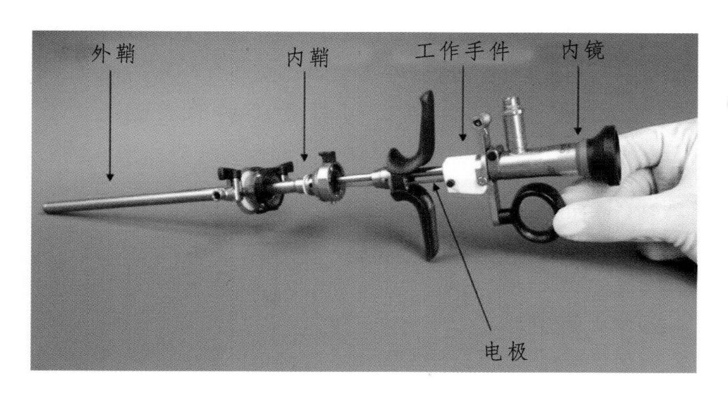

图8.6 电切镜。

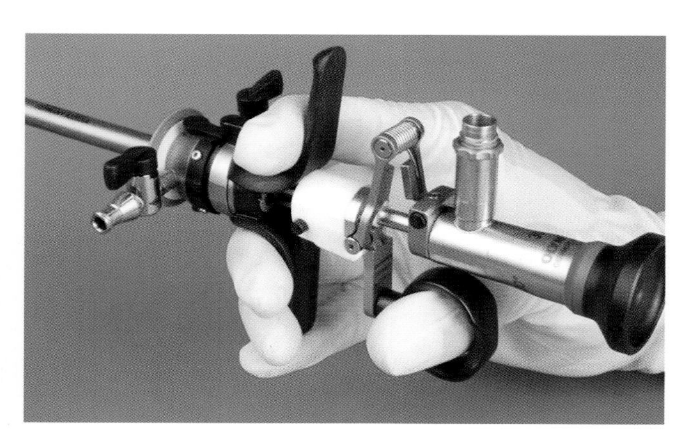

图8.7 工作手件上手的位置。

双极手术:目前双极电极也可使用,它相比单极能量的优势在于不需要回流电极板、可以使用生理盐水作为膨宫介质。双极电极需要特定的电流发生器。

Versapoint™系统:该系统由与一些特定电极相连接的双极电流发生器组成。直径为5Fr,和持续灌流的宫腔镜的操作孔道相匹配。息肉、小的0型黏膜下肌瘤和中隔切除术等这类小手术可在诊疗室进行。

双极电切镜:主要特点是两个电极端都在工作手件上(图8.11)。与单极电切镜相比有三个不同之处:首先是环行与球形电极的尺寸都非常小,所以每次切

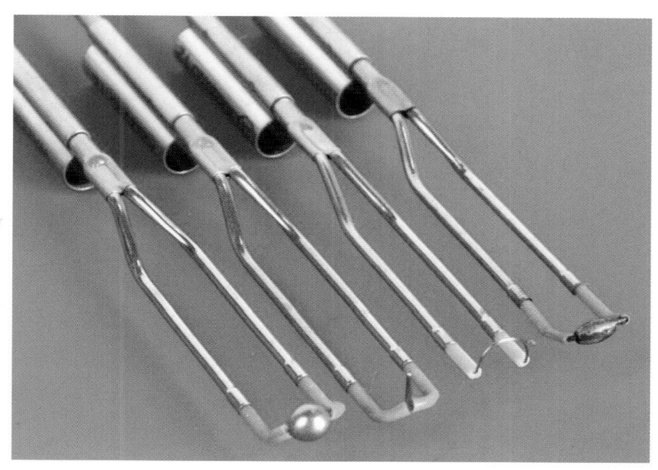

图8.8 Olympus电切镜电极。

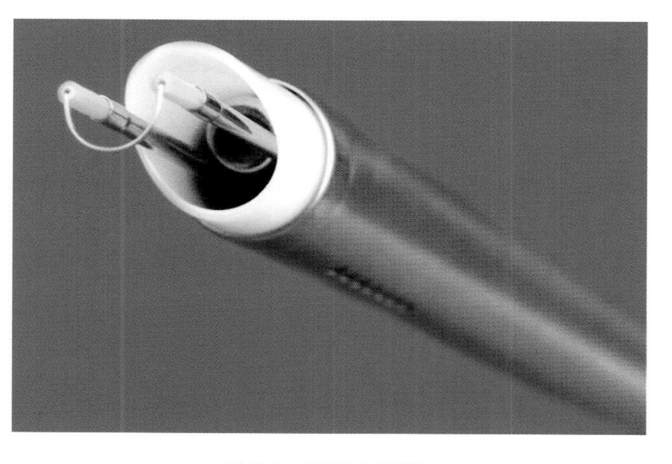

图8.9 近观电切镜。

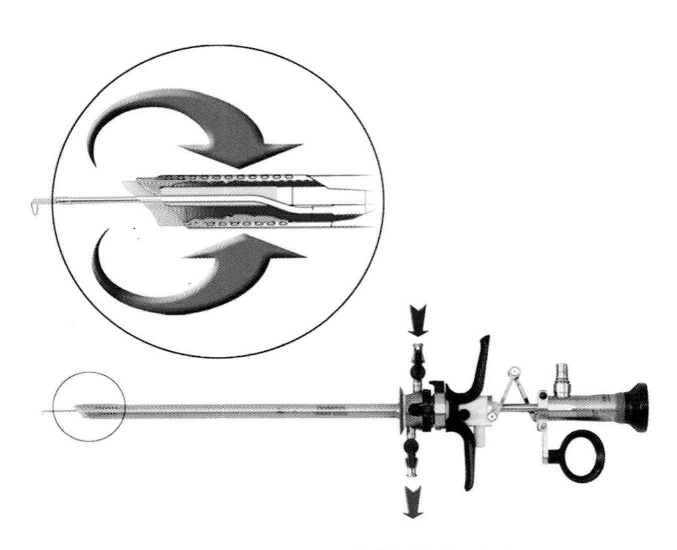

图 8.10 电切镜持续灌流的原理。

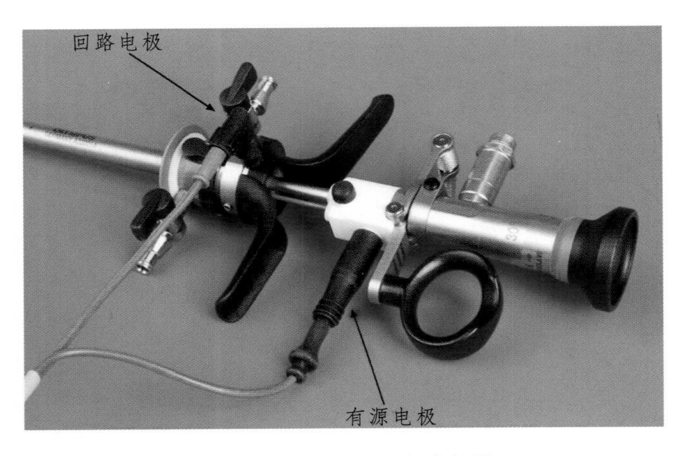

图 8.11 Olympus 双极电切镜。

除的组织较小，手术时间有一点长。第二，需要比单极手术中更大的电功率(瓦特)。第三，正如前面所提到的，由于膨宫介质是生理盐水，双极手术更安全。一旦缺点能够解决，双极电切镜就是手术宫腔镜的未来发展趋势。

激光手术：这种类型的手术必须要有 75W 的 Nd：YAG 激光源。能量通过 0.4~0.8mm 的涂有特氟纶的石英光纤传送。这些治疗性宫腔镜被用在传统手术中。它们配有 5Fr 的工作孔道。所有的宫腔镜手术都能使用 Nd：YAG 激光操作。其缺点是购买和维护费用昂贵。最近几年在宫腔镜手术中的使用率已大幅降低。

光源

市场上有几种商业品牌在内窥镜的领域中有所应用。在通过 CO_2 膨宫的诊断性宫腔镜中，使用 250W 24V 的卤化钨光源已足够。尽管费用更高，但理想的光源应是配备 300W 50~60Hz 的氙气灯泡，它发出的光与自然光相似（图 8.12）。多数光源配有一 150W 的辅助卤化应急灯。当光源和摄像主机由同一个制造商生产时，配有自动调光功能：当摄像主机检测到光线过强或不足时，会向光源发出信号来适应新的亮度状态，不会因为过亮或过暗而导致成像质量降低。光纤电缆的作用是将光从光源传输到宫腔镜。一些光缆在末端装配聚光器，其缺点是极易脆裂。当弯曲或撞击时内部的光纤很容易折断。因此，正如所有的内窥镜材料一样，在使用光缆时要高度小心。

摄像主机

宫腔镜使用的摄像主机与腹腔镜使用的一样。最常用的摄像主机的“芯片”分辨率为 470 000 像素、敏感度为 1 勒克斯。在宫腔镜中带有 3 个芯片的摄像主机并未证实更有效。系统必须与 NTSC 和 PAL 格式兼容。对外的图像信号连接对记录手术或检查非常重要。多数摄像主机有几个不同的 BNC 连接器（低质量），使用 S-VHS 信号的 Y/C 连接器，RGB 连接器，以及使用数字信号、提供高质量图像记录的 DV 连接器（火线）。通过合适的软件可以连接到录像机或计算机。考虑到将来，一些摄像主机已经配有光缆连接器。

电视监视器

直到高清技术商业化，电视和监视器才被引入，目前有三种监视器。

传统的阴极射线监视器：目前 14 寸或 20 寸的显像管仍然可以提供最高质量的图像。尽管这项技术是

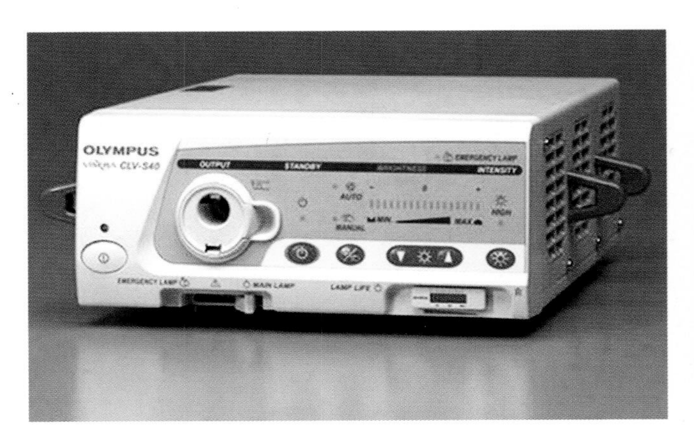

图 8.12 氙灯光源。

陈旧的，但目前它仍可获得最佳图像。

等离子：这种显示屏由两块中间有很小孔隙(0.1mm)的玻璃屏组成。两块屏之间，气体以等离子的形式储存。气体由电脉冲激活变成红、绿和蓝像素(RGB)。这些成千上万的光点可产生稳定性好、复制保真度高、颜色和对比度质量高的图像。它们被用于大屏幕。图像质量不像传统的三相显像管监视器那样好。

液晶显示屏或薄膜晶体管(LCD-TFT)：这是一种液晶屏，一个像素用一个晶体管。这套晶体管调节来自监视器后部的光。使用这种技术，观察角如果不在屏幕前方，图像质量也几乎不受影响。图像质量和显像管相似。

图像记录

图像记录非常重要，可用于多种目的。首先，最重要的是教学，可供要学习该技术的住院妇产科医生使用。而且医生还可以提取记录，并和组织学诊断相比较。其次，尽管该目的尚存争议，但在法律上是有用的。

图像记录设备有许多，包括几乎过时的 VHS 和 S-VHS 录像机，以及近期的 DVD、迷你 DV 或数字化格式的 DVCAM。

辅助材料

在手术台上需要的材料包括：

- 柯林斯窥器；
- 镊子；
- 宫颈钳；
- 以半号递增的 Hegar 扩宫棒 3 到 7 号（3 到 10 号用于电切镜手术）；
- 血管钳；
- 探针；
- 复方碘；
- 10mL 注射器和长针(0.9×70mm)；
- 局部麻醉剂；
- 无菌拭子(10×10)。

膨宫介质

子宫内膜腔是个塌陷的腔隙，只在有病变(息肉、肌瘤)的情况下才膨起。除了这些情况，子宫壁和子宫内膜贴覆在一起类似三明治。为了能够达到很好的视野，子宫腔必须被膨起。自从 1914 年，Heineberg 用水来膨宫后，一些不同的物质也被用于膨宫，但效果不好。直到 1970 年，Edstrom 和 Fernstrom 用右旋糖酐-70(一种高黏度的液体)膨宫才获得了非常优质的图像。1981 年，Goldrath 第一次用一种低黏度液体施行子宫内膜切除手术。目前，有许多不同的膨宫介质可以应用，描述如下。

高黏度液体

葡聚糖是一种用于诊断和手术宫腔镜的膨宫介质。这种介质在 20 世纪 80 年代的英语国家经常使用，但是在西班牙很难看到。目前它已被其他介质取代。

含电解质的低黏度液体

因为这些液体有扩容效果，并能用作药物的载体，所以通常用于日常临床工作中的静脉输液。这些液体的一个重要特点是实际上它们能够传播电流。因此，因其存在引起损伤的风险，在应用单极电流发生器的手术中它们是明确禁止使用的。

这些膨宫介质适合应用在持续膨宫的诊断和手术宫腔镜中。优势如下：

- 液体渗入血管内的可能性更大（流入患者血液中）。然而，如果大量流体流失，不能排除肺水肿和脑水肿可能(尤其对于心衰和肾衰的患者)。
- 容易获得。
- 成本低。

直视下活检、息肉切除、中隔切除、肌瘤切除、膜样粘连切开和异物取出等操作，可通过诊断-治疗性宫腔镜，利用剪刀、活检钳和异物钳完成。也可以应用双极电切术、Versapoint 和激光手术。最常用的是：

生理盐水：溶液由 0.9%的等张氯化钠组成，它含有 154mEq/L 的 NaCl，渗透压为 310mOsm/L。Na^+是溶液中的主要阳离子。它也是细胞外液的主要阳离子，在细胞外液中它的重要功能是控制液体流动和酸碱代谢。

乳酸林格液：溶液由氯化钠、乳酸钠、氯化钾和氯化钙组成。包含 130mEq/L 的钠、4mEq/L 的钾、3mEq/L 的钙和 110mEq/L 的氯。渗透压是 275mOsm/L。它的使用少于生理盐水。

非电解质的低黏度液体

为了进行电切术，特别是在使用单极电流的宫腔镜手术中电切，应使用非电解质的膨宫液体。

种类：

• 5%葡萄糖：渗透压是256mOsm/L。这种介质在使用量达1L容积时会呈现出它的缺点。它应用在短时间操作中。渗入血管内过多会导致高血糖症和水中毒(如下描述)。

• 1.5%氨基乙酸：这是最常用的介质，也是使用最有经验的介质，因为该介质自1948年就用于泌尿科的经尿道切除术。氨基乙酸是一种氨基酸，以氨、丝氨酸和乙醛酸的形式代谢。它是一种渗透压为200mOsm/L的低渗溶液。如果患者吸收量超过1000~1500mL，可能引起严重的并发症，包括水中毒。这种情况的病理生理学反应和治疗将在关于并发症的章节中描述。

–为了预防并发症，我们应该：坚持严格控制膨宫介质的输入输出平衡。

–注意膨宫压力和流量。

–操作时间不能超过60分钟。

–使用膨宫机，它能提供关于膨宫介质平衡的实时信息。如果发生血管内渗液或膨宫介质损失超过1000mL，则要停止操作。

• 山梨醇/甘露醇：指Cytal或Mein溶液。该溶液含有2.7%山梨醇和0.54%甘露醇。甘露醇是一种渗透性利尿剂。然而，尽管有利尿剂的预防作用，也可能发生水中毒。过量吸收导致水中毒的机理和氨基乙酸一样。血管内渗液的临床表现是一致的，但同时也会造成高血糖症。对于治疗，与治疗氨基乙酸中毒的原则一致。

膨宫系统

诊断性宫腔镜

如果将CO_2用作膨宫介质，必须使用一种特定的子宫导气泵。

如果使用液体介质，将有以下几种选择：

• 重力灌注：将3L的生理盐水袋放到比宫腔镜高1~1.5m的位置。在这个高度，灌注压力为85~105mmHg。这样可达到很好的膨宫效果，灌流速度为300~500mL。并发症很少。

• 压力套灌注：市场上有几种装置可以在血浆袋的四周形成压力套。可以手工灌注，应用一个类似压力计中使用的压力球，设定压力100~150mmHg；或电动灌注，通过一压缩机以同样的压力自动向一套袋充气。

• 膨宫泵。

手术宫腔镜

电切镜手术需要使用膨宫介质。在这种情况下，有如下几种选择：

• 重力灌注：这种技术和前面描述的一样，不同之处在于使用3L 1.5%的氨基乙酸代替生理盐水（高度和压力一样）。因为这些手术时间长，医生必须特别小心地保持氨基乙酸出入的平衡以防止发生水中毒。因此，必须测量袋中剩余的液体量和在抽吸装置中收集的液体量。为了测量经阴道流出的液体量，患者屁股下必须放置一个收集袋。在一些情况下，可以在该系统下进行手术(如短时间的小手术)。然而，因为存在膨宫介质血液内渗的风险和严重的并发症风险，一般不推荐使用这种系统。

• 膨宫泵：应用该种膨宫泵，灌注压力可以事先设定。常用的工作压力范围是80~100mmHg、流速100~400mL/min。膨宫泵根据子宫壁的阻力调整压力和流速，并计算出实际的宫腔内压力(图8.13)。为了电子

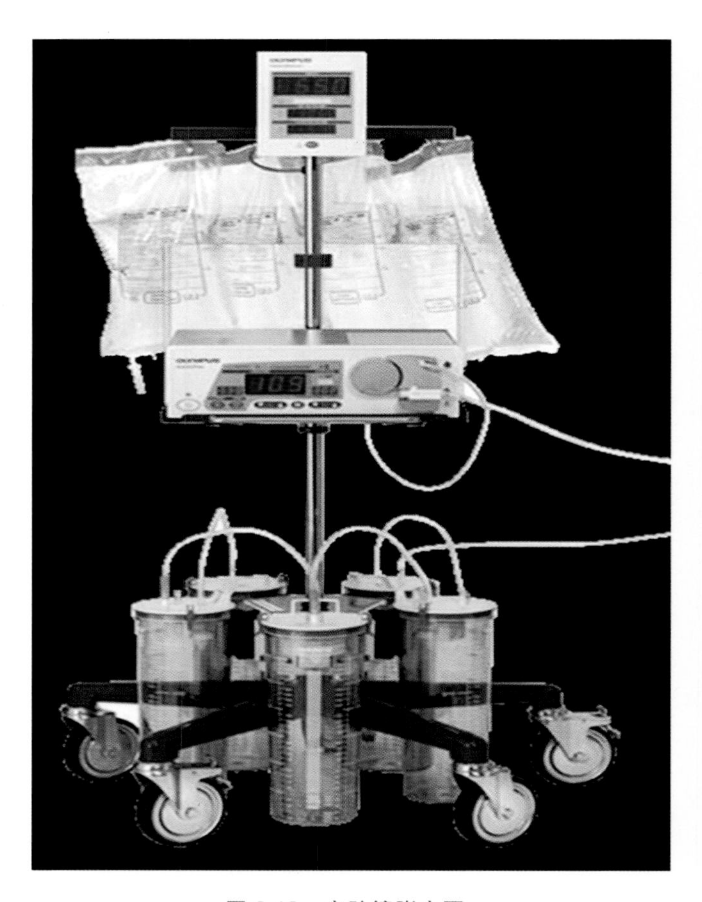

图8.13 宫腔镜膨宫泵。

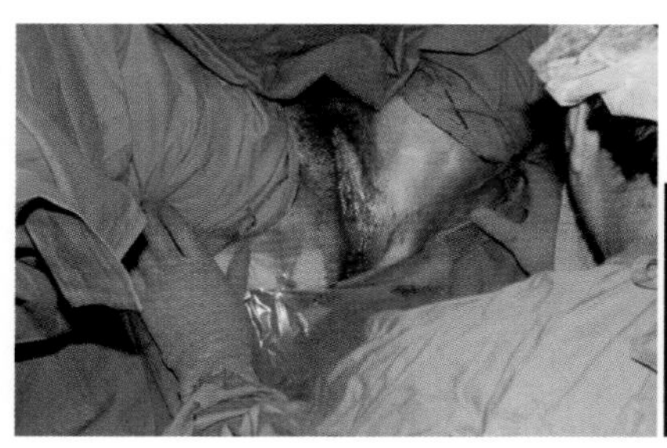
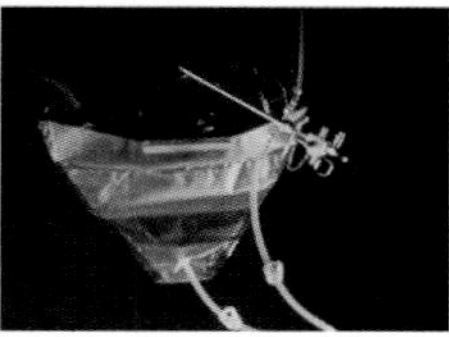

图 8.14 液体收集袋。

化计算患者吸收的膨宫介质的量，使用了一个体重计。一套管道系统收集从宫腔镜排出孔道排出的膨宫介质，经阴道流失的液体通过一个袋子收集(图 8.14)。这种膨宫泵的主要优势在于当氨基乙酸平衡指示器表明有 1000mL 液体渗入血液内时，操作将被停止。为了防止液体计算时的人为因素错误，AAGL(美国妇科内镜协会)推荐在宫腔镜手术时使用膨宫泵。

(李云飞 译)

参考文献

1. Brooks PG. Distension media in hysteroscopy. In Pasic RP, Levine RL (Eds): A practical manual of hysteroscopy and endometrial ablation techniques. London: Taylor & Francis 2004;25-33.
2. Cayuela E, Cararach M, Gilabert J, Perez Medina T, Rivero B, Torrejón R. Histeroscopia. In Documentos de consenso de la SEGO (Eds): Sociedad Española de Ginecología y Obstetricia, Ed Madrid: Meditex 1996;11-45.
3. Cayuela E. Instrumentación en histeroscopia. Medios de distension. In Comino R, Balagueró L (Eds): Cirugía endoscópica en Ginecología. Prous Science. Barcelona 1998:261-73.
4. Cicinelli E. Diagnostic minihysteroscopy with vaginoscopic approach: Rationale and advantages. J Minim Invasive Gynecol 2005;12:396-400.
5. Hitta P, Bertaud N. Troubles neurologiques graves après hystéroscopie opératoire sous irrigation de glycocolle. Ann Fr Anesth Réanim 1993;12:604-12.
6. Hopkins H. Optical principles of endoscope. In Endoscopy. Berci G (Ed): New York: Appleton, Century, Crofts Publish 1976;3-26.
7. Levine RL. Hysteroscopic instruments. In Pasic RP, Levine RL (Eds): A practical manual of hysteroscopy and endometrial ablation techniques. London: Taylor & Francis 2004;13-24.
8. Lin BL, Iwata Y, Liu KH, Valle RF. The Fujinon diagnostic fiber optic hysteroscopy. J Reprod Med 1990;35:685-9.
9. Lin BL. Comparison of flexible hysteroscopes: theoretical and practical considerations. In Van Herendael B, Valle R (Eds): Ambulatory Hysteroscopy. Oxford (edn): Bladon Medical Publishing. 2004:19-24.
10. Munro MG. Electrosurgery in the uterus. In Pasic RP, Levine RL (Eds): A practical manual of hysteroscopy and endometrial ablation techniques. London (edn): Taylor & Francis 2004;49-65.
11. O'Donovan PJ, Nakade K. Diagnostic outpatient hysteroscopy service: Semi-rigid hysteroscopy. In Van Herendael B, Valle R (Eds): Ambulatory Hysteroscopy. Oxford (edn): Bladon Medical Publishing 2004;7-11.
12. Ruiz JM, Neuwirth RS. The incidence of complications associated with the use of Hyskon during hysteroscopy: Experience in 1793 consecutive patients. J Gynecol Surg 1992;8:219-24.
13. Rullo S, Sorrenti G, Marziali M, Ermini B, Sesti F, Piccione E. Office hysteroscopy: Comparison of 2.7 mm and 4 mm hysteroscopes for acceptability, feasibility and diagnostic accuracy. J Reprod Med 2005;50:45-8.
14. Valle RF. Operative hysteroscopy. In Sciarra JJ (Ed): Gynecology and obstetrics. Lippincott: Philadelphia 1995;35:1-28.
15. Valle RF, Baggish MS. Instrumentation for hysteroscopy. In Baggish MS, Barbot J, Valle RF (Eds): Diagnostic and operative hysteroscopy. Text and atlas (2nd edn). St Louis: Mosby 1999:97-126.
16. Valle RF, Baggish MS. Accessory instruments for operative hysteroscopy. In Baggish MS, Barbot J, Valle RF (Eds): Diagnostic and operative hysteroscopy. Text and atlas (2nd edn) Mosby St Louis 1999:127-38.
17. Valle RF. Manual of clinical hysteroscopy. Oxon (Ed): Taylor & Francis, 2005.
18. Van Herendael BJ. Instrumentation in hysteroscopy. In Siegler AM (Ed): Obstetrics and Gynecology Clinics of North America. Philadelphia: WB Saunders Co. 1995;22:391-408.
19. Wamsteker K, Block S, Emanuel MH. Instrumentation for transcervical hysteroscopic endosurgery. Gynecol Endoscopy 1992;2:59-67.
20. Witz CA, Silverberg KM, Burns WN, Schenken RS, Olive DL. Complications associated with the absorption of hysteroscopic fluid media. Fertil Steril 1993;60:745-56.

第 9 章

电外科学的基本原理

Tirso Pérez-Medira

介绍

虽然事实是医学中电的使用很久以前就开始了,但是据说它会造成放电和烧伤,这令许多医生胆怯。所以,这些年人们对研究电外科学原理的学术兴趣越来越小。

现在的发电机比十年、二十年前好很多。数字控制板能很好地在给定时间内调节需要的电切功率和电凝功率。现在已经出现了为特定的手术设计的新电极。所有这些都使电在医学上的使用得以更新。因此,具备电外科物理学的基本知识非常重要,这会让我们在操控设备时将意外减少到最低。

基础电学

电是电子运动。当带负电荷的能量粒子由发电机驱动通过导体时会产生热能,该热能应用在医学上可对组织形成破坏、电凝或切割。用于驱动电子的能量是电压(V)。这个能量用伏特来测量,与正负极的差异有关。当使这些电子同方向运动时,产生电流(I),用安培来测量。阻碍电子通过组织或其他物质的力定义为电阻(R),用欧姆来测量。

这三个参数彼此关联(欧姆定律):

$$V=I \times R$$

所做的功用瓦特测量,是电子产生或消耗的能量。它取决于电子的数量(电流)和驱动电流流动的电压。应用欧姆定律:

$$W=I \times V$$

因此,传到组织的能量既随电流的平方增加,也随电压的平方增加。

$$W=I^2 \times V \text{ 和 } W=V^2/R$$

如果将电和水做类比,电子相当于水分子,电压相当于水压。如果以一恒定的压力驱动一定体积的水通过管子持续一段时间后,将产生水流。当阻力增加(恒定电压或压力)时,电流降低。

根据电子的波动路径,基本上有三种类型的电流:直流电、交流电和脉冲电。

在正负电极间持续单向的电子相互交换称为直流电。

脉冲电是指在短时间内释放大量的电流。

交流电是电子的双向交换,从而以正弦波形式有节奏地变换电极。这是目前最常用的电流形式。这种电流在示波器上产生正弦波,从零或中性极性开始,首先向一个方向运动,然后又向相反方向运动。最初在正方向产生最大峰,然后在负方向又产生一个最大峰。这种电子的正弦波或周期用赫兹测量。每个周期就是一个赫兹。电流频率用每秒周期数或赫兹数测量(图 9.1)。

电发生器是以一定频率产生交流电的装置,其频率依据发电机类型不同而不同。目前绝大多数电发生

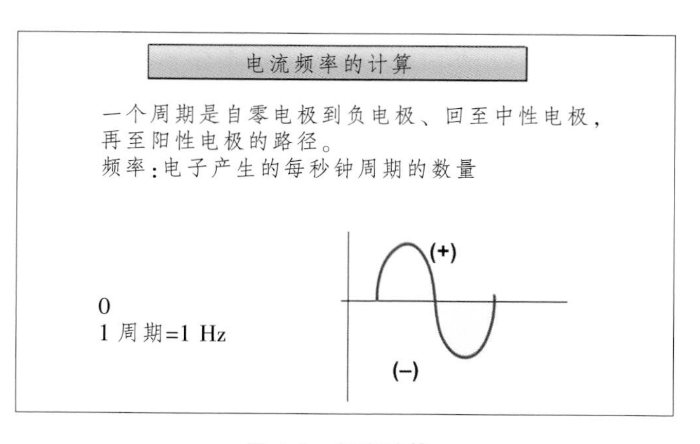

图 9.1　频率计算。

器产生的电流都是高频电流，其电流频率每秒超过10 000周期(10 kHz/s)。因为它们穿过身体是如此之快，以致这些电流不会改变肌肉纤维膜的电压。因此,它们不会产生与感应电流(较短波长)有关的疼痛的肌肉收缩。因为它们是无线电波所使用的频率,所以这些电流也叫做无线电频率波。它们的频率在每分钟350 000~5 000 000周期,或相当于350kHz/s~5MHz/s。

从零极性到正极性或负极性的大小叫最大电压。通过改变最大电压,同一个电发生器能够产生电切电流或电凝电流。

试验证明为了在组织中得到切割效果,电波的最大电压峰值必须达到200V(图9.2)。然而,为了获得电凝效果,最大电压峰值必须是500V(图9.3)。

此外，现代电发生器能联合切割和电凝的波长,这称为混合电流(图9.4)。根据提前设定的需要,混合电流能产生不同比例的切割波和电凝波。

由一定电压驱动的电子能集中在某一特定的位置,在该组织的某点上形成快速的热量增加。这种电子聚集的现象称为电流密度。

当使用单极电极时,电发生器驱动的电子由活动电极发射出。它们在电极接触的位置进入身体,并在该点达到最大电流密度。然后通过最小阻力的组织或

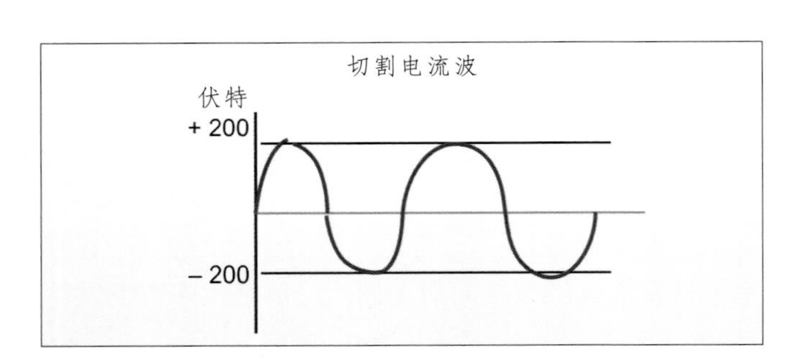

图9.2 切割波形,低电压,高电流。

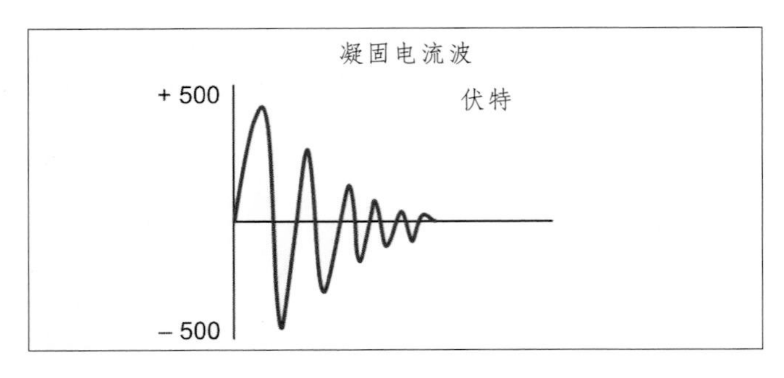

图9.3 凝固波形,高电压,低电流。

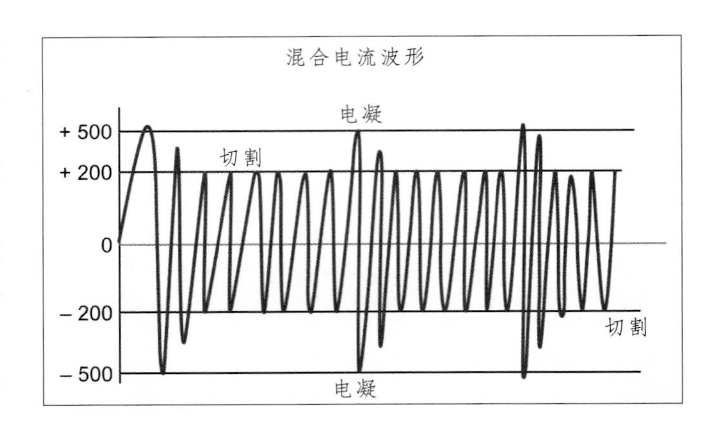

图9.4 切割和电凝混合波形。

区域扩散,直到到达负极板或回路电极板,从而返回发电机,形成闭合电路。

单电极或单极比双电极或双极引发的并发症多。两个电极分得越开，电子在身体内扩散的可能性越大,从而易导致后续电流泄漏和灼伤风险增大。

活动电极的尺寸越小，在接触点的电流密度越大,结果在该点聚集的热量也越大。因此,活动电极面积越小,烧伤产生的越深,反之亦然。同样的,当电子通过回路电极板或负极板离开身体时,如果电极板很小,也会造成损伤。因此,推荐使用大面积的回路电极板以防止电流在很小的点上过度聚集。

双极电切手术

为了避免宫腔镜手术中与甘氨酸吸收有关的缺陷,研究者开发了一种同轴双极电极,它能够在含有离子的液体介质中通过正负极之间产生的电弧来完成电切和电凝。两个电极只是通过很小的绝缘板分隔开,防止电子在膨宫介质中的扩散。在双极模式中,电子通过第一个电极(环、钩等)穿过两极间的组织,通过第二个电极(外鞘)回流到电发生器(图9.5至图9.7)。

双极电极通过两个电极将一个正电极和一个回路电极置入电外科手术设备内(例如,宫腔镜环和外鞘)。交流电通过电极间组织的电流是对称分布的,每半个周期倒转方向，消除电容耦合和异常电流路径风险。

因为电流在电极间集中,需要的功率比单极手术明显降低。因此,在双极电切术中采用未调整的带有低的峰对峰电压的切割波。这些因素本质上局限了在电切及电凝组织时的热效应。

同单极手术相比较,双极电路输出的功率通常产生更小的内生阻抗。所以,在高阻抗组织上的高电流更能确保组织的彻底干燥。

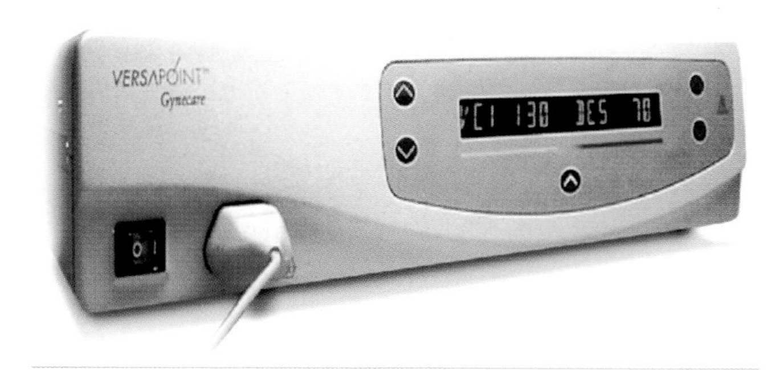

图 9.5　双极电流发生器(gynecare)。

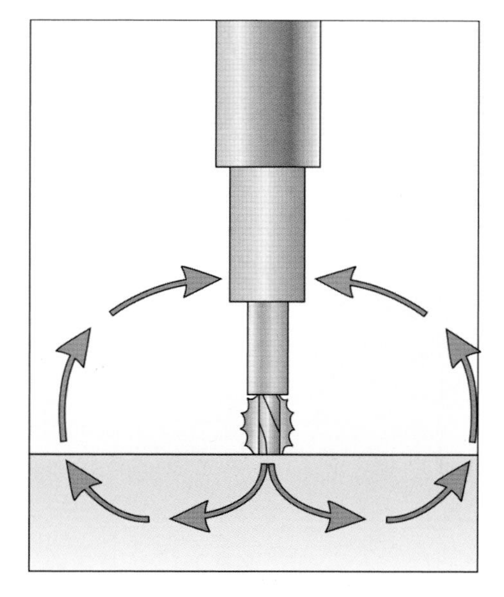

图 9.6　宫腔镜双极电流的电子电路。

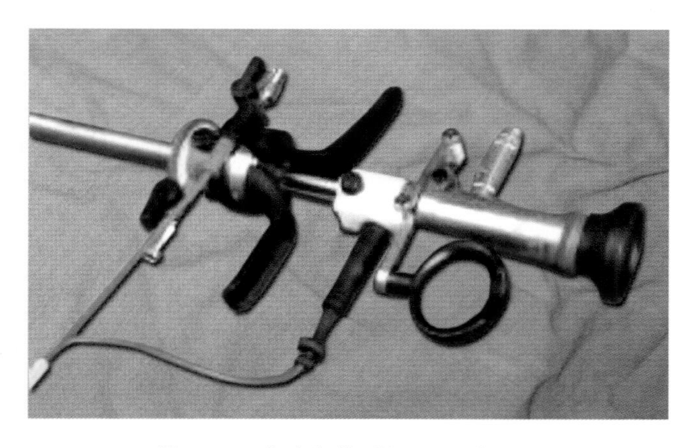

图 9.7　双极电切镜(Olympus 公司)。

虽然电流和相应的热效应被限制在电极间的组织内,但传输至远离手术部位的器官的非期望的热效应的风险不能消除。双极电流导致电极间组织渐渐脱水。

组织的电凝取决于电极间的表面积、电极和组织间形成的气化层以及组织水化程度。当气化期结束时阻抗最大,组织被彻底脱水。如果进一步施加电流,第二次的热侵害将传到周围组织,导致组织温度相应的快速增加。因此,远离手术部位的组织可能遭受热损伤。

临床相关性

通过改变电流在生物组织中产生热动力效果的速度和程度,高频电手术被用于切割和(或)凝固组织。虽然止血的效率和凝固的深度有关,但极其重要的是除了彻底需要凝固的组织外,不再有其他组织受到热损伤。电切手术的精髓在于将彻底止血的需要与最小量的深度凝固坏死相平衡。

发射电子这一操作取决于由电发生器发出的电波的大小、形状、频率和调制模式,最大电压,以及与输出阻力有关的电流。因此,组织能够无阻力地轻易切割或被烧灼碳化。手术的成功在很大程度上取决于对这些不同参数的正确使用。

现代数字化发生器提供纯切割波或纯凝固波,以及两者的混合波。凝固波的比例越低,在组织上积聚的热量越低。从而将组织更好的保留以进行后续的组织学研究。

在这些发生器中,各种波形的功率能够事先设定,来克服每一例手术中需要治疗的组织的阻抗。

当细胞内的水达到沸点温度,细胞因为电子通过细胞时释放的能量而汽化时,切割的生物学效果就达到了(图 9.8)。由电弧携带的极高的电流密度可使细

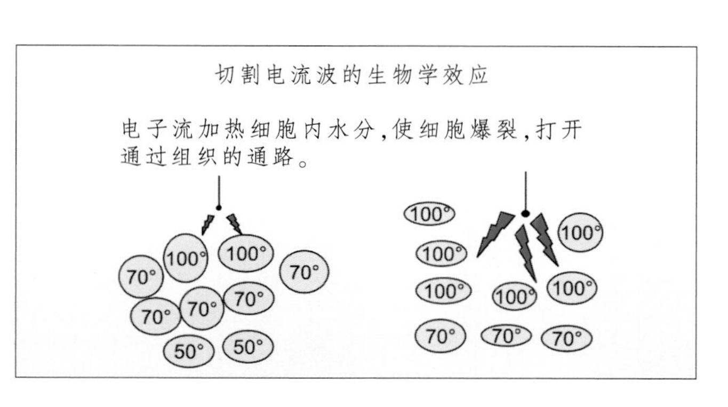

图 9.8　切割电流的生物学效应:气化。

胞内的水温达到600℃以上。爆破性的细胞汽化引发继发的破裂压力(蒸汽是液态水体积的6倍)和声波力量。电弧由瞬间离子化的蒸汽包围而得以加强。使用未调制的切割波产生不间断电流从而保持所形成电弧的路径,来帮助维持这个电弧。

随着电压增加和电弧长度或强度的增加,沿着边缘的凝固深度增大。因此,未调制的切割波形产生切割作用及最小的凝固坏死,而调制较大的波形和高的电压会导致更大的凝固区域。组织接触消除蒸汽包膜,破坏切割电弧。

如果在发生器上选定的功率比需要的高,热能过度集聚,细胞发生碳化。因为电子不能在组织内完全穿过,故组织电阻增加,不能获得需要的切割效果。当功率比需要的低时,细胞内的水不能达到沸点的温度,细胞不会气化。在这种情况下,因为电子不易穿过组织向前传播,电子和细胞间的接触时间延长,导致热过度集聚而使组织脱水。因此,电子传播因为电阻增加而受阻。在每个手术中,事先必须正确选择发生器切割电流的功率,以便能够达到需要的效果。

凝固的生物学效果通过使组织蛋白质在热的作用下变性而实现。组织和活动电极表面的接触导致电流以很低的密度传导。细胞内离子极性的高频震动产生电阻热。当组织渐渐加热到超过50℃并维持时,开始产生由细胞蛋白的变性(白色凝固)而导致不可逆转的细胞损伤。达到100℃导致细胞内水的彻底蒸发(脱水),从而导致血管和周围组织的收缩而止血。同时胶原质转换成葡萄糖,在组织和电极间产生粘连。温度在200℃以上导致碳化和焦痂。

凝固效果能通过脱水或电灼达到(图9.9)。当电灼时,火花从电极跳到组织,在两者间保持大约1mm的分隔。这一分隔造成电子在组织上更大的扩散。正面效果是达到表面凝固,但在凝固深度方面效果欠佳。当脱水时,电极和组织接触,通过接触点较高的热量聚集而获得凝固的效果。在此过程中,较大较深的血管能被凝固,但会对周围正常组织造成更大的损害。总体来说,应用电灼方式凝固比在脱水模式下需要的功率小。

在每一种方式下,必须适当地选择发生器产生电流的类型和功率,以便获得需要的效果,最大限度地防止不必要的效果。

直到组织温度达100℃,并且彻底脱水,组织温度的增加才和组织阻抗(脱水程度)、电流时间和电流密度的平方成正比。因此,在表皮深度温度变化较快,应用的电极表面积越大,扩展越慢。

例如,如果滚球电极用于子宫内膜去除(图9.10),会造成子宫内膜表面的脱水,与发生器产生的电流类型无关。无论如何,在相同功率下,如果使用切割波,因为电切波电压比凝固波电压低,作用点的热量聚集要少,破坏深度也会浅。同样功率下,使用电极的表面越大,深度越浅,因为更多的热量扩散在表面。换言之,为了获得同样的效果,较大功率必须施加到柱形电极而不是球形电极。

如果通过电切环切除子宫内膜,发生器功率的选择取决于环的尺寸、厚度和切除的深度(图9.11)。尺寸、厚度和深度越大,需要的功率越高。因为子宫平滑肌瘤比子宫内膜硬、阻力大,所以切除平滑肌瘤时甚至需要应用更大的功率。

在所有情况下,如果电切时有出血的血管,要使用混合电流或平衡电流,而不是单纯的电切电流。需要凝固的血管口径越大,凝固波的比例就应越大。

虽然切割过程开始时,细胞内含有水分,组织阻抗低。但是,当加热使组织脱水时,阻力增加,电接触被破坏。因为电极不再和湿的组织接触,所以当电压非常高时,火花会跳到周边湿的组织,细胞气化,打开

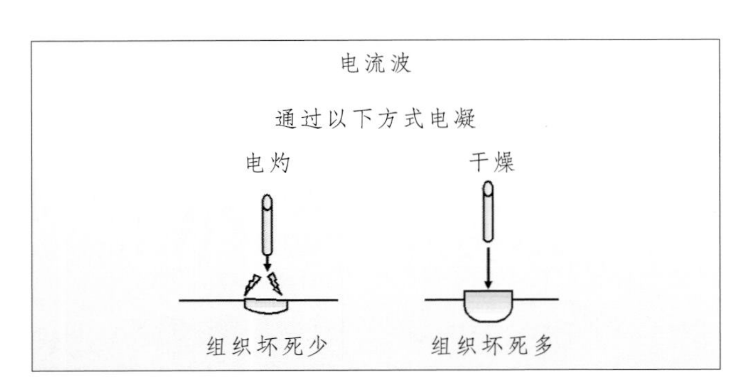

图9.9 凝固的生物学效应。

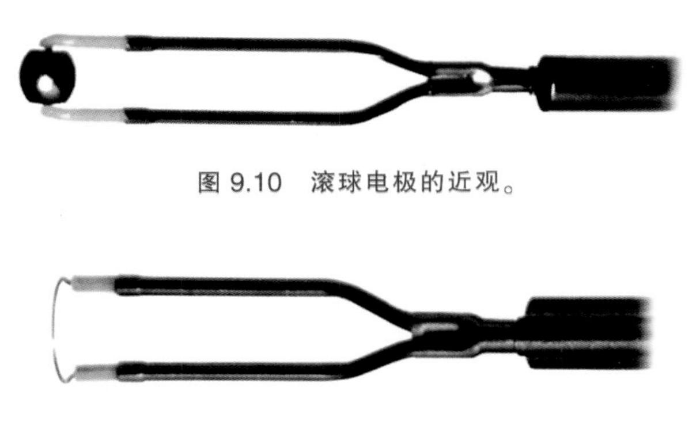

图9.10 滚球电极的近观。

图9.11 环状电极的近观。

穿过细胞的通道，产生电切效果。之后，电极不应与组织有更远的接触，因为在电极和组织间已产生一安全区域。

电切手术的风险

在内镜外科手术中66%的电切意外发生在回路电极的位置。因此，手术室操作人员必须具备必要的技术知识，以便能够处理任何时候可能发生的问题。回路电极应该足够大。回路电极不是必须和患者直接接触，不过它和发射极距离要尽可能的近，以防止可能发生的电流泄漏。电极板最好是一次性的，因为电极板很小面积的绝缘层缺失都能造成烧伤。

发生器和患者间形成封闭电路，电流在其内流动（图9.12）。电切或凝固过程的任何小缺陷都提示系统存在小的故障，或者由于缺少绝缘，或者由于在电路上某点不能传导。此外，重要的是确保使用的膨宫液不含有电解质。

无论如何，现在大多数的发生器配有警报和安全系统，当回路电流比输出电流低时会发出警报，并阻断器械电流。

应避免患者接触没有充分绝缘的小的金属物体（例如，心电监护电极片或手术台上的金属螺钉——如果手术台没有通过橡胶和地面完全绝缘）。发生器也能干扰心脏起搏器。应做好适当的预防。

最后，必须牢记在心，在很罕见的情况下，电切或凝固产生的火花能造成手术室内各种易燃物质如某些麻醉气体、皮肤酒精消毒液或肠内甲烷气等着火。

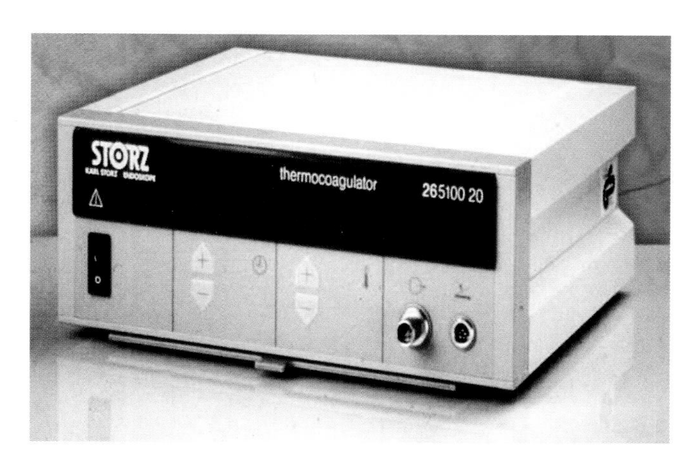

图9.12　电外科手术电流发生器。

（李云飞　译）

参考文献

1. Advincula A, Wang K. The evolutionary state of electrosurgery: Where are we now? Curr Opin Obstet Gynecol 2008;20:353-8.
2. Brill AI. Bipolar electrosurgery: Convention and innovation. Clin Obstet Gynecol 2008;51:153-8.
3. Massarweh NN, Cosgriff N, Slakey DP. Electrosurgery: History, principles, and current and future uses. J Am Coll Surg 2006;202:520-30.
4. Veck S. An introduction to the principles and safety of electrosurgery. Br J Hosp Med 1996;55:27-30.
5. Vilos G, Latendresse K, Gan BS. Electrophysical properties of electrosurgery and capacitative induced current. Am J Surg 2001;182:222-5.

第 10 章

宫腔镜子宫肌瘤切除术

Ramón Cos Plans, Enarique Cayuela Font, Federico Heredia Prim

介绍

子宫肌瘤是良性的有包膜的实性肿瘤，它起源于子宫的肌肉组织。由结缔组织和平滑肌纤维构成。肌瘤周围被一层薄薄的疏松组织包裹（假包膜）并被肌纤维挤压。

子宫肌瘤占女性所有良性肿瘤的 20%，恶变的风险低于 0.2%~0.5%。子宫肌瘤在年轻妇女中更为常见。约有 1/4 的生育期妇女患有子宫肌瘤。然而，因有一半子宫肌瘤的患者没有症状，所以实际的患病率仍然不清楚。

根据肌瘤在子宫的位置，可以分为浆膜下、肌壁间和黏膜下肌瘤。黏膜下肌瘤占全部肌瘤的 5%~10%。然而，有些作者引用了更高的数字，达 16.6%~55%[1]。黏膜下肌瘤源于子宫肌壁，向子宫腔内生长扩展。它们可能成为完全的有蒂的肌瘤，最终自宫颈口脱出（肌瘤自然的排出）。这种类型的肌瘤引发的症状最多，因而重要。最常见的症状是生育年龄妇女月经过多。

自从 Neuwirth[2]在 1978 年完成了第一例宫腔镜子宫肌瘤切除术，这项技术已成为切除黏膜下肌瘤的首选方法。与经腹子宫肌瘤切除术相比，它的优点是毋庸置疑的（手术病率更低、恢复更快并且花费更低）。

此外，这项技术使患者在未来的妊娠中可以经阴道分娩。这一点与开腹子宫肌瘤剔除手术不同，尽管有争议，为防止子宫破裂的危险，还是建议开腹手术的患者剖宫产分娩。

黏膜下子宫肌瘤的临床表现

黏膜下肌瘤是子宫肌瘤中引发症状最多的一种。它们可造成如下问题。

不规则月经出血

黏膜下肌瘤可造成月经过多或血崩症，导致妇女严重的缺铁性贫血。

出血程度与肌瘤向宫腔内突出部分的多少有关。体积大、有扭转、表面有脆弱的粗大血管的肌瘤容易出血。此外，肌瘤引起的不规则子宫收缩和周围内膜炎症可导致局部止血机制的失调。

不孕不育

目前并不清楚子宫肌瘤对不孕不育真正有多少影响。只有 1%~4%的患者是单纯肌瘤因素引起的不育[3]。

有很多不同的机制假说可解释肌瘤对生育的负面影响。包括精卵运输的异常，子宫内膜的异常干扰着床，不规则的子宫收缩，以及妊娠过程中肌瘤影响宫腔的扩大致使胚胎生长受限。

目前还没有很好的研究去比较有或无肌瘤、渴望生育的妇女的妊娠结局。对做试管婴儿患者的间接研究结果表明：只有黏膜下肌瘤或影响宫腔形态的壁间肌瘤使种植率和妊娠率降低，切除肌瘤后可提高生育率。因此，对于年轻、无症状但有生育要求的妇女，这类的肌瘤应该治疗[4,5]。

盆腔痛和（或）痛经

对于有蒂的黏膜下肌瘤，子宫倾向于将肌瘤自宫颈管排出，可能引起阵发性下腹绞痛伴轻微出血（肌瘤自然的排出）。疼痛也可能因肌瘤根蒂部扭转、大肌瘤变性所造成。

绝经后出血

有黏膜下子宫肌瘤的患者，做激素替代治疗期间可以发生异常出血。

黏膜下肌瘤的治疗

适应证

黏膜下肌瘤可以做宫腔镜下经宫颈子宫肌瘤切除手术。有症状的宫腔内子宫肌瘤最好选择宫腔镜下肌瘤切除手术[6]。

与开腹肌瘤切除手术相比较，宫腔镜手术的优点是：花费更低，手术时间、住院时间、恢复期更短，重返正常生活更早，并发症发生率更低，排除了粘连的风险，并且有阴道分娩的可能性。关于缺点，不得不提到的是，有些手术如果不能一次切除全部的肌瘤，需要二次手术。

黏膜下肌瘤应该行宫腔镜下切除手术[3,4](表10.1)，手术指征包括：引起不规则出血或疼痛的有症状的肌瘤，引起不孕的无症状的肌瘤(特别是准备做试管婴儿的患者)，以及反复流产的患者。术后可以提高胚胎种植率和妊娠率。

对于绝经后妇女异常出血，即使没有发现宫腔内其他因素，有黏膜下肌瘤的也应该切除。

对于生长迅速的肌瘤，即使没有症状，也应该行宫腔镜下切除肌瘤送病检。

术前评估

手术治疗的成功取决于选择最佳适应证的患者。做适当的检查以正确评估宫腔是十分必要的(表10.2)。需要全面了解准备切除的肌瘤的特征：肌瘤的数目、大小、位置、每个肌瘤侵及肌层的程度。

表 10.1	宫腔镜肌瘤切除手术的适应证
• 异常的子宫出血 • 不孕症 • 肌瘤异常生长	

表 10.2	术前评估
• 术前评估 • 大小/体积 • 位置 • 数量 • 侵入肌壁的程度 • 肌瘤分类 • 子宫内膜和肌瘤活检	

这些因素，连同术者的经验，共同决定能否成功地完全切除肌瘤。

最重要的影响因素是肌瘤侵及肌层的程度：大于50%内突的肌瘤更容易被全部切除。为全面了解肌瘤的特征，需要做如下诊断性检查。

诊断性宫腔镜

被认为是术前评估宫腔镜下肌瘤切除可行性的首选诊断方法[7]。它使得宫腔内检查更为精确。术中同时取活检以除外是否存在其他疾病，并证实为良性疾病。

可以通过观察肌瘤与周围正常宫壁的角度推断肌瘤侵及肌层的程度。如果为锐角，意味着肌瘤大部分突入宫腔，因此是可以切除的。否则，如果为钝角，说明大于50%的肌瘤位于肌壁间，可能不能切除。根据Wamsteker和De Blok[36]的诊断标准和欧洲宫腔镜协会的诊断标准进行宫腔镜下分类，分为三种不同类型(表10.3)。这种分类方法简便易行，并且有助于手术难度的分类(图10.1和图10.2)。

表 10.3	黏膜下肌瘤的分类
0 型	• 肌瘤局限于宫腔内发展，有蒂，或者基底部局限
Ⅰ型	• 肌瘤部分向肌层内扩展，宫腔内部分>50%。突入宫腔部分的肌瘤与宫壁的夹角<90°
Ⅱ型	• 肌瘤主要向肌层内扩展。宫腔内部分<50%。突入宫腔部分的肌瘤与宫壁的夹角>90°

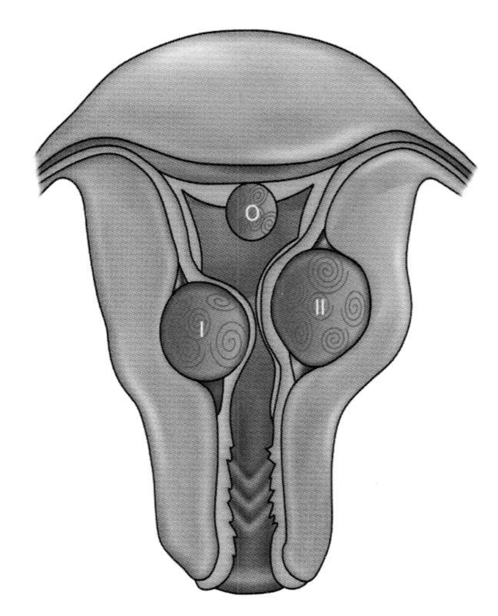

图 10.1 Wamsterker 和 De Blok 的分型：黏膜下肌瘤的类型。

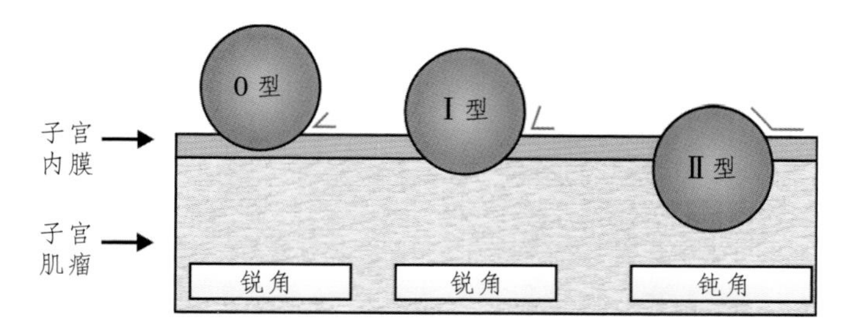

图 10.2 子宫肌瘤与内膜表面的夹角。

应该使用不同的膨宫压力仔细全面地观察宫腔，因较高的膨宫压力可以使肌瘤与子宫内膜的夹角变得平坦，不能显示实际的夹角(图 10.3 至图 10.5)。

无论如何，诊断性宫腔镜只能提供肌瘤大小的主观信息，而不能提供肌瘤侵入肌层的真正深度。我们必须牢记：只有宫腔内的肌瘤是可见的。如果我们不能确切知道肌瘤的大小、体积和侵及深度，就有可能切除肌瘤不完全，或者发生诸如子宫穿孔、出血等并发症。

因此，黏膜下子宫肌瘤的术前诊断方法不应仅仅局限于宫腔镜诊断[8]。Vercellini 报道，选择宫腔镜下的诊断标准，只有 69%的肌瘤能够被完全切除[9]。

在本文作者的前瞻性研究[10]中发现，宫腔镜下诊断肌瘤侵及肌层的程度，对宫腔镜下肌瘤切除的成功率影响不大。I 型黏膜下肌瘤(小于 50%位于肌层)完全切除率为 60%(12/20)，比较而言，II 型肌瘤(大于 50%位于肌层)完全切除率为 50%(10/20)。再次手术后，I 型黏膜下肌瘤完全切除率可以达到 85.7%(12/14)，II 型肌瘤完全切除率为 83.3%(10/12)。

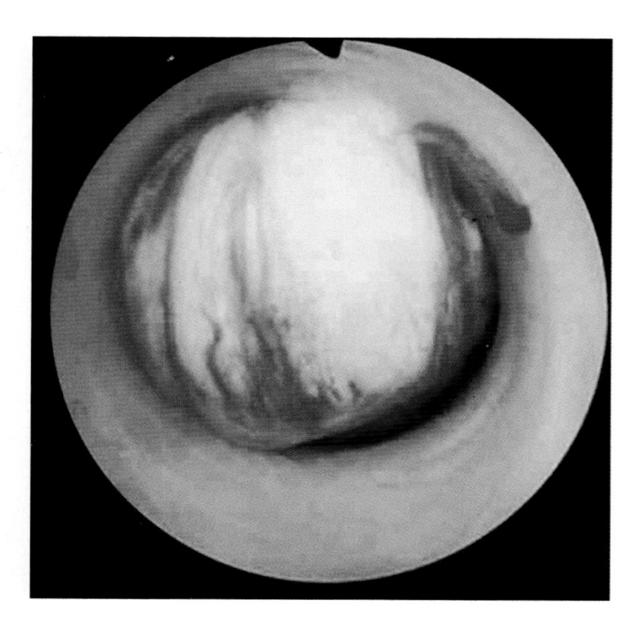

图 10.3 宫腔镜，0 型肌瘤。

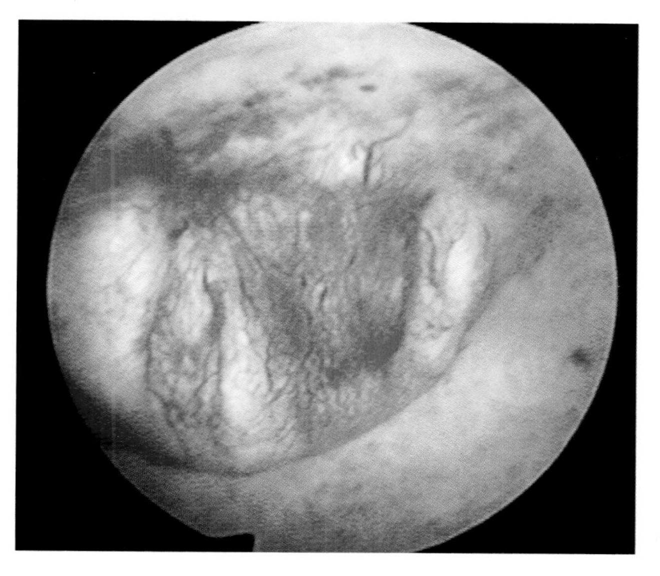

图 10.4 宫腔镜，I 型肌瘤。

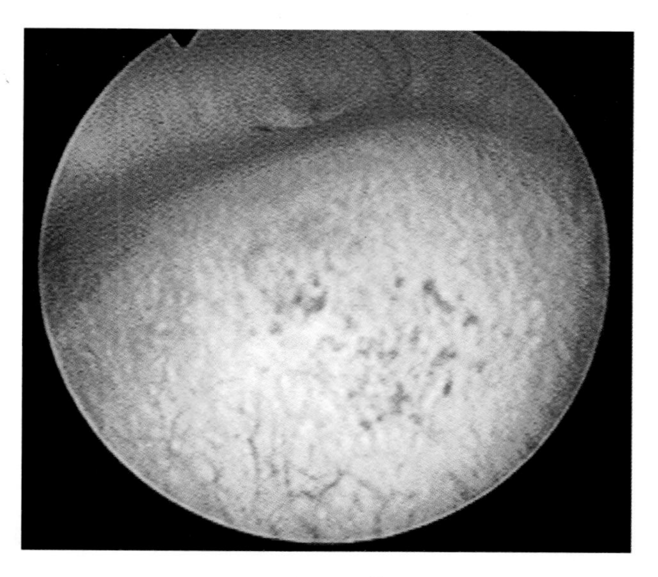

图 10.5 宫腔镜，II 型肌瘤。

超声

经阴道超声诊断的敏感性和特异性是 90%。

对于测量肌瘤的大小，经阴道超声优于经腹部超声，并可详细描述肌瘤的位置和评估肌瘤侵及肌层的程度。然而，对于黏膜下肌瘤的术前评估(大小、位置，宫腔内生长的程度)，子宫声学造影似乎是最为有效的方法，优于诊断性宫腔镜[11]。

对于诊断黏膜下肌瘤，子宫声学造影与诊断性宫腔镜有较好的相关性（图 10.6）。黏膜下肌瘤的分类中，相关性较好的是完全突入宫腔的 0 型肌瘤。当肌瘤侵及子宫肌壁的部分越多，I 型 Ⅱ 型肌瘤诊断的相关性越下降。子宫声学造影为我们提供了肌瘤侵入肌壁间部分的更加精确的信息[12]。

另一点非常重要的是：可以测量肌瘤边缘距子宫浆膜层的距离。明显侵及肌层的黏膜下肌瘤(I 型或 Ⅱ 型)，如果测量的这个距离大于等于 5mm，就可以做宫腔镜下肌瘤切除手术。

磁共振

对于子宫肌瘤形态学方面的研究和肌瘤位置的术前评估，这种诊断工具比经阴道超声或子宫声学造影更为敏感(图 10.7 和图 10.8)[13,14]。影像提供得更为清晰。它甚至可以检查肌瘤的体积、肌瘤内部是否有变性。

缺点是：费用较高、使用受限。因此不作为所有怀疑有子宫肌瘤患者的初始检查。使用磁共振的指征是：对于超声或子宫声学造影所见不确定、或者技术上受限(诊断不清)的病例，旨在决定手术方式。

总之，术前评估黏膜下肌瘤切除的可行性，不能仅依赖于宫腔镜检查。子宫声学造影或磁共振检查是诊断技术的补充，可以对肌瘤大小和侵及肌层的程度提供更精确的评估[10]。

术前准备

为了使宫腔镜下肌瘤电切手术容易进行，要使子宫内膜变薄、血管减少，以便在手术过程中自始至终获得清晰的、整个宫腔无遮挡的视野。

可有如下选择：

月经周期的初始阶段

可在增生早期行宫腔镜手术，此时子宫内膜薄，

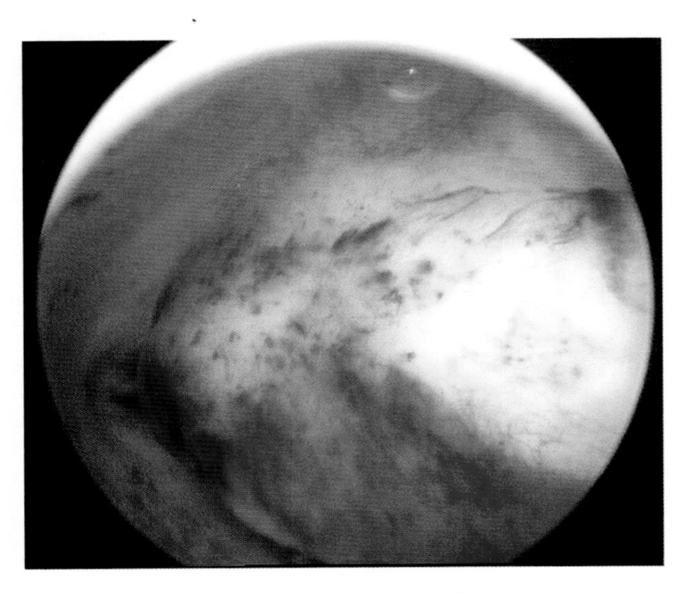

图 10.6　子宫声学造影，Ⅰ 型肌瘤。

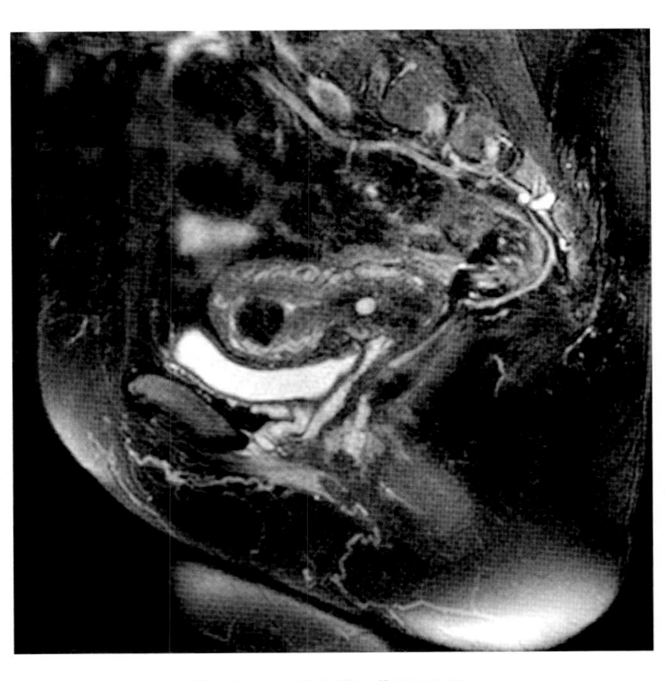

图 10.7　磁共振，Ⅱ 型肌瘤。

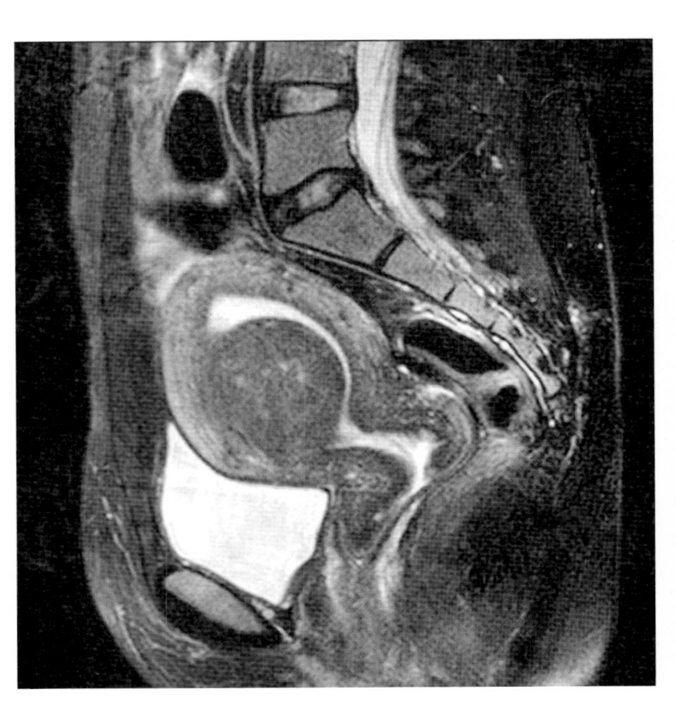

图 10.8　磁共振，Ⅰ 型肌瘤。

血管较少。对于小的、完全突入宫腔内的黏膜下肌瘤是理想的手术时机。

药物处理

给予药物处理使子宫内膜薄化或萎缩。可以应用孕激素，口服避孕药，达那唑和促性腺激素释放激素类似物(GnRH-a)。因为有很多优点，所以尽管花费较高，多数作者还是使用最后一种药物。

促性腺激素释放激素类似物(GnRH-a)：可引起短时间的低雌激素状态。术前使用 2~3 个月这种药物可产生一系列的优点(表 10.4)[15,16,34]。

真正能够减小肿瘤的大小和体积：尽管不是永久性的，多数病例都会发生肌瘤的缩小。有利于肌瘤的切除。有些病例中，子宫肌瘤最初不能通过宫腔镜手术完成，用药后变得可行。

贫血的恢复：内膜萎缩月经不来潮，有助于控制出血性疾病，利于纠正贫血。

减少术中出血：妇女术前使用 3 针 GnRH-a 药物，可以引起内膜的萎缩和减少血管化，在电切过程中减少出血，不妨碍视野。

表 10.4	术前使用 GnRH-a 的优点
• 减小肌瘤的大小和体积	
• 贫血的恢复	
• 减少术中出血	
• 缩短手术时间	

缩短手术时间：缩小肌瘤大小，薄化子宫内膜，减少术中出血均有利于肌瘤的切除，缩短手术时间。

在电切大肌瘤的过程中，所有这些优点更加明显。完全突入宫腔、小于 3cm、单发的子宫肌瘤不需要使用 GnRH-a 药物处理[17]。

使用 GnRH-a 药物的缺点是：低雌激素的副作用(表现为潮热，出汗)，经济上花费较高。有些作者也指出：由于用药后子宫内膜萎缩，术中甘氨酸吸收有增多。还有一些病例报道：术前 GnRH-a 药物处理后，黏膜下肌瘤发生渐进性坏死，引起治疗期间不可控制的出血。另外，有些作者发现用药后扩张宫颈困难。

孕激素，达那唑和口服避孕药

不常用。这些治疗不能像 GnRH-a 药物那样造成子宫内膜萎缩。它们也不能影响肌瘤的体积和减少肌瘤血管。尽管它们的副作用比 GnRH-a 药物更可耐受，但除了引起子宫内膜的假脱膜化外，这些药物实际上也没有什么效果。

禁忌证

宫腔镜下子宫肌瘤电切手术失败的最大风险如下列情况[18,34]：

• 多发子宫肌瘤(宫腔内>3 个肌瘤)，累及 50%宫腔内膜(图 10.9A 和 B)。

• 黏膜下肌瘤直径>5cm(图 10.10A)。

• 肌壁间部分>50%或Ⅱ型肌瘤(图 10.10B)。

• 子宫大小(宫腔长度>12cm)。

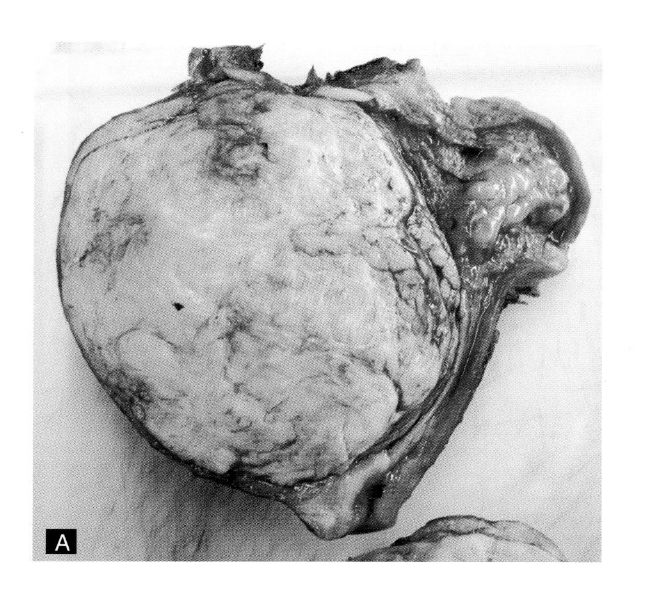

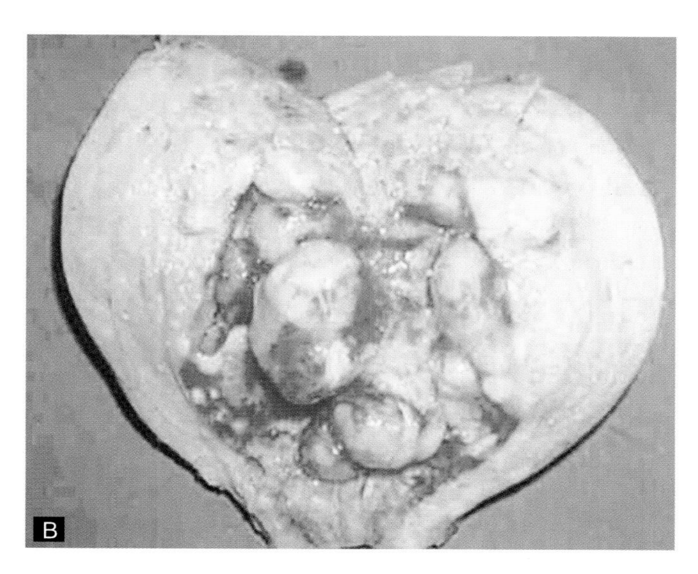

图 10.9　多发性黏膜下肌瘤。

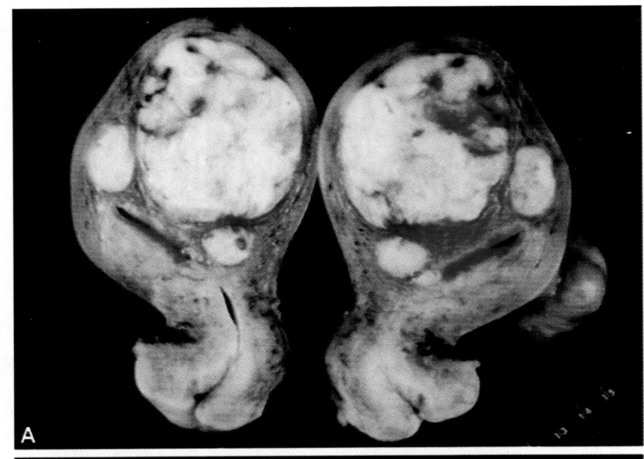

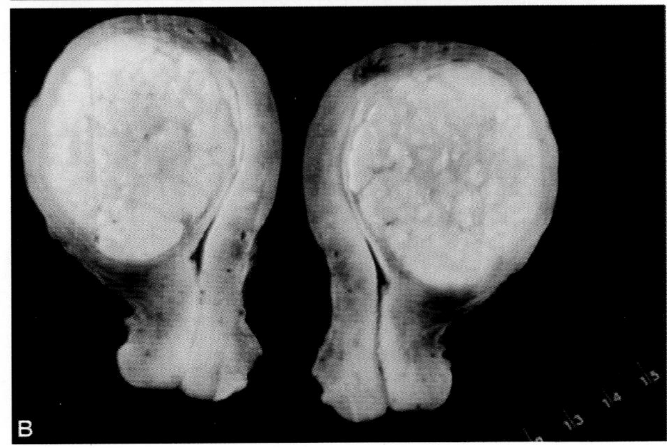

图 10.10 巨大肌瘤。

肌瘤大小和类型不是绝对禁忌证，更依赖于术者的经验。

麻醉

让患者保持意识清醒是最恰当的麻醉方式。在可能需要较长时间的手术中，比如子宫肌瘤，灌流液进入血管的风险较大。水中毒最初的临床表现是：头晕、恶心、呕吐和头痛。这些症状可以提醒麻醉师早期进行处理。如果患者为全麻状态，这些症状就不能表现出来。因此，对于这种类型的手术，建议使用区域麻醉或者镇静剂(有关这个题目可以查询第 18 章)。

切除肌瘤的手术技巧

宫腔镜下有许多不同的器械进行肌瘤切除：剪刀、单极或双极电切镜、VersaPiont™ 系统、宫腔内粉碎器和激光。

根据肌瘤的大小、类型和位置不同，切除技巧有所变化。

单极电切镜

使用甘氨酸作为膨宫介质。在开始切除肌瘤之前，电凝肌瘤表面较大的血管，以防止出血妨碍视野。通电后，电切环始终在视野可控范围内。将电切环置于肌瘤后方，接通电流。电切环移动的方向总是自肌瘤后方向前方，比相反方向移动好，要确认是在肌瘤上逐步进行切除，防止损伤此区域内正常的内膜组织和肌层组织。

自肌瘤游离的表面向与正常肌层、内膜交界的部分进行切除。分辨肌瘤与正常组织的界限：识别粉红色的肌层，质地柔软前后均匀一致，容易出血。要按层次电切，电切后确认没有肌瘤残存(图 10.11 和图 10.12)。当肌瘤的碎块或碎片遮挡视野时，应该把

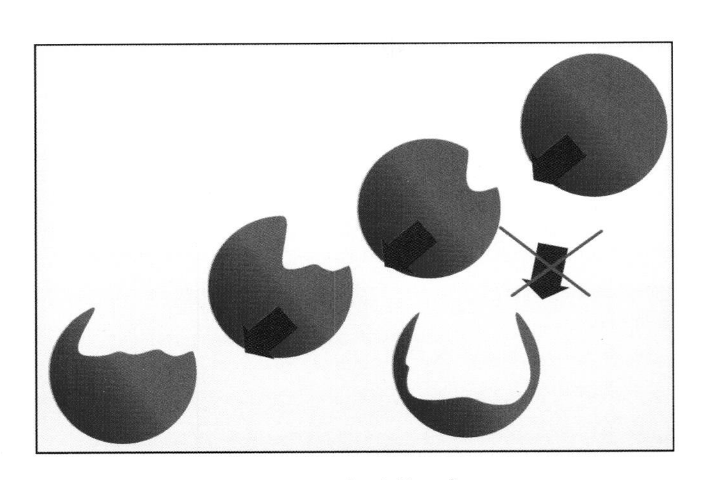

图 10.11 切除技巧 Ⅰ。

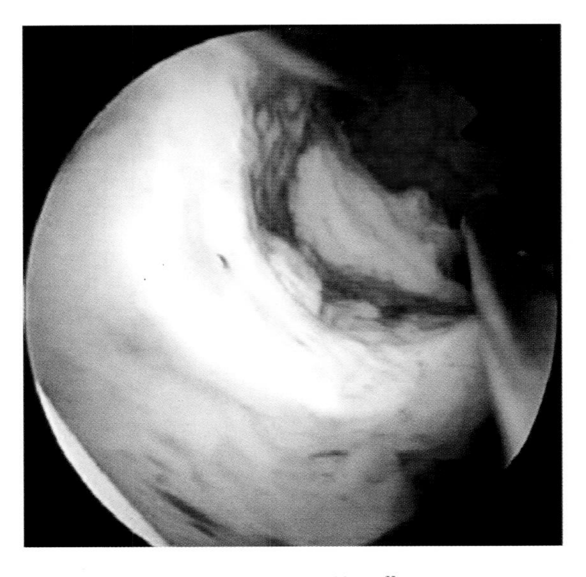

图 10.12 切除技巧 Ⅱ。

它们移除。可以使用有孔的刮匙刮出，或宫腔镜下通过内鞘取出肌瘤碎片，或把肌瘤碎片夹在镜体的前端与电切环之间，手柄不动，移动整个镜体经宫颈管取出。

切除了位于宫腔内部分的肌瘤后，应该等候子宫收缩，让子宫壁间部分的肌瘤突入宫腔。可以静脉使用缩宫素(10~20 IU)促使壁间肌瘤内突，或者用电切环推挤肌瘤的边缘促使其内突。

如果手术时间长，大于60分钟，或者经静脉吸收的膨宫介质大于1000mL，此时就应该考虑停止手术。只有当手术接近完成时，术者在时间上才可以稍做延长，但要确保吸收入静脉的液体小于1500mL。

如果残留的肌瘤仍然较大，可以利用GnRH-a药物的优点，计划在2~3周后再次手术。如果残存的肌瘤较小，就不必二次手术了。残留的肌瘤会发生透明样变性，无症状甚至被排出。

双极电切镜

使用的技术是相同的。因为生理盐水作为膨宫介质优于甘氨酸，所以比单极电切镜更为安全。尽管液体吸收过多造成的水中毒并不常见，但也不能完全避免。应监测膨宫液的出入量。

VersaPiont™ 系统

VersaPiont™ 系统使用200W的双极电流使肌瘤气化。这是一种5mm或5.5mm的持续灌流宫腔镜，配有5Fr的工作孔道。用一种特殊的、一次性使用的1.6mm电极穿过工作孔道。小于2cm和0型、I型肌瘤可以使用这种系统进行治疗。优点是可以用于门诊手术，不需要扩宫。生理盐水作为膨宫介质。

缺点：大于2cm和Ⅱ型肌瘤不能使用。在气化过程中会产生气泡，影响镜下视野。不能获得组织送病理检查。

Nd:YAG 激光

对有蒂的子宫肌瘤可以使用激光进行切除。对于肌壁间的肌瘤，激光促使肌瘤气化，没有必要进行切除。这样就无需移除那些被切下来的、遮挡视野的肌瘤碎片组织[19]。主要的缺点是费用高，缺少组织送病理学检查。

宫腔内粉碎器(Intrauterine Morcellator, IUM)

这是一种新型的宫腔镜器械，由9mm硬性、持续灌流宫腔镜的操作孔道内插入双管组成，内管位于外管内，为旋切管。两管的末端为开放的窗口，有锋利的锯齿。内管转动速率可达750转/分钟。借助于吸引系统，组织被吸入窗口中，内管转动像旋切一样进行切割。同时，切下的碎片被吸走。其机制与创伤专家使用的关节镜类似。这种新型设备的优点是：可以使用生理盐水膨宫，从而可防止甘氨酸吸收引起的并发症。并且，通过内管吸引切下的组织碎片，意味着手术时间缩短。唯一的缺点在于：对于正在出血的血管，不能进行必要的电凝[20]。这种器械正在研究之中，当本书上市后，市场上就可以买到了。

术后即刻的处理

如果没有任何其他的并发症，唯一要控制的就是阴道出血。依据麻醉类型，监护血压与脉搏。当使用区域麻醉时，也要注意肢体活动的恢复。可以使用非甾体类抗炎药控制疼痛。术后4小时就可出院，建议休息24~48小时。如果有疼痛，患者可以服用非甾体类抗炎药。应告知患者可能发生的并发症。

随后的术后管理

妇女如果患有不孕不育或者未来有生育要求，就建议她2个月后再次宫腔镜检查，以除外宫腔内形成粘连。术后宫腔粘连的发生率为10%~13%[21,22]。如果短时间内发现粘连，因粘连较薄、膜样、稍硬并且没有纤维化，即便使用宫腔镜的尖端也可很容易地分开。

对于那些不清楚肌瘤是否完全切除的病例，随后的宫腔镜检查可以明确是否需要再次手术。

结 果

异常出血

在解决出血症状方面，患者短期随访成功率超过90%。长期随访的结果不太肯定[21]。Derman[23]报道，随访9年，经宫腔镜子宫肌瘤切除的患者84%术后不需要再做手术。总体而言，长期随访5年或更久，成功率在70%~85%[24]。

在肌瘤大于5cm以及肌瘤大部分位于肌壁间的患者中，结果要差一些。0型肌瘤失败率为13.5%。I型和Ⅱ型肌瘤这个数字稍高，大约为17%[22]。

在多发黏膜下肌瘤的患者中，有近1/3的出血症状复发(27%)[19]。尽管如此，其他作者[22]没有发现失败率与肌瘤的数目有明显的相关性(多发黏膜下肌瘤失败率 17%,单发肌瘤为 12.4%)。

生育力

根据文献报道的生殖结局,宫腔镜下子宫肌瘤切除的患者,术后妊娠率大约为 30%~77%(表 10.5)。尽管有些研究报道的结果较低,平均还是约为 55%。流产率降低至 15%。在 134 例有生育要求的患者大样本研究中[18],79 例宫腔镜手术后妊娠(58.9%)。

这些比率与患者年龄、是否存在其他不孕因素和肌瘤的大小有关。因此,结果最好的是那些年龄小于 35 岁,没有其他不孕原因,肌瘤不大于 5cm 的患者[26,27]。

根据黏膜下肌瘤的类型,0 型肌瘤成功切除后的妊娠率最佳,为 49%,I 型肌瘤为 36%,Ⅱ型为 33%[28]。

肌瘤切除不完全

因为没有达到黏膜下肌瘤的全部切除,需要二次手术,这主要与肌瘤大部分位于肌壁内有关。然而,也与其他一些因素,如肌瘤大小、数目和位置有关[10]。

在Ⅱ型肌瘤中,不能一次完全切除、需要二次手术的发生率为 50%,而在有蒂的肌瘤和 I 型肌瘤中,这个概率只有 26%[28]。

复发

复发和再次手术的风险与子宫的大小和黏膜下肌瘤的数目有关[25]。

正常大小的子宫, 肌瘤数目<2 个:5 年复发率为 10%。

增大的子宫,肌瘤数目>3 个:5 年复发率为 36%。

因此,对于未来没有生育要求、肌瘤大且多发的患者,最好的选择是子宫切除手术。然而,Cravello[22]在对比多发性肌瘤与单发性肌瘤治疗的失败率中,没有发现任何统计学差异(17.1%比 12.4%)。

另一个重要的复发因素是肌瘤切除的程度是否完全。当切除不完全时,肌瘤会在随后的 2 年内复发,故有半数的患者需要再次手术[10,25]。

再次宫腔镜手术的风险也与黏膜下肌瘤侵及肌层的程度有关。由于Ⅱ型肌瘤做到切除完全比较困难,因此这种风险要高一些[28]。

并发症

子宫肌瘤切除术是宫腔镜手术中并发症最多的[29]。下一章将详细讨论宫腔镜手术一般性的并发症,在这里还是要讨论一下子宫肌瘤切除手术的特异性的并发症。宫腔镜子宫肌瘤切除手术总的手术风险大约为 3%[18]。最常见的是子宫穿孔、出血、感染和膨宫介质相关的并发症。

出血

宫腔镜子宫肌瘤切除手术是出血风险最大的手术,发生率为 2%~3%[30]。切除肌瘤所造成的出血最常见的原因是:损伤肌瘤内的血管和肌壁间的血管,特别是大的壁间部分肌瘤累及深部肌层的血管网时。治疗办法是:经宫颈插入 Foley 导管,进行宫腔内的持续压迫止血。逐步向球囊内推入 30mL 的生理盐水。6 小时后减小球囊,患者改为半斜坡卧位,不取出导管观察出血情况。如果出血减少,可以完全取出导

表 10.5 宫腔镜下子宫肌瘤切除手术后的生殖结果

	例数	妊娠例数	妊娠率(%)	分娩率(%)
onnez 等 (1991)	24	16	67	67
Valle (1990)	16	10	62	50
Corson 和 brooks (1991)	13	10	77	61
Hucke (1992)	14	4	28.7	–
Goldenberg 等 (1995)	15	7	47	40
Ubaldi 等 (1995)	134	79	58.9	–
Preutthipan et Theppisai (1998)	12	2	16.7	–
Giatras 等 (1999)	41	25	60.9	48.7
Varasteh 等(1999)	36	19	52.8	36.1
Vercellini 等(1999)	40	15	37.5	32.5
Fernandez 等(2001)	59	16	27.1	10.0

管。如果持续出血，可以把球囊再次充盈，继续维持24小时。经过这样一段时间，很少会再发生持续性的出血。

感染

子宫肌瘤切除手术中的感染风险也是最高的：引用文献报道，感染的发生率是2%甚至可达3.5%[31]。可能与感染相关的因素是：子宫肌瘤切除形成很多碎片，需要反复多次插入镜体并移动电切环将其取出；切除肌瘤的手术时间较长。可以使用广谱抗生素，或根据细菌培养结果使用选择性的抗生素进行治疗。

水中毒

肌瘤切除手术中膨宫液的吸收量最多。因此，低钠性水中毒的风险最大。子宫肌瘤切除手术这种情况的发生率是2.1%~3%[21,32]。在手术过程中，估计患者甘氨酸的吸收速度是20mL/min。因此，为了防止甘氨酸吸收过多，手术时间不要超过60分钟。在切除壁间部分较多的大肌瘤时，液体吸收量会更多[33]。处理的方法依据出入量记录的结果。在监护病房(ICU)严格的监护下，可使用静脉输入钠盐和利尿剂。应避免致死性的肺水肿和脑水肿。

子宫穿孔

在切除Ⅱ型肌瘤、位于宫底及宫角部肌瘤的过程中，子宫穿孔的风险最大。一旦发生穿孔，应当停止手术。如果是探针或电切镜不带电时造成的穿孔，可以建立监测通道：血压、脉搏、血球容积/血红蛋白，并使用广谱抗生素。如果带电或剪切时发生的穿孔，就需要腹腔镜探查，评估血管、肠道及泌尿道损伤的程度。

子宫粘连

当与黏膜下肌瘤相对侧的内膜也被切除时，特别是前壁和后壁，就有术后粘连形成的风险。这种情况下，对于有生育要求的妇女，可推荐使用雌激素加快子宫内膜再生、阻止表面粘连的形成[18]。有些作者在宫腔内放置节育器1~2个月，以防止宫腔内两个创面的贴合。抗生素的使用也能够减少粘连形成的风险。

（马宁 译）

参考文献

1. Novak ER, Woodruff JD. Myoma and other benign tumors of the uterus. In Novak ER, Woodruff JD (Eds): Novak's gynecologic and obstetric pathology. Philadelphia: WB Saunders 1979;260-79.
2. Neuwirth RS. A new technique for and additional experience with hysteroscopic resection of submucous fibroids. Am J Obstet Gynecol 1978;131:91-4.
3. Buttram VC (Jr), Reiter RC. Uterine leiomyomata: Aetiology, symptomatology and management. Fertil Steril 1981;36:433-45.
4. Pritts EA. Fibroids and infertility: A systematic review of the evidence. Obstet Gynecol Surv 2001;56(8):483-91.
5. Donnez J. What are the implications of myomas on fertility? A need of debate? Hum Reprod 2002;17(6):1424-30.
6. Lefebvre G, Vilos G, Allaire C, Jeffrey J. The management of uterine leiomyomas. J Obstet Gynaecol Can 2003;128:396-405.
7. Wamsteker K, De Blok S, Gallinat A, Lueken RP. Fibroids. In Lewis BV, Magos AL (Eds): Endometrial Ablation. Churchill Livingstone, Edinburgh 1993;161-81.
8. Fedele L, Bianchi S, Dorta M, Brioschi D, Zanotti F, Vercellini P. Transvaginal ultrasonography versus hysteroscopy in the diagnosis of uterine submucous myomas.Obstet Gynecol 1991;77:745-8.
9. Vercellini P, Cortesi I, Oldani, Moschetta M, De Giorgi O, Crosignani P. The role of transvaginal ultrasonography and outpatient diagnostic hysteroscopy in the evaluation of patients with menorrhagia. Hum. Reprod 1997;12:1768-71.
10. Wamsteker K, Emanuel MH, De Kruif JH. Transcervical hysteroscopic resection of submucous fibroids for abnormal uterine bleeding: Results regarding the degree of intramural extension. Obstet Gynecol 1993;82:736-40.
11. Cicinelli E, Romano F, Silvio Anastasio P, Blasi N, Parisi C, Galantito P. Transabdominal sonohysterography, transvaginal sonography, and hysteroscopy in the evaluation of submucous myomas. Obstet Gynecol 1995;85:42-7.
12. Salim R, Lee C, Davies A, Jolaoso B, Ofuasia E, Jurkovic D. A comparative study of three-dimensional saline infusion sonohysterography and diagnostic hysteroscopy for the classification of submucous fibroids. Hum Reprod 2005;20(1):253-7.
13. Dudiak CM, Turner DA, Patel SK, Archie JT, Silver B, Norusis M. Uterine leiomyomas in the infertile patient: Preoperative localization with MR imaging versus US and hysterosalpingography. Radiology 1988;167:620-30.
14. Dueholm M, Lundorf E, Hansen ES, Ledertoug S, Olesen F. Evaluation of the uterine cavity with magnetic resonance imaging, transvaginal sonography, hysterosonographic examination, and diagnostic hysteroscopy. Fertil Steril 2001;76:350-7.
15. Perino A, Chianchiano N, Petronio M, Cittadini E. Role of leuprolide acetate depot in hysteroscopic surgery: A controlled study. Fertil Steril 1993;59:507-10.
16. Mencaglia L, Tantini C. GnRh agonist analogs and hysteroscopic resection of myomas. Int J Gynecol Obstet 1993;43:285-8.
17. Romer T. Value of premedication with gonadotropin releasing hormone agonists before transcervical resection of solitary submucous myoma. Gynakol Geburtshilfliche Rundsch 1996;36(4):194-6.

18. Ubaldi F, Tournaye H, Camus M, Van Der Pas H, Gepts E, Devroey P. Fertility after hysteroscopic myomectomy. Hum Reprod Update 1995;1:81-90.
19. Smet M, Nisolle M, Bassil S, Donnez J. Expansive benign lesions: Treatment by laser. Eur J Obstet Gynecol Reprod Biol 1996;65:101-5.
20. Emanuel MH, Wamsteker K. The Intrauterine Morcellator: A new hysteroscopic operating technique to remove intrauterine polyps and myomas. Journal of Minimally Invasive Gynecology 2005;12:62-6.
21. Hallez JP. Single-stage total hysteroscopic myomectomies: Indications, techniques and results. Fertil Steril 1995;63:703-8
22. Cravello L, D'Ercole C, Boubli L, Blanc B. Hysteroscopic treatment of uterine fibroids. J Gynecol Surg 1995;11:227-32.
23. Derman SG, Rehnstrom J, Neuwirth RS. The long-term effectiveness of hysteroscopic treatment of menorrhagia and leiomyomas. Obstet Gynecol 1991;77:591-4.
24. Cravello L, Agostini A, Beerli M, Roger V, Bretelle F, Blanc B. Résultats des myomectomies hystéroscopiques. Gynécologie Obstétrique Fertilité 2004;32 :825-8.
25. Emanuel MH, Wamsteker K, Hart AA, Metz G, Lammes F. Long-term results of hysteroscopic myomectomy for abnormal uterine bleeding. Obstet Gynecol 1999;93:743-8.
26. Fernandez H, Kadoch O, Capella-Allouc S, Gervaise A, Taylor S, Frydman R. Résection hystéroscopique des myomes sous-muqueux: Résultats a long terme. Ann Chir 2001;126:58-64.
27. Fernandez H, Sefrioui O, Virelizier C, Gervaise A, Gomel V, Frydman R. Hysteroscopic resection of submucosal myomas in patients with infertility. Hum Reprod 2001;16(7):1489-92.
28. Vercellini P, Zaina B, Yaylayan L, Pisacreta A, De Giorgi O, Crosignani P. Hysteroscopic myomectomy: Long-term effects on menstrual pattern and fertility. Obstet Gynecol 1999;94:341-7.
29. Propst AM, Liberman RF, Harlow BL, Ginsburg ES. Complications of hysteroscopic surgery: Predicting patients at risk. Obstet Gynecol 2000;96:517-20.
30. Cooper JM, Brady RM. Intraoperative and early post-operative complications of operative hysteroscopy. Obstet Gynecol Clin North Am 2000;27:347-66.
31. Neuwirth RS. Hysteroscopic management of symptomatic submucous fibroids. Obstet Gynecol 1983;62:509-11.
32. Phillips DR, Nathanson H, Meltzer SM, Milim SJ, Haselkorn JS, Johnson P. Transcervical electrosurgical resection of submucous leiomyomas for chronic menorrhagia. J Am Assoc Gynecol Laparosc 1995;2:147-53.
33. Emanuel MH, Hart AAM, Wamsteker K, Lammes FB. An analysis of fluid-loss during transcervical resection of submucous myomas. Fertil Steril 1997;68:881-6.
34. Cayuela E, Cararach M, Gilabert J, Pérez Medina T, Rivero B, Torrejón R. Consensus documents. Spanish Society of Gynecologist and Obstetrics: Meditex, Madrid; 1996;11-46.
35. Preutthipan S, Theppisai U. Hysteroscopic resection of submucous myomas: Results of 50 procedures at Ramathibodi hospital. J Med Assoc Thai 1998;81:190-4.
36. Wamsteker K, De Block S. Diagnostic hysteroscopy: Technique and documentation. In Sutton CIG Diamond (Eds): Endoscopic surgery for gynaecologist. London: WB Saunders 1993;263-76.

第11章

宫腔镜治疗有症状的中隔子宫

Rafael F Valle

介绍

中隔子宫是先天性子宫异常，是由原始胚胎阶段的子宫隔板未能再吸收而形成。20%~25%患有子宫中隔的妇女其正常生殖过程可能受影响，通常表现为反复流产和胎儿外观畸形，因此需要手术治疗，宫腔镜下经宫颈可使用不同的器械进行宫腔内手术，这些器械包括：机械性的微型剪刀、宫腔电切镜或宫腔镜下使用电能量器械、激光束、双极或汽化电极。

子宫畸形（中隔）

子宫畸形特别是子宫中隔，可以在每5例妊娠中有1例发生反复流产。子宫畸形的原因是：在原始胚胎阶段，两个副中肾管在中间部分未能融合，所形成的子宫隔板未能再吸收。因残留的中隔组织通常无血管，且由纤维组织构成，当胚胎种植在此部位时，胚泡不能得到充足的营养供给，并最终导致流产。另外，中隔导致宫腔内容积减小，因此可能与孕晚期发生的反复流产和胎位异常有关。最好的诊断方法是子宫输卵管造影，当有症状时，治疗子宫中隔最好的方法是宫腔镜手术。子宫中隔长度、宽度各异，有的仅限于在子宫体部，有的则延伸至宫颈。极个别的阴道内也有纵隔[1]。

中隔子宫与不孕的关系仍然有争议，一致之处在于：这种类型的子宫畸形不是引起不孕的原因。因此，当子宫中隔经过治疗后，原发不孕的患者仍然需要做辅助生育，或者做复杂且昂贵的不孕方面的治疗。

术前评估

在子宫中隔决定手术治疗之前，应该评估引起妊娠丢失的其他高危因素，这一点非常重要。夫妻双方都应该做染色体检查，晚黄体期取子宫内膜活检、黄体中期查血清孕酮水平以评价内膜成熟度是否正常。内分泌状况，如亚临床甲减需要做甲状腺刺激激素（TSH）的检查[1]。

检查狼疮抗凝因子方面，特别是部分凝血活酶时间、抗心磷脂抗体和抗核抗体，以除外自身免疫和同种免疫，人类白细胞抗原（HLA）检查只适用于多次早期自然流产没有任何异常的患者中选择性的使用。做子宫内膜活检以除外慢性子宫内膜炎[2]。

最后，因为在胚胎学上苗勒管与中肾管有密切的关系，当发现子宫畸形的时候要除外肾脏异常。虽然泌尿道畸形不太明显，也不是经常与中隔子宫伴发，但重复肾盏系统、肾下垂和其他类似的畸形已有描述，因此，对于此类患者做静脉肾盂造影进行评估很重要[3]。

治疗方法

在过去，对于经历了3次以上孕早期和中期的习惯性流产患者，手术治疗是要做开腹和切开子宫的手术，新的、更加微创的治疗手段就是宫腔镜手术，子宫中隔的治疗指征着重于有生育失败经历的患者。

宫腔镜子宫矫形术

宫腔镜提供了一种分离子宫中隔的微创治疗方法。对于患者而言，这种手术引起的不适感最少，并发症率最低，因此可以门诊施行。因为没有切开子宫肌壁，术后妊娠所需的剖宫产只需要根据产科指征而定。宫腔内上皮化修复过程仅需4~5周，比起开腹手术，患者可以更早妊娠。患者不需要住院，从而显著降低了昂贵的花费。

宫腔镜下分离子宫中隔的手术方法有四种。宫腔镜下剪刀机械性分离(半硬质剪刀)、宫腔电切镜、纤维激光束和双极汽化电极。最常用的方法是宫腔镜下使用半硬质剪刀分离。因中隔由纤维组织构成,使用这种方法不必担心大量出血,手术要有步骤地、自中隔的末端向宫底方向、沿中线进行分离。以双侧输卵管开口的连线作为界限标志,助手通过使用腹腔镜观察子宫能否透出宫腔镜下的光线,做出停止手术的判断。虽然这种观察是间接的,但对术者的判断还是最有帮助的。不管怎样,最好的避免切入子宫肌层或发生子宫穿孔的方法是:术者应熟悉子宫的肌层解剖界限。为保证随时观察宫腔内的对称性,应该有步骤地、精细地、薄层地切除中隔组织。宫腔镜下剪刀分离可以使用生理盐水膨宫[4,5](图 11.1 至图 11.6)。

可以使用超声引导下分离子宫中隔,术者在操作过程中会移动器官, 要保持相同的超声监护平面,在某种程度上略显繁琐。但不管怎么说,这也是一种可选择的手术监护方法。

另一种宫腔镜下中隔分离的方法是使用宫腔电切镜,用一个细的切割电极接触中隔组织,逐步分离。对于基底部较宽的中隔,这种方法最为有效,而使用宫腔镜剪刀分离是非常困难的。电切镜提供了持续的宫腔灌流冲洗,并最大限度减少了出血。然而,为避免导电、并保证电极作用于组织直接有效,只能使用非电解质液体膨宫[6]。可以使用 1.5%甘氨酸,3%山梨醇(sorbitol)或 5%甘露醇,不含电解质,要小心监测膨宫液差值,避免患者液体吸收过多。膨宫液最高进出量差值限度是 800~1000mL, 同时监测患者一般状况和血清钠水平。如果一旦发生低钠血症,应立即施行本书所述的特异性的治疗(图 11.7 和图 11.8)。

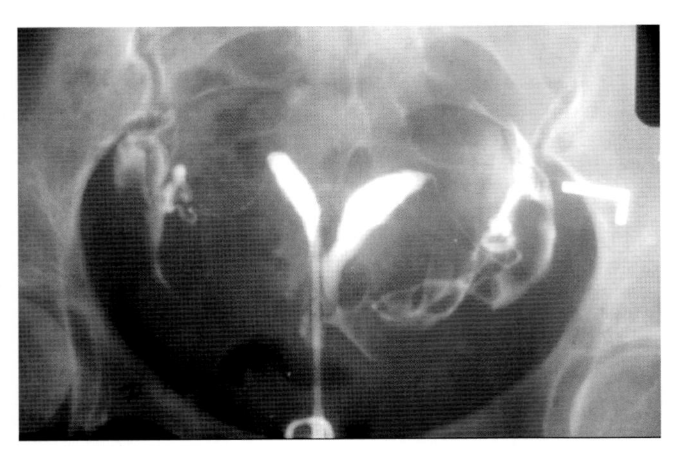

图 11.1 子宫输卵管造影显示了一个薄的完全性子宫中隔。

最后,用纤维激光束、Nd-YAG 激光、KTP-532 或氩激光分离子宫中隔。避免切入宫底部的肌层组织的预防措施与使用电外科器械一样, 在使用这种能量时要注意电凝中隔内走行的小血管,因此,复杂之处在于辨别子宫中隔与子宫肌壁的交界。因激光不会导致能量的传导,可以使用电解质液体膨宫[7](图 11.9 和图 11.10)。

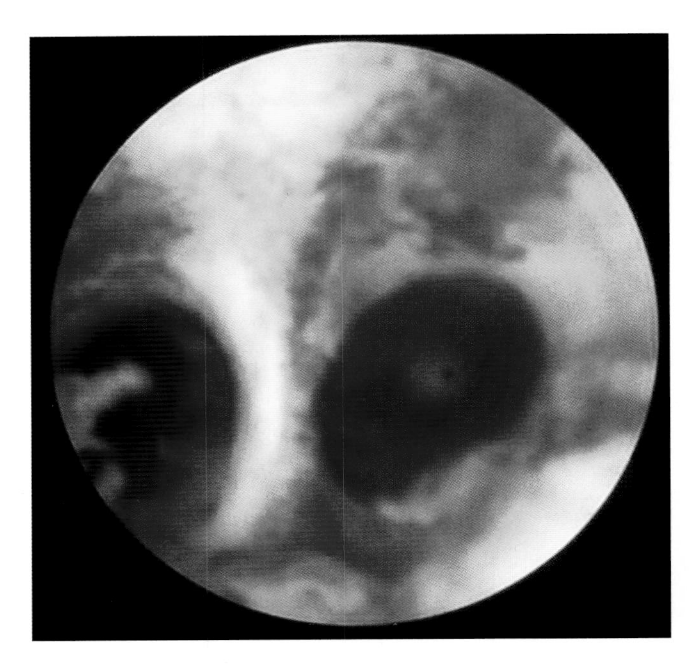

图 11.2 宫腔镜下自宫颈内口看到的中隔图像。

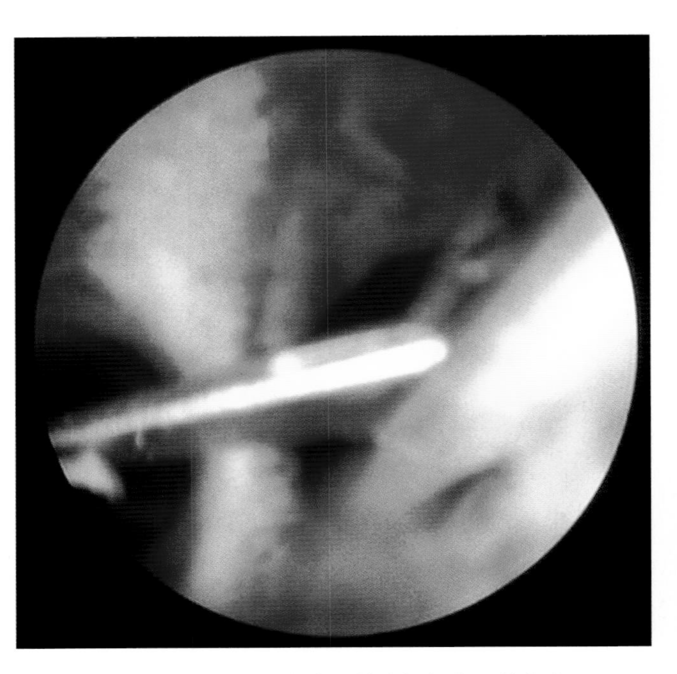

图 11.3 宫腔镜下在中隔的中间部分开始分离。

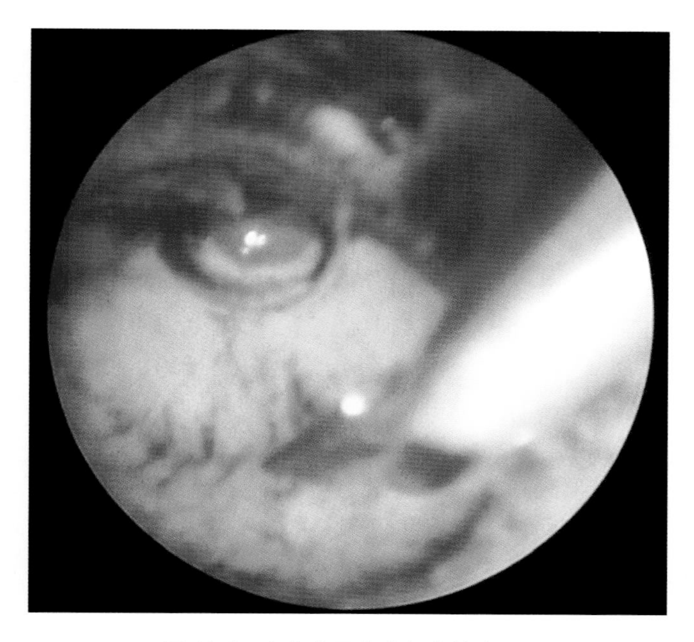

图 11.4　完全分开宫底部分的中隔。

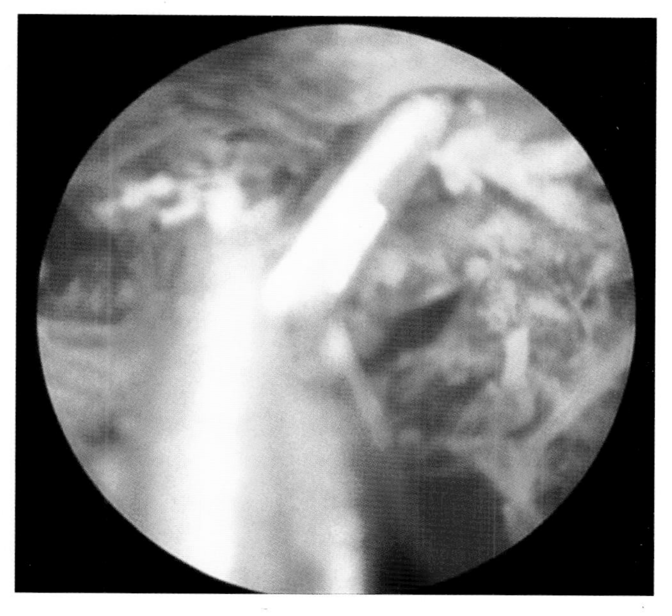

图 11.5　最后修整宫底部分。

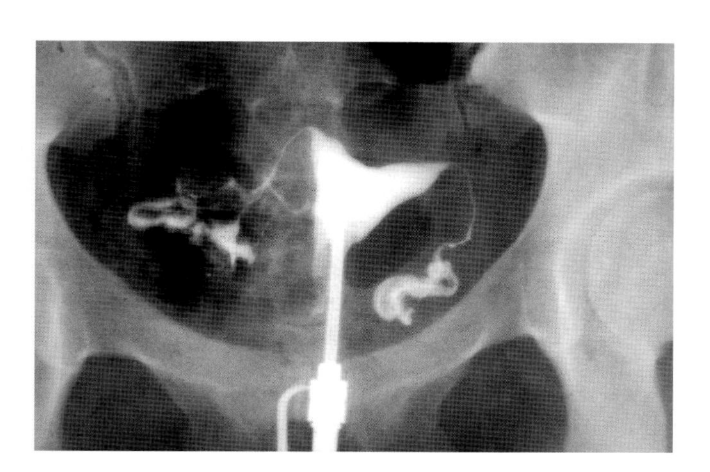

图 11.6　治疗后一个月，子宫输卵管造影显示了一个正常的宫腔。

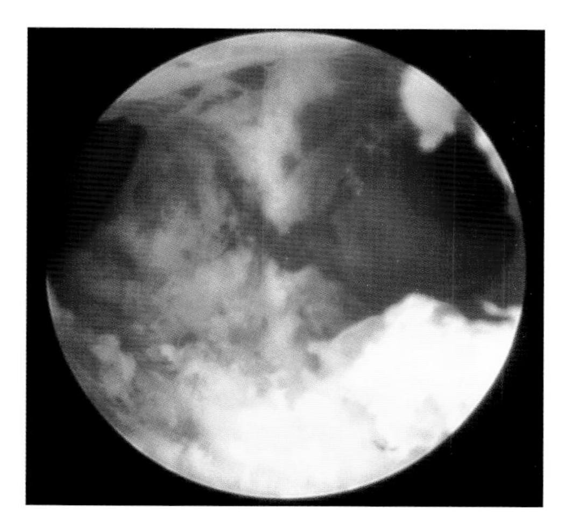

图 11.7　宫腔镜下看到的宽厚的子宫中隔图像。

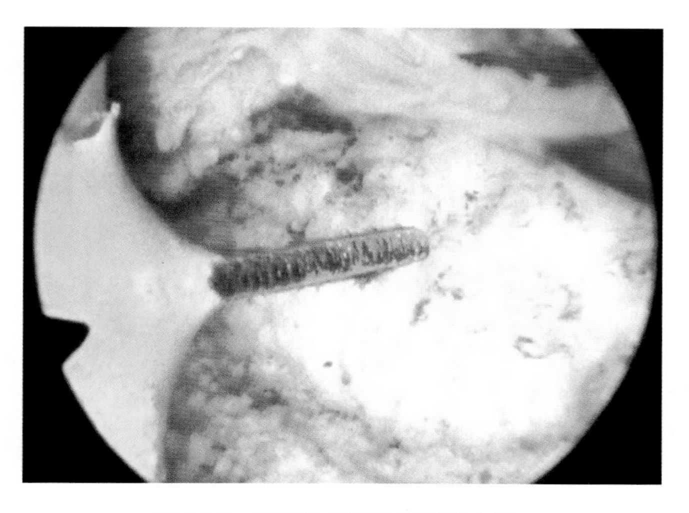

图 11.8　宫腔电切镜分离子宫中隔。

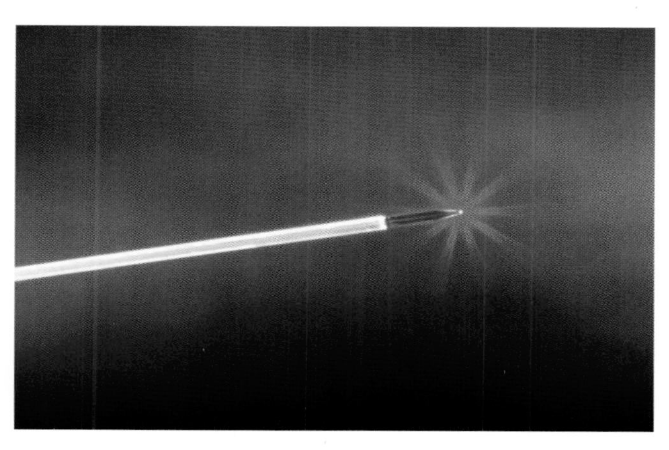

图 11.9　纤维激光束用于中隔的分离(激光波)。

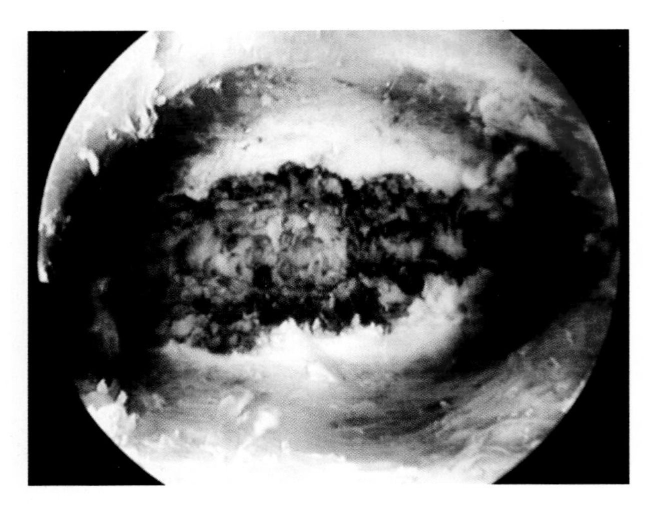

图 11.10 宫腔镜下激光分离中隔后即刻所见。

最新的双极汽化电极也可用于子宫中隔的切除，可以使用电解质液体膨宫，尽管如此，也要小心避免电热散射损伤周围内膜、内膜瘢痕化和阻碍内膜的再生上皮化。而且，要控制能量的使用，避免过多的气泡等电热产物进入血管。

术中和术后辅助处理

有选择性地使用预防性抗生素，对于复杂操作及术中可能污染宫腔的病例可以使用。另外，当给不孕的患者治疗时，每一操作步骤都应避免污染输卵管。围术期使用头孢类和多西环素是最有效的。术后是否使用激素是有争议的，当使用激素时，推荐天然结合型雌激素倍美力(Premarin)2.5mg，每日 2 次，口服 30 天以期待创面再上皮化，周期的后 10 天使用孕激素 10mg/d 撤退出血。激素治疗后做子宫输卵管造影以评估宫腔的对称性。

结果的比较

有症状的中隔子宫经宫腔镜治疗后，生殖结局不仅与开腹手术相同，并且优于传统的开腹矫形手术，超过 85%~90%的有反复流产病史的患者可望成功妊娠。更重要的是，患者避免了开腹手术和切开子宫肌壁，消除了盆腔粘连和继发不孕的潜在风险，减少了疼痛和不适感，降低了昂贵的费用。患者术后 4 周就可试孕，不用做强制性的剖宫产[8-10](表 11.1)。

目前没有做大样本、前瞻性、随机性的研究，以评估子宫中隔在引起流产方面所致的影响，现有的研究结果源自患者自身术前术后的对比，这些结果强有力地表明：子宫中隔对孕期维持妊娠的能力确实是有影响的[11,12]。Fedele 等对 12 例已知患有子宫中隔并妊娠的患者做 B 超检查胚胎种植的位置。有 4 例胚胎没有种植在中隔组织上，妊娠过程中胚胎发育正常。有 6 例患者胚胎种植在中隔组织上发生了自然流产；另 2 例自然流产病例中，有 1 例种植的位置在中隔与正常组织之间，另 1 例则是不明原因的流产[13]。这些观察有力支持了子宫中隔对随后发生的流产有影响的观点[14,15]。

有一些不孕的妇女，特别是那些需要昂贵的、长期诱导排卵、人工授精和试管婴儿胚胎移植治疗的患者，还有那些不明原因不孕的患者，可以进行预防性的子宫中隔切除使之从中获益。无症状的子宫中隔的治疗原则是：虽然患者没有不育病史，但希望通过手术治疗对生育力提供保证[16]。

结论

子宫中隔是由于原始胚胎阶段，两个副中肾管在中间部分未融合、所形成的隔板未能再吸收所致，子宫中隔患者有 20%~25%生殖能力受到损害。现代化的治疗方法是使用宫腔镜经宫颈分开这种胎儿时期的残留组织。经过手术治疗，妊娠足月率可达 90%。可以采用几种宫腔镜下治疗的方法，但目前最常用的是宫腔镜下微型剪刀和宫腔电切镜。因这种治疗有明显的益处：即术后恢复快，解剖学复位好，生殖预后佳，避免了较大的创伤和较长时间的愈合过程，无需强制性的剖宫产分娩，宫腔镜手术现已成为治疗这种子宫畸形的一个选择。

表 11.1 中隔子宫治疗前后的生殖表现(16 篇文献中 658 例)

	妊娠(例)	流产(%)	早产(%)	足月产(%)
治疗前	1062	933(88)	95(5)	34(3)
治疗后	941	67(14)	29(6)	395(80)

Homer HA. The Septate Uterus: A Review. Fertil Steril 2000;73:1-14.

(马宁 译)

参考文献

1. Valle RF. Clinical management of uterine factors in infertile patients. In Speroff L (Ed): Seminars in Reproductive Endocrinology. Thieme-Stratton, Inc. Georg Thieme Verlag: New York, NY 1985;3:2,149-67.
2. Carp HJA V, Mashiach S, Nebel L, Serri DM. Recurrent miscarriage: A review of current concepts, immune mechanisms, and results of treatment. Obstet Gynecol Survey 1990;45:657-69.
3. Buttram VC, Gibbons WE. Mullerian anomalies: A proposed classification (an analysis of 144 cases). Fertil Steril 1979;32:40-6.
4. Valle RF, Sciarra JJ. Hysteroscopic treatment of the septated uterus. Obstet Gynecol 1986;676:253-7.
5. March CM, Israel R. Hysteroscopic management of recurrent abortion caused by septated uterus. Am J Obstet Gynecol 1987;156:834-42.
6. DeCherney AH, Russell JB, Graebe RA, Polan ML. Resectoscopic management of Mullerian fusion defects. Fertil Steril 1986;45:726-8.
7. Choe JK, Baggish MS. Hysteroscopic treatment of septated uterine with Neodymium-YAG laser. Fertil Steril 1992;57:81-4.
8. Fedele L, Arcaini L, Parazzini F, Vercellini P, Dinola G. Reproductive prognosis after hysteroscopic metroplasty in 102 women: Life-table analysis. Fertil Steril 1993;59:768-72.
9. Valle RF. Hysteroscopic treatment of partial and complete uterine septum. Int J Fertil 1996;41:310-5.
10. Hassiakos DK, Zourlas PA. Transcervical division of the uterine septa. Obstet Gynecol Survey 1990;45:165-73.
11. Lin K, Zhu X, Xu H, Liang Z, Zhang X. Reproductive outcome following resectoscope metroplasty in women having a complete uterine septum with double cervix and vagina. Int J Gynaecol Obstet 2008 (In press).
12. Patton PE, Novy MJ, Lee DM, and Hickok LR. The diagnosis and reproductive outcome after surgical treatment of the complete septate uterus, duplicated cervix and vaginal septum. Am J Obstet Gynecol 2004;190:1669-78.
13. Fedele L, Dorta M, Brioschi D, Giudici MN, Candiani GB. Pregnancies in septate uteri: outcome in relation to site of uterine implantation as determined by sonography. Am J Roentgenol 1989;781-4.
14. Fedele L, Bianchi S. Hysteroscopic metroplasty for septate uterus. In Siegler AM (Ed): Hysteroscopy. Obstetrics and Gynecology Clinics of North America 1995;22:473-89.
15. Zlopasa G, Skrablin S, Kolefatic D, Bonovic V, Lesin J. Uterine anomalies and pregnancy outcome following resectoscope metroplasty. Int J Gynaecol Obstet 2007;98:129-33.
16. Pabuccu R, Gomel V. Reproductive outcome after hysteroscopic metroplasty in women with septate uterus and otherwise unexplained infertility. Fertil Steril 2004;81:1675-8.

第 12 章

子宫内膜息肉

Tirso Pérez-Medina

介绍

子宫内膜息肉(Endometrial polyps, EP)是含有不同数量的腺体、间质和血管的子宫内膜突出物。子宫内膜息肉通常是单发的,但 20%是多发的。子宫内膜息肉的大小不一,从几毫米到占据整个宫腔,甚至经宫颈管脱落至阴道。子宫内膜息肉蒂部或宽或窄,可生长自宫腔各处[1]。

多数子宫内膜息肉是基底层内膜的过度增生所致,尽管它们的病理学改变尚不明确[2]。子宫内膜息肉可能发生在各年龄段的妇女,30~50 岁为好发年龄,但 60 岁之后发病率很低。在一般妇女中子宫内膜息肉的发病率大约为 25%[3]。患者的常见症状为子宫异常出血。据推测大约 2%~23%的子宫异常出血患者是由子宫内膜息肉引起。子宫内膜息肉可在形态上干扰胚胎移植,或者改变分泌期子宫内膜的发展,使子宫内膜对种植胚胎的容受性降低,因此也被认为是不孕的一个病因。用他莫西芬治疗的乳腺癌患者也常发现子宫内膜息肉。巨大的子宫内膜息肉可能脱落至颈管,使颈管内口处于开放的状态,引起子宫内膜炎。一般来说,子宫内膜息肉是良性病变,无恶性潜能。子宫内膜息肉组织上罕见癌,包括浆液性癌或混合中胚层肿瘤。

有些研究认为子宫内膜息肉和子宫内膜癌的发生有一定相关性。但是,不认为子宫内膜息肉是子宫内膜癌的主要风险因素,并且大多数息肉通过宫腔镜切除的微创手术即可达到理想的治疗结果。

病理生理学

表现为子宫异常出血的 15%的育龄期妇女和 25%的绝经期妇女患有子宫内膜息肉。文献报道所有子宫异常出血的患者 50%有子宫内膜良性息肉 [4],而绝经后出血患者占 25%[5]。子宫内膜息肉导致子宫异常出血的机制不一:子宫内膜息肉摩擦周围正常内膜,促进邻近内膜逐步萎缩,以及息肉内部血管梗死,而非息肉内潜在可能的恶性病变。除了这些特征性表现外,息肉还可以表现为局部腺体或间质的崩解(图 12.1)。Resoval[6]报道了 245 例子宫内膜息肉的病例,其中 58%有子宫异常出血。Preuttipan[7]比较了绝经前后的子宫内膜息肉病例,发现 81%的绝经前病例和 44%的绝经后病例表现为子宫异常出血。

子宫内膜息肉有时在不孕症妇女的常规 B 超检查中发现。虽然子宫内膜息肉导致不孕的确切原因还

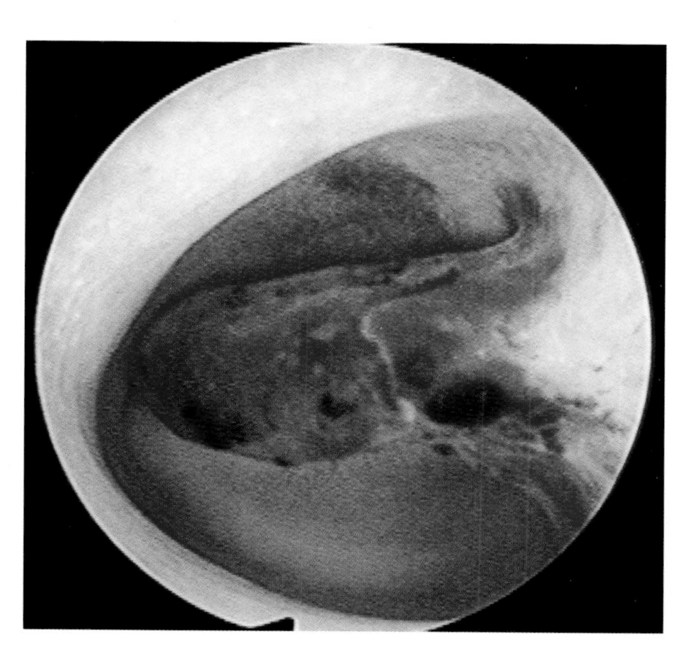

图 12.1 坏死的息肉因为息肉组织内梗死可见相应的黑色区域。

不清楚，但切除息肉后可以显著提高妊娠率。我们有一项研究[8]，204 例子宫内膜息肉患者接受宫内人工授精（intrauterine insemination, IUI）（对照组 103 例未接受内膜息肉切除术，实验组 101 例行内膜息肉切除术），最终 93 例成功妊娠，其中 64 例来自实验组，29 例来自对照组。实验结果显示切除子宫内膜息肉可以提高妊娠的可能，相对风险系数为 2.1（CI95%，1.5~2.9）。生存率分析显示 4 个治疗周期后妊娠率在实验组和对照组分别是 51.4%和 25.4%（$P<0.001$）。有趣的是，实验组中 65%在第一次人工授精治疗前即成功妊娠，余下的在之后 4 个周期内妊娠，但未对治疗周期一一分组统计（表 12.1）。

出现这样的结果原因不清。Richlin 认为子宫内膜息肉患者围排卵期的妊娠相关子宫内膜蛋白（glycodelin）含量增加。子宫内膜蛋白是一种帮助孕卵着床的蛋白质，它通过降低 NK 细胞的活性起作用。在正常生理周期的排卵前期，其含量是下降的，因为它会阻碍精子和卵子的结合。子宫内膜息肉可以产生大量的子宫内膜蛋白从而阻碍孕卵的着床[9]。

息肉通常是良性生长的赘生物，但是也有发现合并恶性成分的息肉[10,11]。根据不同的患者入选标准和诊断方法，息肉合并子宫内膜癌的风险为 0~4.8%。总之，如果诊断恶性息肉，恶性成分应该局限在息肉内部，而息肉蒂部和周围内膜组织是良性改变。

组织病理学

虽然子宫内膜息肉的病因不清，但是一般认为息肉样的组织结构是子宫内膜局部的过度增生形成的。此组织局部过度增生的病理生理机制不清。有可能是局部组织对激素反应不一，从而导致子宫内膜基底层的过度增生。首先由经阴道超声检查发现（图 12.2），之后宫腔镜证实宫内团块为子宫内膜息肉。

表 12.1 两组的妊娠例数和妊娠率（N=204）

	息肉切除术		差异性
	实验组（N=101）	对照组（N=103）	
妊娠状态（%）			
妊娠	64（63.4）	29（28.2）	<0.001
未妊娠	37（36.6）	74（71.8）	

RR=2.1，95%CI（1.5~2.9）

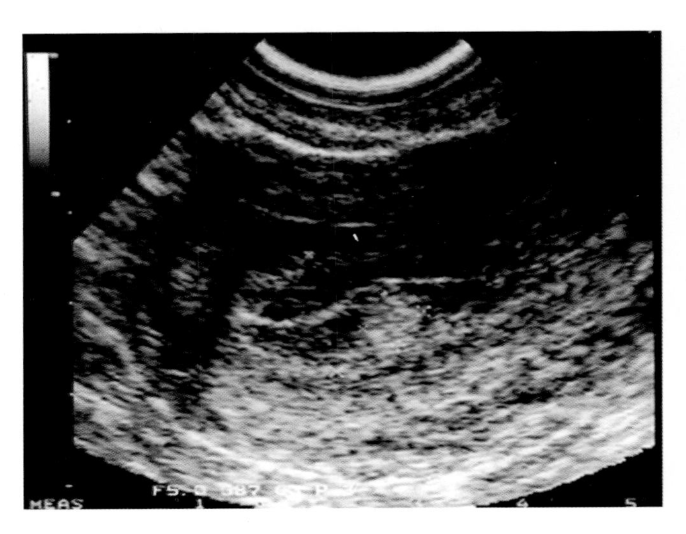

图 12.2 基底层增生过度。在内膜下方可见高回声图像，但宫腔镜下未见此病变。

子宫内膜息肉的腺体和间质表现不同的组织学形态。无论子宫内膜息肉生长方式是否不同，但有共同的病理学特点帮助诊断。息肉样形态，三面为上皮结构，致密的间质，厚壁血管，腺体扩张或较正常腺体扭曲，腺体表现为“超正常周期”或增生过度。

息肉的类型由不同的腺体和间质结构来分类，通常分为以下六大类[3]：增生性息肉、萎缩性息肉、功能性息肉、子宫内膜宫颈息肉、腺肌瘤性息肉、非典型的息肉样腺肌瘤。这个分类临床意义不大，但对于息肉的明确诊断和将息肉与过度增生的内膜组织区别还是非常有用的。

增生性息肉

增生性息肉是最常见的。它们大小不一，其直径甚至可至数厘米。除了大小不一，还可见与子宫内膜增生相似的不规则增生期腺体。它们的致密间质中有典型成束的厚壁动脉（图 12.3 和图 12.4）。

绝经后妇女的息肉，宫腔镜下表现为周围围绕萎缩、增生或功能性内膜的分化良好的息肉，它们有局限性的厚壁血管表现为不规则的血管网，上皮腺体结构或拥挤或不规则排列，且没有坏死或可疑恶性征象。因为纤维成分含量高，它们的间质呈纤维化，蒂部可见一束厚壁血管。用宫腔镜剪刀碰触有质硬感觉。

萎缩性息肉

萎缩性息肉，或“囊腺性息肉”是绝经后妇女常见的类型。这些息肉表面可见散在的由低柱状上皮构

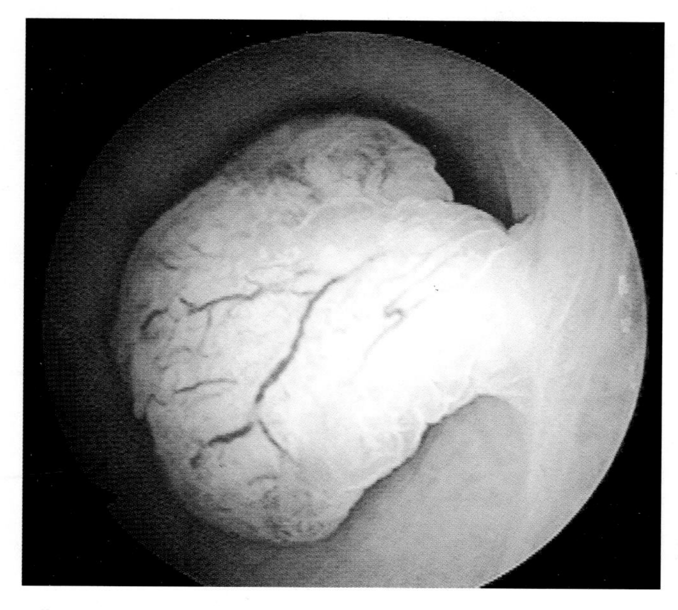

图 12.3 增生性息肉。注意息肉表面内膜下方异常丰富的血管。

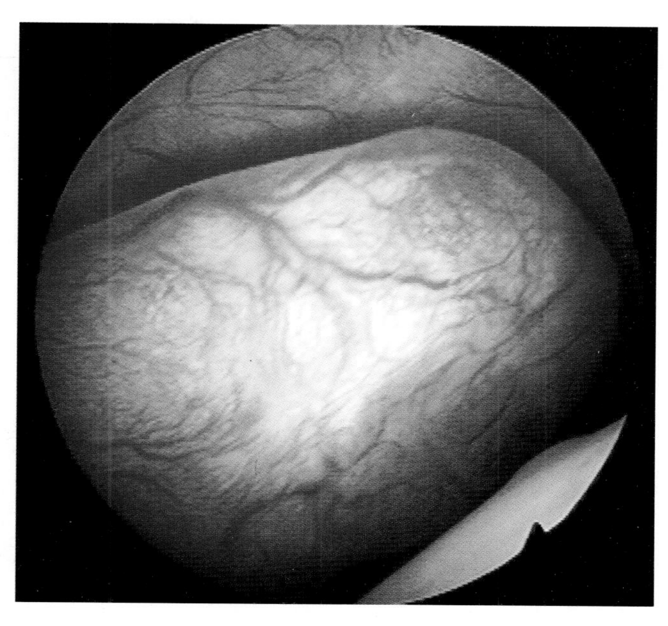

图 12.4 增生性息肉。息肉表面过度增生的血管，不规则血管网和拥挤的腺体开口。

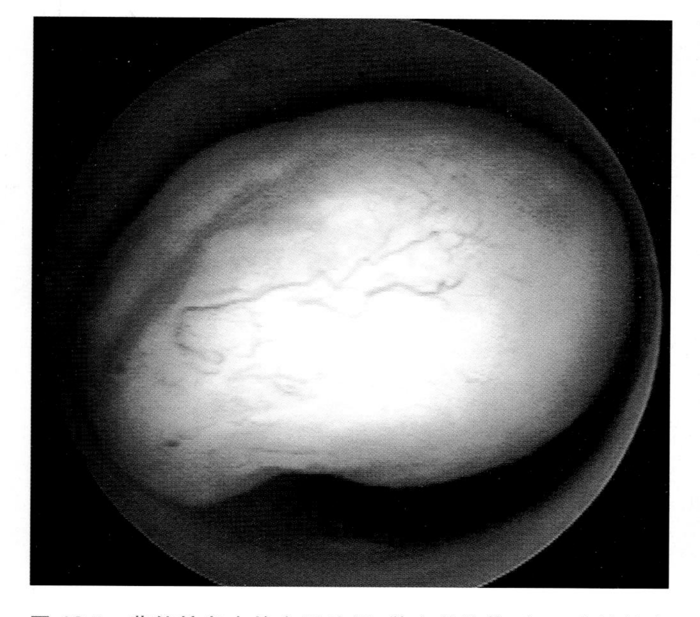

图 12.5 萎缩性息肉的主要特征：散在的腺体开口，萎缩的表面上皮和规则的血管网。

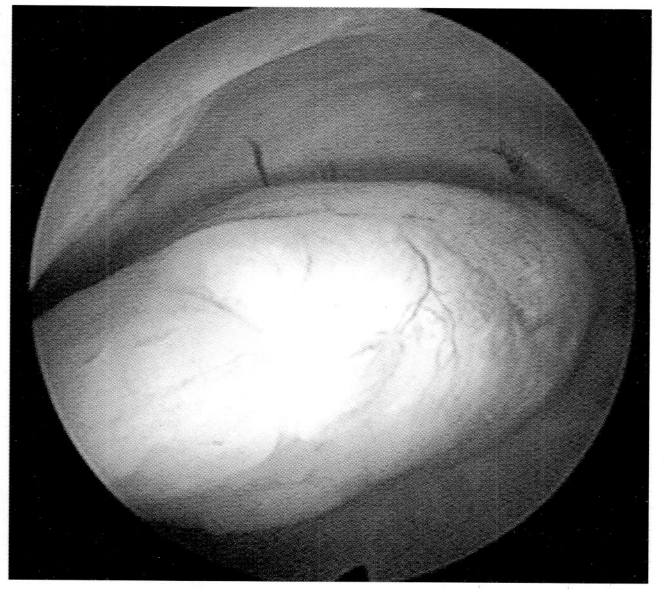

图 12.6 萎缩性息肉。表面血管规则生长易鉴别。

成的萎缩腺体，表现为无有丝分裂活性(图 12.5 和图 12.6)。其他类型的萎缩性息肉，腺囊性息肉，可见明显扩张的腺体，由于纤维化的间质结构在周围包绕，形成了圆形的腺体外观(图 12.7)。多数这样的息肉表现为无增生活性的增生肥大的息肉。它们是无功能性息肉，可见细直的血管。

功能性息肉

这些息肉如周围内膜一样，有激素反应并且可见增生或分泌的变化。它们是绝经前妇女息肉的典型类型(图 12.8)。

最重要的宫腔镜下的诊断特征是表面多种多样

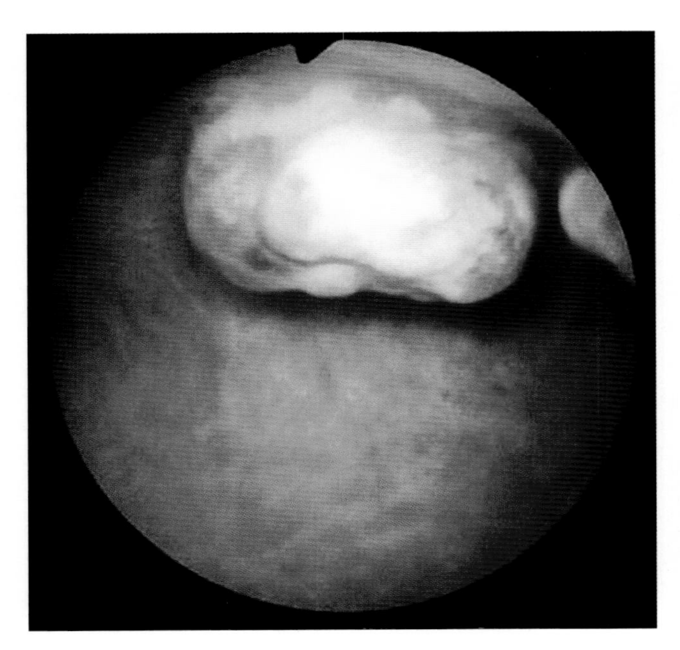

图 12.7 囊腺性息肉(萎缩性息肉)可见表面局部黑色(内有残留黏液)。

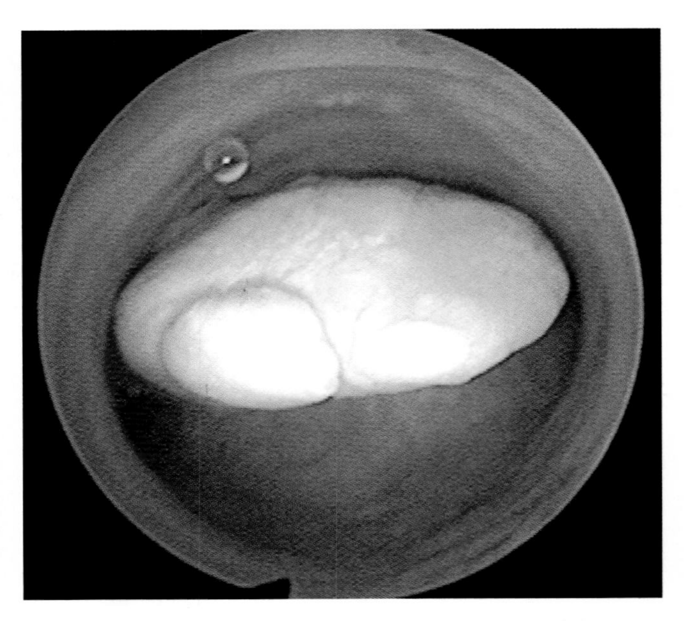

图 12.8 功能性息肉可见表面白色点状的增生腺体的开口。

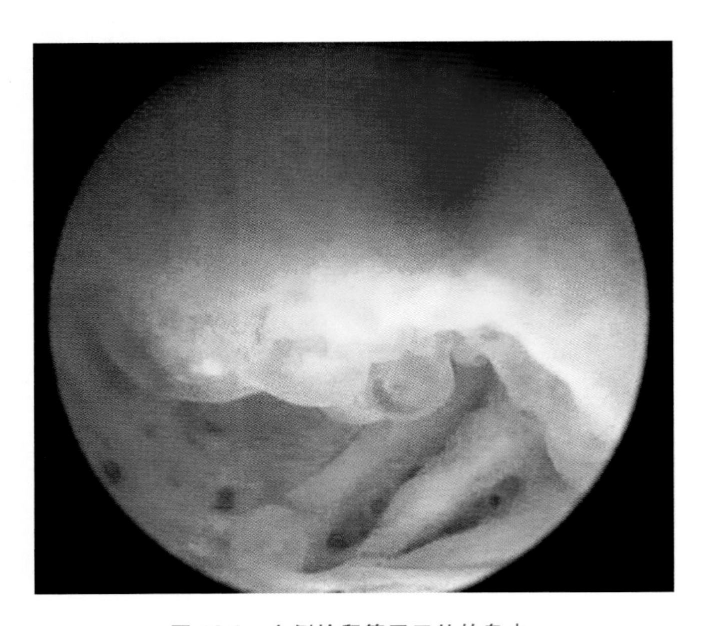

图 12.9 左侧输卵管开口处的息肉。

的腺体开口,体现了息肉内膜的功能性反应。由于表面内膜的遮挡,血管不明显。因为以上皮成分为主,它们非常柔软容易切除,甚至可用宫腔镜活检钳钳口去除。

混合的子宫内膜-宫颈管息肉

有些息肉发生于宫颈上段和宫腔下段，同时可见子宫内膜和宫颈管的腺体典型表现。这些息肉的纤维化间质更类似宫腔下段的间质成分。宫腔镜检查重要的一点是鉴别息肉是在子宫峡部发生的（图 12.9）。

腺肌瘤性息肉

这些息肉间质内有平滑肌组织,通常近端可见不规则条束状厚壁血管。大多数息肉体积肥大,间质内部分区域含有平滑肌细胞成分。它们很难通过宫腔镜检查确诊,需要病理学检查确诊。

非典型息肉样腺肌瘤

这类不常见的息肉特点是腺体为非典型增生的上皮细胞构成,周围可见平滑肌细胞成分。它们在绝经前或围绝经期妇女中发生,平均年龄 40 岁。这类息肉常常在宫腔下段生长,也可见于宫体部位。

有一些文献报道了子宫内膜腺癌合并非典型息肉样腺肌瘤的病例,我们也见过类似的病例。通常这类息肉不显示恶性生长行为，切除息肉即达到治愈效果。

非典型息肉

一些息肉可以发现非典型增生的表现。息肉质脆,表面可见非典型的血管和坏死灶(图 12.10)。它们常常生长在输卵管开口处(图 12.11)。对这类病例,应常规进行诊断性刮宫。

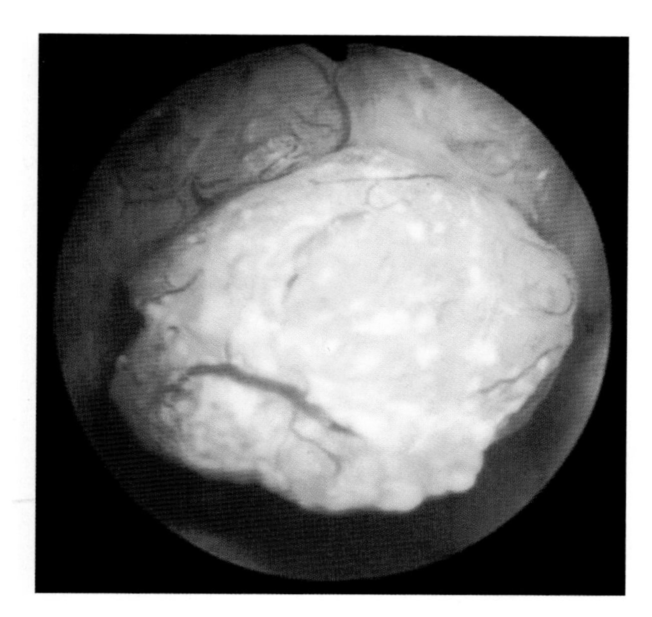

图 12.10 非典型息肉表面可见不典型血管，质脆。

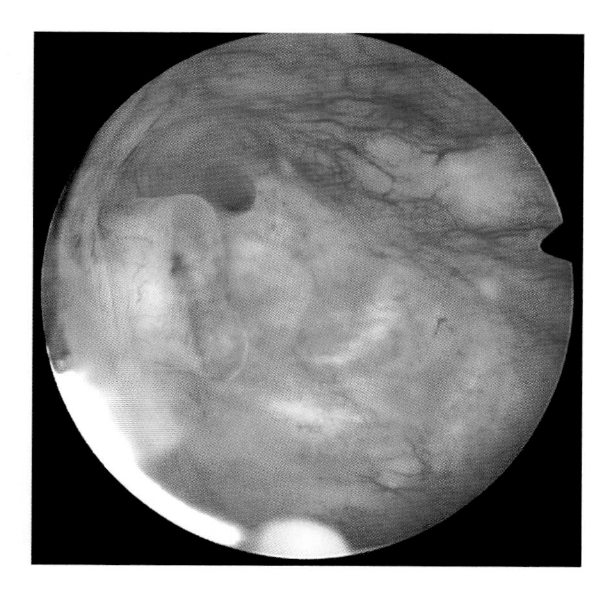

图 12.11 右侧输卵管开口处的非典型息肉。

诊断

子宫内膜息肉的发病率报道范围之大表现了病理学诊断的困难。息肉常常因为刮宫成碎片样组织很难识别。宫腔镜对子宫内膜息肉的确诊是有用的，但也有一项研究显示 13%的息肉样改变的组织未在病理学检查中确诊。

子宫内膜息肉的确诊是很重要的，因为在大多数病例中不能通过体检和诊断性刮宫发现息肉，这些患者在刮宫后症状持续存在或反复出现。我们需要找到更有效的诊断方法。

尽管子宫内膜息肉有时可以通过患者的病史可疑诊断，但是无法通过普通的妇科检查来确诊，而是需要某些特定的辅助设备。最初子宫输卵管造影检查被认为是最好的诊断方法，但通过之后子宫切除后的病理学检查来检验，它有较高的假阳性率和假阴性率[12]。然后经腹超声检查开始应用，因为其分辨率不高，所以检查结果在有效性上有很多问题。随着仪器设备的改良，尤其是经阴道探头的应用，对这一疾病更精确的影像学描述成为可能。

Fedele[13]限定子宫内膜息肉在超声检查的特征改变是高回声。因为分泌期增厚内膜的遮挡，他认为应该在月经周期的增生期做检查，那时内膜厚度小于 4mm。

Goldstein[14]认为盐水灌注超声可以鉴别子宫内膜息肉、球形增厚组织和黏膜下肌瘤。为了更好的鉴别我们可以使用彩色多普勒超声沿着子宫壁附着的息肉蒂部检查可疑息肉(图 12.12)。息肉在彩色多普勒超声下特征为血管数量增加且为厚壁低阻表现，而子宫肌瘤为圆形无蒂类肿瘤样表现。

Syrop[15]介绍了一种超声使用的造影剂。因此，Hulka 描述息肉的超声表现为内膜回声中有囊腔样结构[16]。Atri[17]进一步描述了三种类型的息肉(根据激素反应状态)超声表现：增生性、功能性和萎缩性息肉(见第 4 章)。

现今，宫腔镜检查被认为是检查宫内疾病的金标准。宫腔镜提供全方位直视的视野，并能够活检病变组织，提高了诊断宫内疾病的准确性和精确度[18,19]。

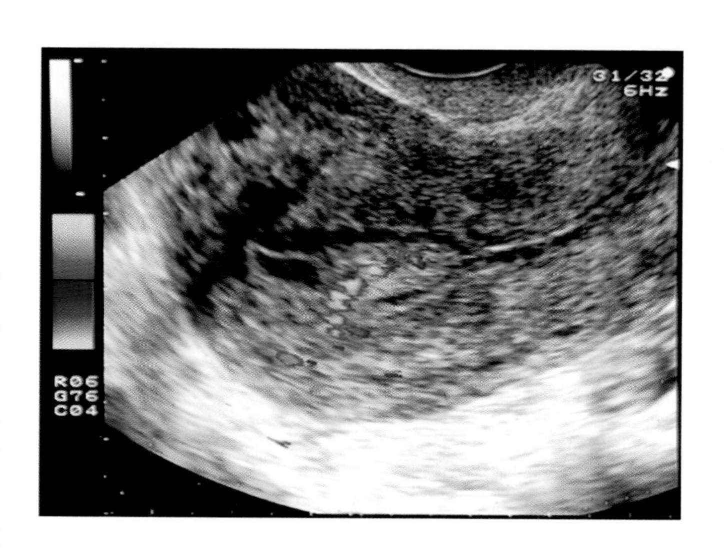

图 12.12 多普勒测速显示息肉蒂部为高亮表现。

处理原则

如上所述，子宫内膜息肉的发病率在一般人群中为 24%。随着阴道超声在健康妇女体检中的常规使用，阳性确诊率提高，发病率也随之上升。因为即使无症状患者息肉的诊断率也在不断增加，并且息肉的恶变潜能尚未完全清楚，是以临床医生不得不面临着如何治疗息肉的问题。我们知道息肉都能被切除，但是宫腔镜手术还是有风险的，因此切除息肉可能过于激进，留着息肉可能有恶变的危险，当然息肉的恶性潜能仍然成谜。大多数文献报道息肉诊断是根据诊断性刮宫或其他活检技术，如 Pipelle 子宫内膜采集器[21]。在一部分病例中，“盲法”可能无法取得完整的息肉，而是混有息肉和内膜组织的标本。因此，息肉碎片、不完整的组织和周围内膜都会妨碍诊断，也不能判断内膜癌是来源于息肉组织还是来源于内膜组织的（图 12.13）。只有宫腔镜检查才可能从根蒂部完整地切取息肉，而留下周围内膜，这样评估子宫内膜息肉的恶性风险才是可靠的[22]。早期文献报道息肉恶变可能从 0.5%[23]~4.8%[24]。Savelli[25]在一项大的子宫内膜息肉患者研究中证实，息肉的恶变率是很低的（0.8%），但是增生改变更常见（图 12.14）。他描述了息肉的危险因素（年龄，绝经状态和高血压）可能会增加息肉癌前病变和恶性息肉的发病率。他在有症状息肉患者和无症状息肉患者中未发现非典型性息肉和子宫内膜癌的发病率的区别。他同时认为对有症状的患者和有危险因素的息肉患者应该在宫腔镜下完整切除息肉并进行病理学诊断[26]。

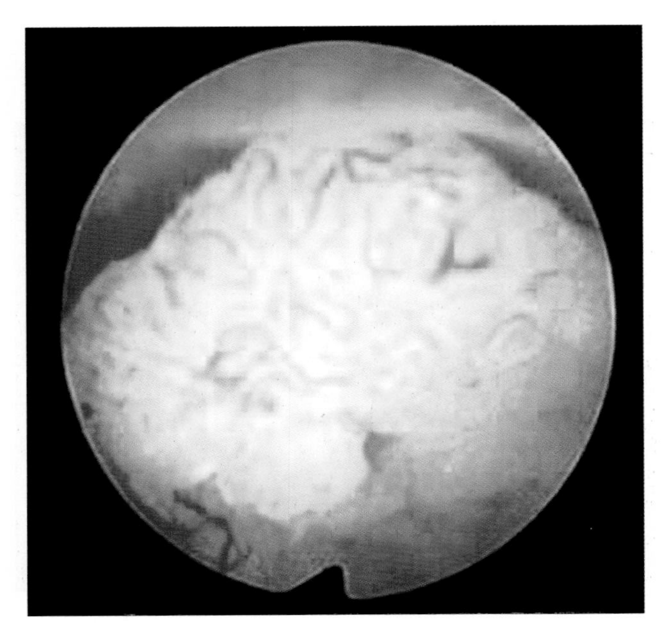

图 12.13 恶性息肉。前壁的息肉样隆起组织可见坏死灶。

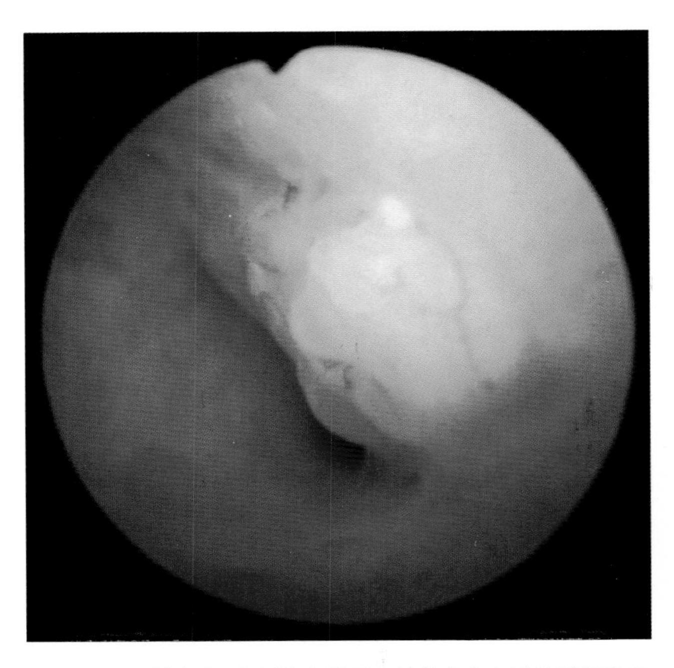

图 12.14 恶性息肉。左侧输卵管开口处的息肉中可见可疑病变。

另一方面，虽然子宫肌瘤的恶变率为 0.1%~0.6%，我们对无症状的子宫肌瘤也不进行手术处理[27]。最应该关注的是什么样的息肉应该手术切除，什么样的息肉可以安全地保留暂时不手术（如同我们对待无症状的子宫肌瘤，它们的恶性潜能是相似的），这样我们就能避免麻醉和手术风险（我们研究中 26.8%的并发症可以避免）。经阴道的彩色多普勒超声可以得到精确的息肉营养血管的多普勒特征图像。这些血管生成提示息肉的功能状态，应该手术处理。相反，阴性的彩色多普勒图像提示息肉无活性，其内部无继续生长的能力，提示我们可以随访观察，这样在我们的入选息肉病例中有 30%的患者避免了宫腔镜手术。

治疗方案

对异常子宫出血的患者，很长时间以来，刮宫被认为是标准的诊断方法，在临床中应用十分广泛[28]。刮宫作为最初步的诊断方法被采用，那么刮除病变组织，尤其是子宫内膜息肉也应该是有效的治疗方法[29]。然而在阴道超声监导下刮除增厚的子宫内膜来治疗异常出血不总是有效的。简单的盲刮，不认为是治疗子宫内膜息肉的有效方法。之前有研究显示，10%的宫内病变，尤其是子宫内膜息肉是无法通过刮宫刮除的[30]。

盲刮后一些患者做阴道超声检查仍发现持续存在的异常增厚内膜，这一点提示我们应该应用宫腔镜检查来诊断宫内疾病。

现今，宫腔镜检查是诊断宫腔内病变的金标准。在妇科领域，自上世纪 80 年代至今，宫腔镜检查和手术逐渐成为常见的、重要的、普及的检查和处理手段[31,32]。对子宫黏膜下肌瘤、子宫内膜息肉和其他疾病，如子宫中隔和宫腔粘连，宫腔镜手术也是安全有效的治疗方法。宫腔镜提供了宫腔内全景视野，可以直视下进行组织活检，相对诊断性刮宫这样的盲法对宫腔内疾病的诊断更准确。我们可以得出正确的诊断、可以鉴别病变的性质和病变的发生部位。宫腔镜手术减少了大型、非必须进行的手术的需求。

宫腔镜检查可以简单、安全并有效的诊断宫腔内异常病变。对有宫腔内疾病的患者，宫腔镜手术成为常见的重要手术方法。子宫内膜息肉常常在宫腔镜检查中发现。

宫腔镜子宫内膜息肉切除术是微创手术，可以在直视下完整地切除息肉，避免了息肉在原部位的复发（图 12.15）。手术器械根据术者的经验、息肉生长部位和大小决定（图 12.16）。

息肉可以用宫腔镜抓钳使用正确力量完全取出宫腔。应该打开外鞘孔道以便息肉牵出。如果不能牵出息肉，可以用宫腔镜网网住息肉组织，宫腔镜网类似于胃镜的使用，更适合宫腔镜（更短更轻质硬）套住息肉（图 12.17）。

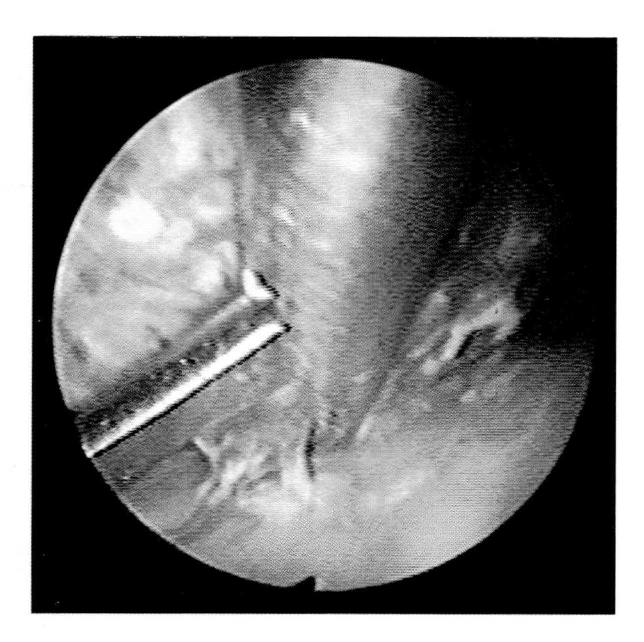

图 12.15　宫腔镜剪刀的剪叶达息肉蒂部。

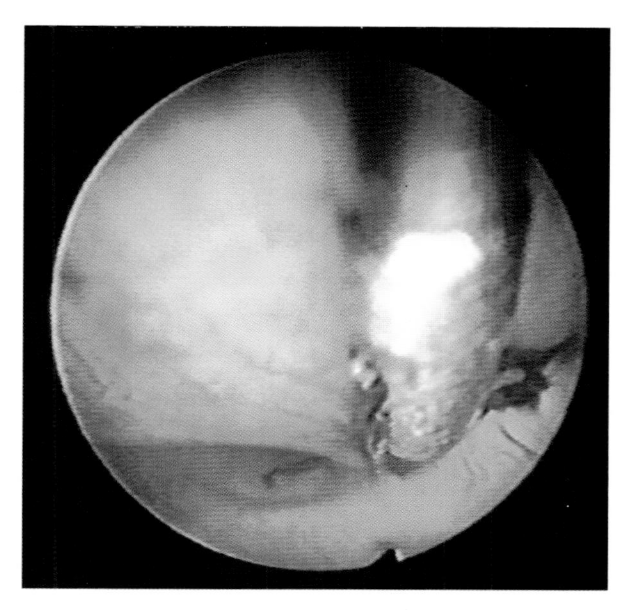

图 12.16　第一步尽可能多地剪除息肉蒂部。

如果计划在门诊用 5F 的宫腔镜剪刀剪除息肉，一定要记住以下手术要点：

• 息肉蒂部可以用剪刀探及并处理。

• 生长在宫底的息肉，剪刀很难垂直地置于息肉的蒂部，完成剪除息肉的手术动作，因此切除困难。

• 息肉不能太大，因为手术后很难取出宫腔。

• 萎缩性息肉和增生性息肉由于组织纤维化质地稍硬，宫腔镜抓钳容易抓取并取出，尤其在狭窄的部位如输卵管开口处。而对于功能性或腺囊性息肉来说，如果抓钳力大，组织容易破碎。

• 息肉的蒂部不能太大，如无蒂的息肉剪除时需要更多的操作动作。当术野开始出血时，手术就不好操作了。

根据这些要点，手术者应该更现实一些，只有能

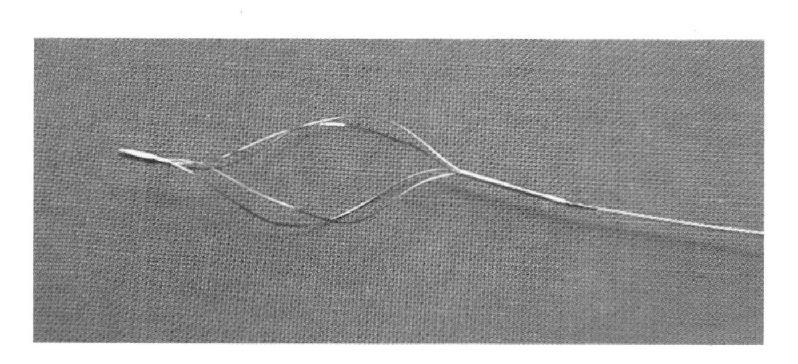

图 12.17　适合宫腔镜的子宫内膜息肉网。

保证完全去除息肉时才可以开始手术。每位手术者都应该知道自己的局限性。

如果一旦切除息肉但无法取出息肉组织，需要遵循以下方法：

- 需行活检以得到准确的病理诊断。
- 给予两晚米索前列醇使息肉娩出宫腔，适用于大多数病例。
- 3 天后再次证实息肉是否娩出宫腔。
- 不需要应用抗生素。

门诊宫腔镜中双极电能的作用已在第 3 章详细讨论。

大息肉需要采用电切镜切除。当大息肉充满整个宫腔时，由于血运丰富易出血较难切除。蒂部应该清晰观察到(图 12.18 和图 12.19)。从根蒂部切除安全且花费时间短，是值得花些时间寻找并看清楚根蒂部位的。如果成条切下息肉，如同子宫黏膜下肌瘤那样，这些条状组织会包围电切镜，造成视野不清晰，容易发生并发症。

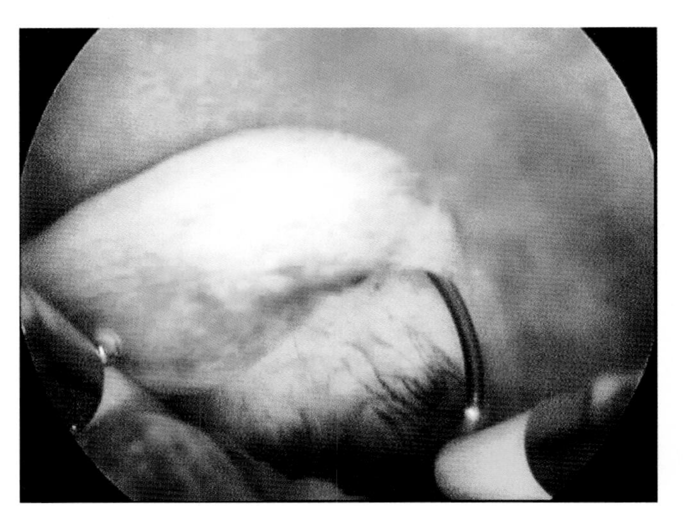

图 12.19 电切环触探蒂部。这一定是做息肉切除术的第一个步骤。

结论

子宫内膜息肉的患病率在一般人群中大约是25%。息肉患者可能没有临床症状。息肉的主要临床症状是异常子宫出血。子宫内膜息肉可能是不孕的原因，但其导致不孕的确切致病机制还不清楚。有报道证实切除息肉可以提高妊娠率。

简单的盲刮术不是治疗子宫内膜息肉的有效手术方法。有研究报道，10%的宫腔内病变主要为子宫内膜息肉，刮宫时可被遗漏。相反，子宫切除术治疗子宫内膜息肉这样的良性独立宫内疾病是过度的手术方法，可能导致一定的致死率和致病率。现在，宫腔镜检查和手术在快速诊断和治疗宫腔内疾病中发挥着重要作用。它可以正确诊断，同时初步鉴别病变性质和确定生长部位。宫腔镜手术减少了过度和非必要的手术。

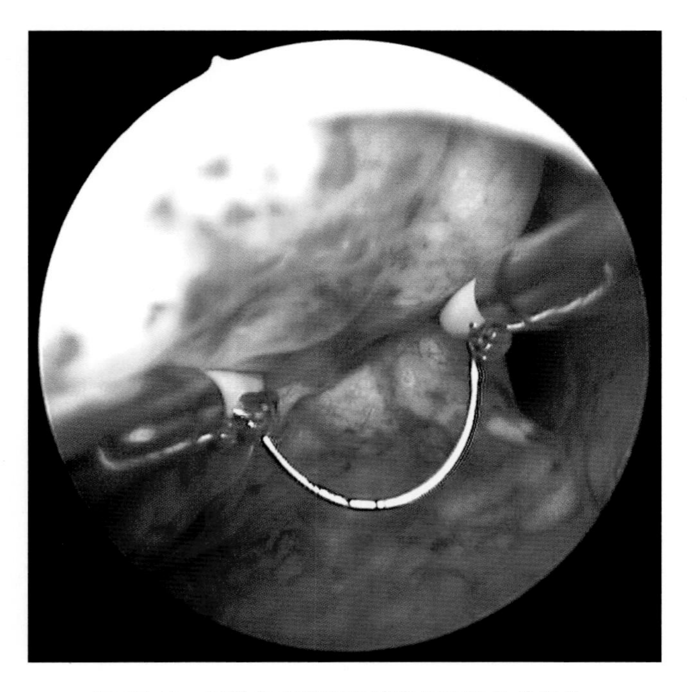

图 12.18 切除息肉前要看清电切环接触的部位。

(彭雪冰 译)

参考文献

1. DeWaay DJ, Syrop CH, Nygaard IE, Davis WA, Van Voorhis BJ. Natural history of uterine polyps and leiomyomata. Obstet Gynecol 2002;100:3-7
2. S herman ME, Mazur MT, Kurman RJ. Benign diseases of the endometrium. In: Kurman RJ (Ed): Blaunstein′s pathology of the female genital tract. 3rd ed. New York: Springer 2002;421-66.
3. Mazur MT, Kurman RJ. Polyps. In: Mazur MT and Kurman RJ (Eds): Diagnosis of endometrial biopsies and curettings. New York:Springer 1995;146.
4. Nagele F, O′Connor H, Davies A, Badawy A, Mohamed H, Magos A. 2500 outpatient hysteroscopies. Obstet Gynecol 1996;88:87-92.
5. Cronje HS. Diagnostic hysteroscopy after postmenopausal uterine bleeding. S Afr Med J 1984;66:773-4.
6. Reslova T, Tosner J, Resl M, Kugler R, Vavrova I. EPs: A clinical study of 245 cases. Arch Gynecol Obstet 1999;262:133-9.

7. Preutthipan S, Herabutya Yongyoth. Hysteroscopic polypectomy in 240 premenopausal and postmenopausal women. Fertil Steril 2005;83:705-9.
8. Pérez-Medina T, Bajo-Arenas J, Salazar F, Redondo T, SanFrutos L, Alvarez P, Engels V. Endometrial polyps and their implication in the pregnancy rates of patients undergoing intrauterine insemination: A prospective, randomized study. Hum Reprod 2005;20:1632-5.
9. Richlin S, Ramachandran S, Shanti A, Murphy AA, Parthasarathy S. Glycodelin levels in uterine flushings and in plasma of patients with leiomyomas and polyps: Implications and implantation. Hum Rep 2002;17,2742-7.
10. Anastasiadis PG, Koutlaki NG, Skaphida PG, Galazios GC, Tsikouras PN, Liberis VA. EPs: Prevalence, detection, and malignant potential in women with abnormal uterine bleeding. Eur J Gynaecol Oncol 2000;21:180-3.
11. Perez-Medina T, Martinez O, Folgueira G et al: Which EPs should be resected? J Am Assoc Gynecol Laparosc 1999;6:71-4.
12. Preuthippan S, Linasmita V. A prospective comparative study between hysterosalpingography and hysteroscopy in the detection of intrauterine pathology in patients with infertility. J Obstet Gynecol Res 2003;29,33-7.
13. Fedele L, Bianchi S, Dorta M, Brioschi D, Zanotti F, Vercellini P. Transvaginal ultrasonography versus hysteroscopy in the diagnosis of uterine submucous myomas. Obstet Gynecol 1991;77:745-53.
14. Goldstein SR, Monteagudo A, Popiolek D, Mayberry P, Timor-Tritsch I. Evaluation of EPs. Am J Obstet Gynecol 2002;186:669-74.
15. Syrop CH, Sahakian V. Transvaginal sonographic detection of EPs with fluid contrast augmentation. Obstet Gynecol 1992;79:1041.
16. Hulka CA, Hall DA, McCarthy K, Simeone JF. EPs, hyperplasia, and carcinoma in postmenopausal women: Differentiation with endovaginal sonography. Radiology 1994;191:755-8.
17. Atri M, Mazarnia S, Aldis AE, Reinhold C, Bret PM, Kintzen G. Transvaginal US appearance of endometrial abnormalities. Radiographics 1994;14:483.
18. Motashaw ND, Dave S. Diagnostic and therapeutic hysteroscopy in the management of abnormal uterine bleeding. J Reprod Med 1990;35:616-20.
19. Mencaglia L, Perino A, Hamou J. Hysteroscopy in perimenopausal and postmenopausal women with abnormal uterine bleeding. J Reprod Med 1987;32:577-82.
20. Motashaw ND, Dave S. Complications of hysteroscopy. Gynecol Endosc 2001;10:203-10.
21. Armenia CS. Sequential relationship between EPs and carcinoma of the endometrium. Obstet Gynecol 1967;30;524-9, Van Bogaert LJ. Clinicopathologic findings in EPs. Obstet Gynecol 1988;71:771-3.
22. Tjarks M, Van Voorhis BJ. Treatment of EPs. Obstet Gynecol 2000;96:886-9
23. Perez-Medina T, Bajo J, Huertas MA, Rubio A. Predicting atypia inside endometrial polyps. J Ultrasound Med 2002;21:125-8.
24. Wolfe SA, Mackles A. Malignant lesions arising from benign EPs. Obstet Gynecol 1962;20:542-51.
25. Savelli L, De Ianco P, Santini D, Rosati F, Ghi T, Pignotti E, Bovicelli L. Histopathologic features and risk factors for benignity, hyperplasia, and cancer in EPs. Am J Obstet Gynecol 2003;188:927-31.
26. Pérez-Medina T, Bajo JM, Martinez-Cortes L, Castellanos P, Pérez de Avila I. Six thousand office diagnostic-operative hysteroscopies. Int J Gynecol Obstet 2000;71:33-8.
27. Seki K, Hoshihara T, Nagata I. Leiomyosarcoma of the uterus: Ultrasonography and serum lactate dehydrogenase level. Gynecol Obstet Invest 1992;33:114-8.
28. Ben-Yehuda OM, Kim YB, Leuchter RS. Does hysteroscopy improve upon the sensitivity of dilatation and curettage in the diagnosis of endometrial hyperplasia or carcinoma? Gynecol Oncol 1998;68:4-7.
29. Brooks PG, Serden SP. Hysteroscopic findings after unsuccessful dilatation and curettage for abnormal uterine bleeding. Am J Obstet Gynecol 1988;158:1354-7.
30. Word B, Gravlee LC, Widdeman GL. The fallacy of simple uterine curettage. Obstet Gynecol 1958;12:642-8.
31. Gimpelson RJ, Rappold HO. A comparative study between panoramic hysteroscopy with directed biopsies and dilatation and curettage. A review of 276 cases. Am J Obstet Gynecol 1988;158:489-92.
32. Bettocchi S, Ceci O, Nappi L, Di Venere R, Masciopinto V, Pansini V, Pinto L, Santoro A, Cormio G. Operative office hysteroscopy without anesthesia: Analysis of 4863 cases performed with mechanical instruments. J Am Assoc Gynecol Laparosc 2004;11:59-61.

第13章

宫腔镜技术在子宫内膜去除术中的应用

Tirso Pérez-Medina, Mar Rios Vallejo

介绍

子宫内膜去除术(Endometrial Ablation,EA)是将整个宫腔的子宫内膜去除的一种外科手术方式。

当异常子宫出血患者药物保守治疗失败时,子宫内膜去除术被认为是子宫切除的替代治疗方式。

子宫内膜有很强的再生能力。所以要抑制再生必须去除全层子宫内膜和子宫肌层浅层。子宫肌层浅层含有基底层深部的腺体,这些腺体是子宫内膜上皮再生的原发灶(这包括2.5~3.0mm的子宫肌层)(图13.1)。

去除子宫内膜为严重的经血过多的患者提供了一种替代子宫切除的外科治疗方式。两种治疗方式的有效率和满意度都很高。尽管子宫切除需要较长的手术时间,较长的恢复期和有较高的术后并发症率,但它可永久地治愈经血过多。去除子宫内膜的花费远低于子宫切除,但由于复发需要再次诊治,需要额外的时间和花费[1]。

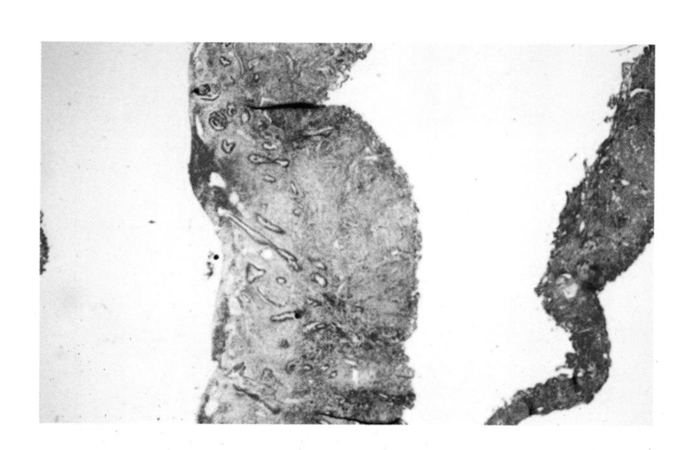

图13.1 条状的子宫内膜切除。子宫内膜(右)和子宫肌层浅层(左)。

适应证

主要的适应证是功能失调性子宫出血或全身性疾病引起的月经过多。

治疗方式为以下患者设计:

- 月经过多;
- 保守治疗失败(患者对药物无反应或无法忍受);
- 正常宫腔;
- 正常的子宫内膜组织学;
- 强烈的生育要求;
- 希望保留子宫;
- 对闭经无要求;
- 无显著的痛经。

也可在以下患者中实施:

- 排除其他疾病的绝经后复发子宫出血;
- 服用他莫昔芬或激素替代治疗(HRT)治疗患者的持续子宫出血;
- 作为子宫内膜息肉切除和黏膜下肌瘤切除术的预防性手术。

禁忌证

子宫内膜病理为癌前病变或恶性:不典型增生和子宫内膜癌是绝对的禁忌证。无不典型增生的腺体增生是相对的禁忌证,但应该严密随访。

壁间或多发子宫肌瘤:子宫肌瘤并不是子宫内膜去除术的禁忌证。是否是禁忌证取决于肌瘤的位置和大小,因为这些问题并不能通过子宫内膜去除术来解决。但例外的是,绝经前妇女有较大的子宫肌瘤或壁间肌瘤是可以用子宫内膜去除术来处理的,因为她们已经接近绝经。

子宫腺肌病：这是绝对的禁忌证，因为它有很高的失败率(二次手术或子宫切除术)(图 13.2)。

宫深大于 12cm 的子宫：禁忌证取决于子宫的尺寸，这是由于内窥镜无法达到宫底和输卵管开口，并且增大的子宫经常合并其他病理状况存在（子宫肥大、子宫肌瘤、子宫腺肌病）。

盆腔脏器脱垂：对于严重的脱垂，子宫切除对于缓解症状是更为合适的处理方法。

有生育要求的患者。

患者咨询

术前谈话是必要的，每个患者都应被告知通过治疗可达到的预期效果。患者应被告知子宫内膜去除术后通常的结果是月经过少或月经正常，而非闭经。然而，大部分咨询月经过多的患者其治疗满意度取决于月经量的减少。闭经率在 25%~60%之间，其余患者月经量显著减少。5 年随访满意率超过 75%。大约 15%~25%的患者需接受二次手术，再次的子宫内膜去除或子宫切除(因为疼痛、异常出血或两者都有)。大多数子宫内膜去除术的常见问题或手术失败是由于子宫腺肌病导致的。

患者在子宫内膜去除术前应被告知术后的避孕方法，如果可以的话，应提供绝育方法或者解除避孕方法。

术前评估

尽管子宫内膜去除术是腔内手术，但是不能简化一日手术的决定因素，而应作为大手术处理。事实上，子宫内膜去除术是较为复杂的宫腔镜手术。完善的术前检查有很多优点。

经过慎重地选择患者，子宫内膜去除术会有更高的成功率。要使子宫内膜去除术达到预期效果，首要事情就是选择合适的患者。

术前检查应包括以下内容：

- 完整的病史。
- 体检和盆腔检查。
- 近期的宫颈细胞学检查。
- 经阴道超声：这是子宫内膜去除术前必不可少的辅助检查，可得到子宫内膜性状和子宫肌层结构精确的信息，排除卵巢的病变和其他的病变如子宫肌瘤和子宫腺肌病。超声可探知子宫的大小，子宫内膜的厚度，子宫肌瘤的位置和尺寸。当宫腔镜检查只能提供宫腔的信息而无盆腔其余信息时，超声关于子宫肌瘤和卵巢的信息是十分有用的(图 13.3)。
- 宫腔镜诊断和活检(图 13.4)：可以评估宫腔形态、子宫内膜和实行可疑部位的定位活检。子宫内膜的活检在子宫内膜去除术前是必要的。宫腔镜检查可以检出任何异常的宫腔形态。甚至，子宫内膜的活检可检出癌前病变，这是宫腔镜手术的禁忌证。
- 一般的分析检查，电解质测定（体液紊乱的患者），血细胞比容，血红蛋白，血凝，人绒毛膜促性腺激素(β-hCG)(任何生育年龄的妇女)和心电图。

麻 醉

实行子宫内膜去除术的麻醉类型可以是：

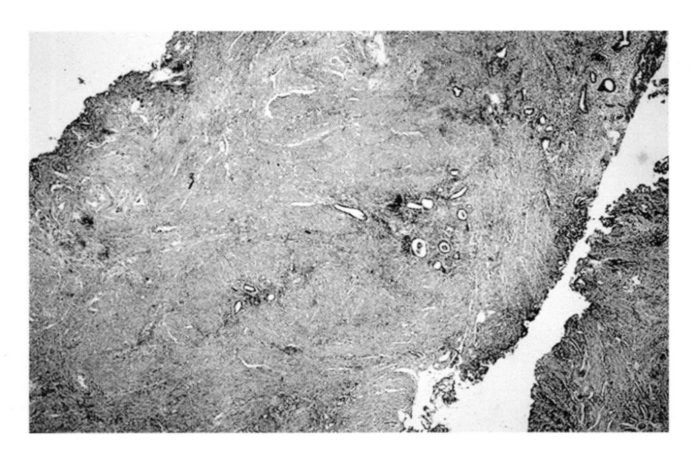

图 13.2 内膜切除的病理条带提示：当子宫内膜腺体出现在深肌层时为子宫腺肌病。

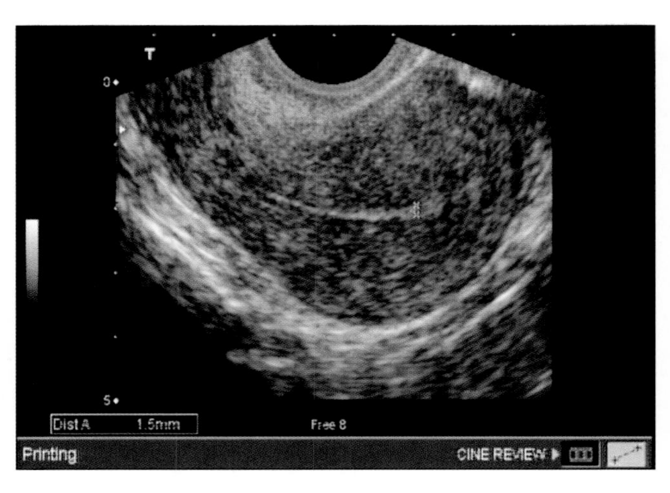

图 13.3 术前基本的超声检查。

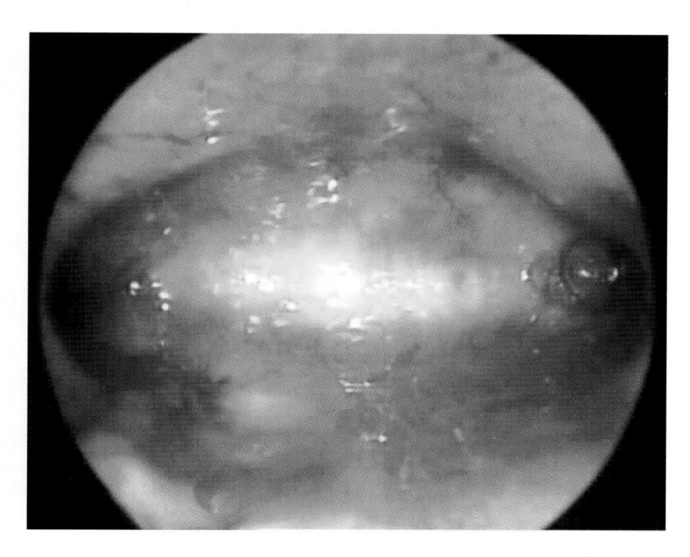

图 13.4　诊断性宫腔镜检查显示正常宫腔形态。

• 全身麻醉。

• 局部麻醉：对于较复杂的操作或痛阈低的患者，可选择全身麻醉或局部麻醉。

• 静脉注射的局部麻醉：子宫的神经是自主神经，它对于外科的切割和凝固相对不敏感。但是，宫颈的扩张可导致迷走神经反应以至于患者疼痛。谨记这一点，子宫内膜去除术可实施局部麻醉。

所有的患者在 2~4 小时完全恢复，6 小时可安全出院（第 18 章）。

有血栓危险因素（高血压、肥胖、代谢综合征）和有血栓倾向，特别是抗血栓药物预防的患者应在术前 2 小时应用低分子肝素。

尽管之前有过子宫内膜炎、盆腔炎症、免疫系统疾病或临床上严重的瓣膜病，但预防性抗生素并不是必需的，建议使用每个中心建立的草案，采用常规的方法。

建 议

宫腔镜手术宫颈的预处理

建议宫腔镜手术前每个患者进行宫颈预处理。对于未产妇或绝经后妇女，或服用三苯氧胺和 GnRHa 后子宫内膜变薄的患者，宫颈预处理是必需的。

宫颈预处理的可行方法：

• 人工合成的吸水性强的海藻棒：手术前提早实施。

• 手术前 3 小时使用米索前列醇：胶囊湿润后阴道用药非常有效。此药无害且便宜。它可软化宫颈间质导致宫颈扩张[2]。

如果术前没有做宫颈预处理，术中宫颈扩张将会很困难。

• 一氧化氮供体：当在手术室宫颈扩张出现困难时，一氧化氮供体直接松弛结合组织的能力是非常理想的。应用 1%的硝酸甘油，稀释至 20mL 的生理盐水，由静脉注射 1mL。也可应用单硝酸异山梨醇。

• 每半号递增扩宫：Hegar 扩张棒，降低宫颈裂伤或穿孔的可能。

• 建议将带有闭孔器的宫腔镜鞘导入宫腔，然后再导入电切工作组件。

宫腔镜手术前子宫内膜的预处理

目的

• 通过使电切区域薄化（内膜）使切割子宫内膜手术容易进行。

• 减少手术出血。

• 减少液体吸收。

• 提高手术的有效性（更完整的内膜切除）。

• 减少复发。

内膜预处理的可行方法

• 增生早期进行子宫内膜去除术。需要有效的手术设计。

• 孕激素或达那唑：现在很少应用，因为它们作用有限且有严重的并发症。孕激素可使内膜蜕膜化，导致血管过多和间质水肿。

• 尽管 GnRHa 和达那唑都可产生满意的效果，但 GnRHa 能使子宫内膜连续性的薄化。这些药物在术后长期的效果随着时间而减弱，例如无月经和需要进一步的外科手术干预[3]。

当决定了电切环的尺寸后，子宫内膜去除术前子宫内膜预处理的优势是即刻显现的。27Fr 电切镜配置 4mm 的电切环，意味着最深只能切 4mm。薄化内膜后子宫内膜的厚度是 2mm，意思是整个子宫内膜，甚至基底的腺体深度，可有效地被环形电极切除（图 13.5）。为了避免并发症，环形电极切割的每个沟槽不应重复，否则切割深度就会超过 4mm。因此手术将更简单和快捷[4]。

另一方面，应用 GnRH-a 可能产生一些问题，例如宫颈萎缩，扩宫时子宫穿孔，绝经后症状，第一次用药后子宫不规则出血，而且花费高。

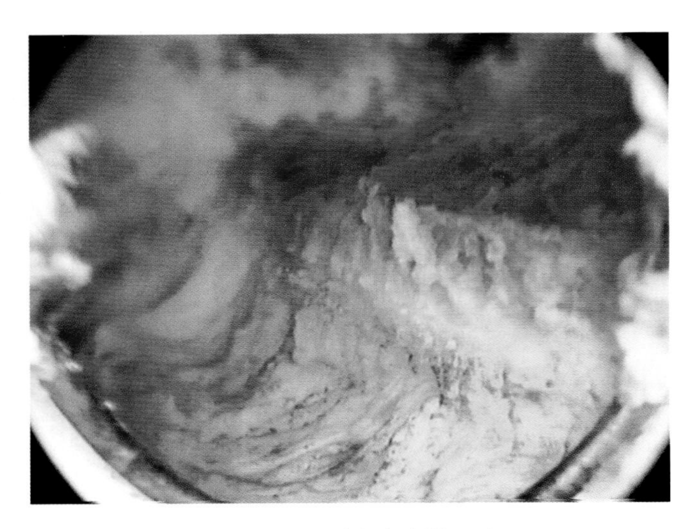

图 13.5 环形电极切割的深度。

手术方法

患者取截石位仰卧，不需置尿管。

双合诊检查子宫，仔细消毒阴道（氯已定、聚维酮碘），把持钳固定宫颈，探针探测宫腔，充分扩宫使电切镜能自由地进出宫腔运动。如果使用 27 Fr 电切镜，它的外鞘直径是 9mm，需用 Hegar 扩棒充分扩至 10 号，这样当维持宫腔压力的时候，可避免宫颈和外鞘之间流失灌流液。外鞘由闭孔器导入宫颈管。取出闭孔器，插入并安装工作组件，打开灌流系统。应用冷的膨宫液可使血管收缩、减少失血量和灌流液吸收量。

子宫内压力对维持视野清晰是必要的。这非常好理解，一方面，如果压力高，子宫内的液体压迫血管，因为没有出血视野就会清晰，但这样一来，子宫内压力高于血管内压力迫使液体被吸收，液体吸收过多综合征就会出现。另一方面，如果压力太低，血管内压力高于子宫内压力，就会发生出血，使视野模糊，手术困难。最好的办法是维持宫腔压力在平均动脉压之下，当切割到困难的地方如输卵管开口和宫底时，可升高压力。一旦进入子宫，检查宫腔，切除手术即开始。建议使用 12°的电切镜，因为它可看到子宫的全貌。

EA 可使用电切环或滚球电极。电切环是直径 8mm 的金属环，它在两极形成电流，可切除在此之间的组织（电切）；而滚球是圆形的电极，可在切割电流下破坏子宫内膜（消融）。电流发生器设定电切在 80W，电凝在 40W，混合[1]单极电流选择达到 20%的电凝。外科医生对整个宫腔的电切用一种电极或两种结合，两种电极效果相当。

EA 手术和其他内镜切割技术一样，手术过程中必须进行严密的监护。EA 因为没有外在的伤痕，不需住院，所以看起来像个小手术，但因其潜在的危险，它其实是个大的外科手术。医生应时刻谨记 EA 手术的安全性，仔细监护每一个手术步骤。

环形电极子宫内膜切除术

切除手术应有顺序的进行，以确保切除整个子宫内膜区域，可通过切除前后的颜色来判断，切除后内膜是灰褐色，切除前内膜是红色。切除时应该将电切环自远端向镜鞘的方向移动，如果将电切环从镜鞘向远方推切容易造成子宫穿孔。

切除术应先切除子宫角和输卵管开口处内膜，因为这些地方切除困难。两个宫角之间的内膜应呈小片状切割，非必要时注意不要将电切环向肌层内推切过深（图 13.6）。特别注意两个输卵管开口处，此处子宫肌层最薄，最好行薄片状削切直至切除此处所有内膜，而不是行大块切割有穿孔危险（图 13.7）。尽管这些听起来有些复杂和危险，但宫底部的切除并不难学，也很安全[5]。但是有些外科医生喜欢用滚球电极电凝宫底部及双侧输卵管开口区域，其他区域转换成电切环进行切除。

一旦宫底部内膜切除完，即开始用标准的切割环切除子宫壁内膜。切割的第一刀非常重要，因为它将给整个的切除手术建立一个切割深度的标准，当子宫肌层可见时，切割应该停止。最好先切除子宫后壁内膜，因为子宫内膜的切除碎片在此聚集，而使视野逐

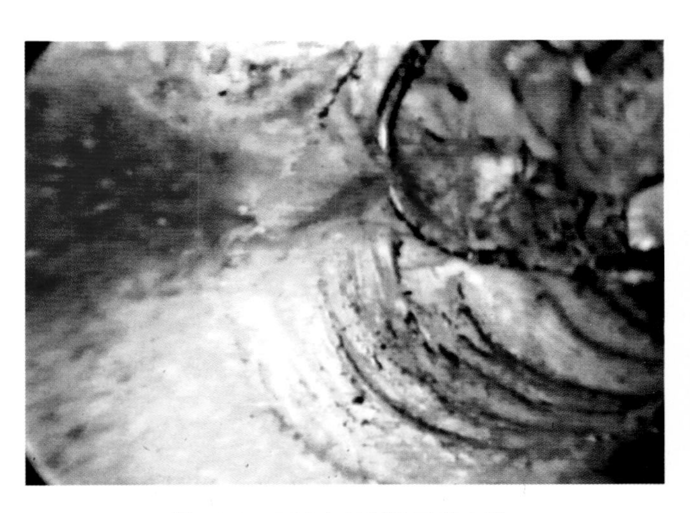

图 13.6 环形电极切除子宫内膜。

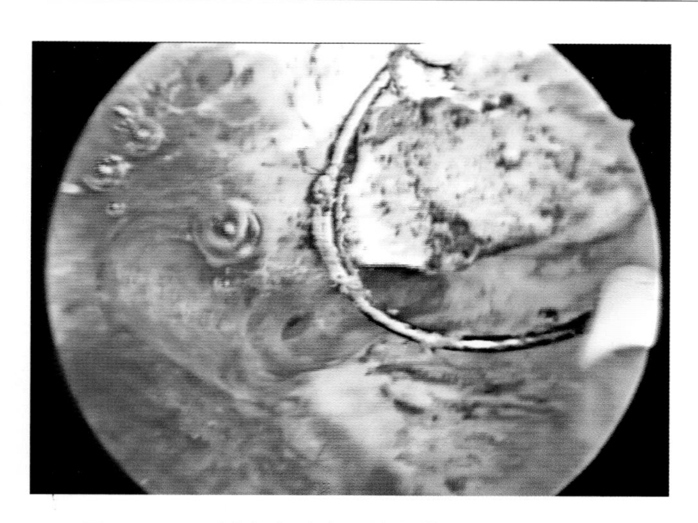

图 13.7　环形电极切除右侧输卵管开口处子宫内膜。

渐模糊。电极的切割速度为 1.0~1.5 mm/s。非常重要的是，当电切环完全在鞘外时，每一次环的切割都是环到鞘的距离。所以，当电切环切割时，电切镜不应移动，在电流发生器电源关闭前，电切环应完全回到鞘内。否则，部分切割的组织会连接在子宫上，妨碍视野。一旦后壁切割完成，就处理侧壁和前壁。这也可用不同的顺序进行切割(顺时针或逆时针)，同一地方不要切割 2 次。有剖宫产瘢痕时，小心切割子宫前壁峡部，因为此处的子宫肌层非常薄，易穿孔。

尽管宫腔碎屑可一条条的从宫腔中取出，但是很慢，从宫颈漏出的液体尽管很少，但也有发生空气栓塞的可能。手术过程很可能是连续不断的切除，将切除的组织留在宫腔直至切割结束，切除组织将积聚在宫底。

子宫颈管内必须切割得很浅，尤其是侧壁，此处是子宫动脉降支所在处。切割颈管内膜并不会引起宫颈狭窄，可能因为之前宫颈管已扩张以及术后无月经率较高。

切除的组织送病理科进行病理学检查，这是子宫内膜切除术相较于其他去除术的优点，去除术将子宫内膜在手术部位即破坏。

滚球电极子宫内膜去除术

切割时，调整电流发生器功率为 40~60W。医生将电极置于子宫壁，并踩下电凝踏板。第一件要学的事情就是有效地控制去除子宫内膜的力量，因为不同的解剖位置应用的力量也不同。显然，在电凝术之前，医生应探查整个宫腔以除外其他病变。

技术上最难到达的区域就是并发症易发生的地方。需要一定的手术技巧才能到达像输卵管开口这样的区域(图 13.8A)。重复滚球去除操作直至电凝整个宫底和附近宫角区域。操作要小心，不要强行将电极放置在输卵管开口处。

就像大多数内镜电切技术一样，电极向着镜鞘的方向缓慢的滚动(图 13.8B)。控制电凝操作使其作用于电极前方。子宫壁应有次序地电凝。是否从前壁或其他部位开始并不重要。但是，一旦在每一例患者应用，就应采用某一特定的操作顺序[6]。宫颈内口是电凝的界限。最后，要进行宫腔检查。降低压力，如果见点状血管出血，即可开始电凝止血。

正常的术后随访和进展

像其他微创手术一样，EA 在手术的原则下，仍是

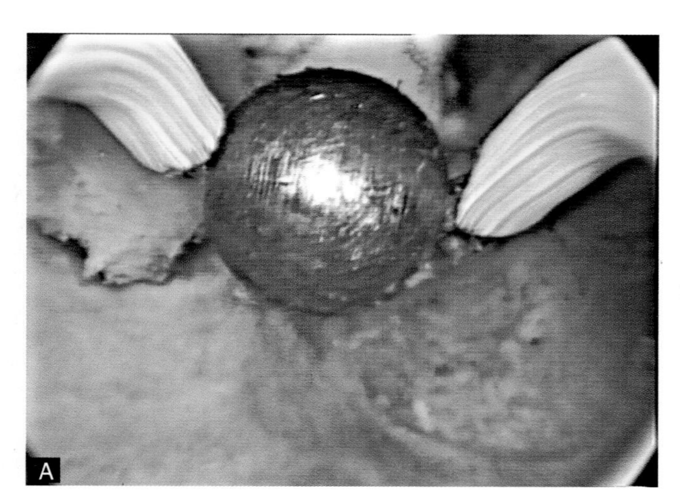

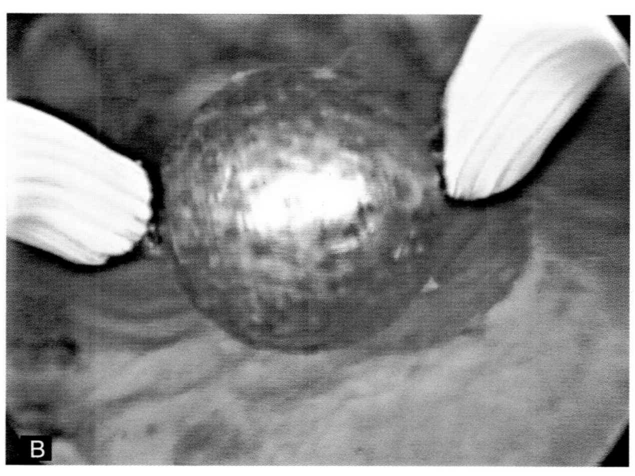

图 13.8　滚球电极消融子宫内膜。

一种合适的手术方式。住院时间为3~6小时。术后最常见的症状是恶心和盆腔痛,不超过24小时,可用止吐药和非甾体抗炎药(NSAID)控制症状。患者恢复快,3~7日即可回归正常生活。

12~24小时后的出血是很少见的,但是浆液血性分泌物通常持续几天。偶尔,在10天后凝固的子宫内膜剥脱,有略严重的出血。有出血时,应避免阴道冲洗和性交。通常术后30天随访,评估患者的情况和探测宫颈。建议其后3个月、6个月,然后每年一次随访检查[7]。

特殊的并发症

根据出现的时间,并发症可发生在术中或术后。

术中并发症

• 出血(0.8%~1%):环形电极较深的切割至子宫肌层会切开血管壁,有时会导致出血。宫腔内置入膨大的15~30mL Foley球囊,压迫2~4小时可有效止血。

• 穿孔(1%~5%):半数发生在扩宫过程中。单极EA过程中子宫穿孔经常是在腹腔镜或剖腹手术探查盆腔时发现(图13.9)。腹膜炎和败血症的风险经常发生在未发现和未处理的肠管热损伤。如果穿孔发生在扩宫或不带电的切割过程中,可采用期待疗法,同时

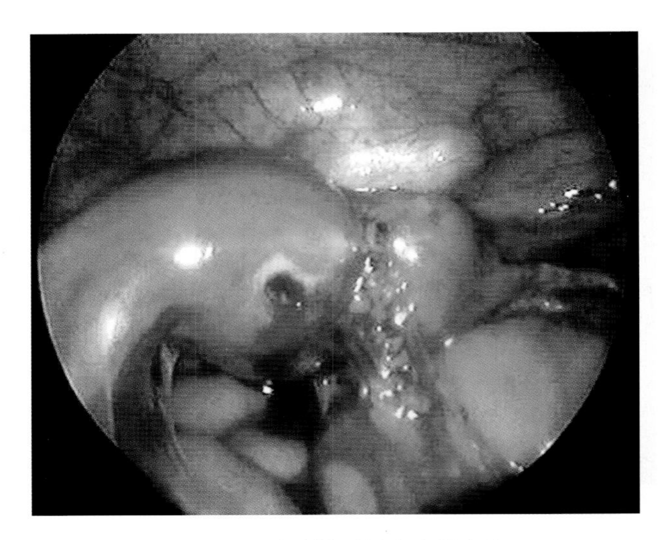

图 13.10 腹腔镜下子宫底部穿孔。

应用抗生素,观察24小时即足够(图13.10)。

• 宫颈撕裂伤:发生在扩张宫颈时或者导入电切镜时。术前应用药物或机械的宫颈扩张器可减少扩宫时的阻力。

• 肌层内假道形成(图13.11):属于部分穿孔。是重要并发症,因为可能会影响手术视野而妨碍手术顺利进行。

• 生殖道的电灼伤。

• 空气栓塞(3/17 000):它由以下因素引起:宫腔

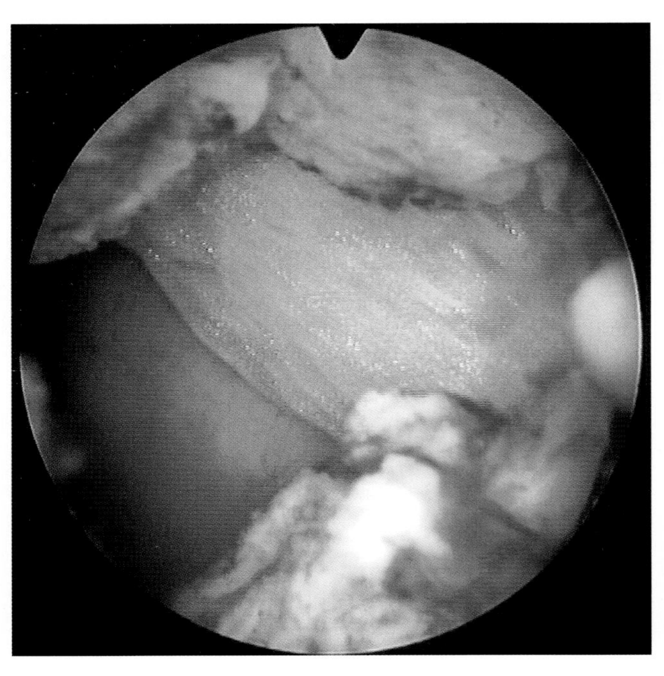

图 13.9 宫腔镜下子宫底部穿孔。

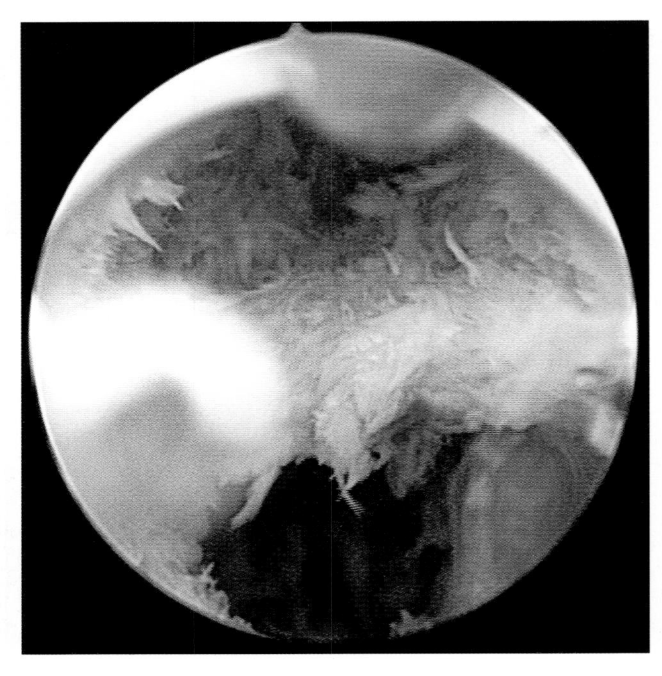

图 13.11 宫颈撕裂伤。

镜反复进入和撤出宫腔,应用没有空气探测器的压力泵和(或)宫颈外伤伴随静脉撕裂。

• 经宫颈子宫内膜切除术综合征（TCRE）(1.8%~2%):在EA 过程中,大量的高分子膨宫介质从宫腔进入血管时常发生,并且受以下因素影响:

–膨宫压力过高（发生在膨宫压力高于平均子宫动脉压时侵入子宫血管）[8]。

–肌层切除过深,那里的血管更粗大。

–手术时间超过 60 分钟。

–失控的液体平衡。

术后并发症

早期

宫腔感染：如果患者术前有感染（宫颈或子宫内膜炎）或严重的慢性盆腔疾病病史,建议术前治疗,但是预防性应用抗生素并不能降低术后感染的风险[9]。引起坏死的子宫内膜炎是一种特殊的感染形式，严重的情况会伴随坏死的子宫肌层炎症,并检出革兰阳性菌和厌氧菌。附件、腹膜和输卵管炎症并不常见。

• 栓塞(0.05%):发生于有栓塞的危险因素者(肥胖,糖尿病和遗传性血栓形成倾向)。栓塞是因为子宫肌层血管和静脉“分流”的形成,过高的宫腔压力和强制的 Trendelenburg 体位也是促使因素。

• 子宫积血(0.7%):是由于子宫峡部切割过深引起宫颈粘连，和宫颈狭窄而致切除组织残留（图 13.12）。建议随访 2~4 周,可扩探宫颈和破坏子宫峡部形成的瘢痕组织。

晚期

• 怀孕:子宫内膜切除术后妊娠率报道是很低的,大约 0.7%(年轻的妇女中较高)。这些妊娠常并发胎盘异常、自然流产、早产和需要开腹子宫切除的高风险[10]。因此子宫内膜切除后要采用避孕措施。

• 不典型增生和腺癌(罕见):尽管文献中已有电切术后发现非预期病变的报道[12],但大部分“复发”的症状与在 EA 之前内膜增生的级别相关[11](图 13.13)。

• 输卵管电切术后综合征：以前做过输卵管绝育的患者灌流液积聚于输卵管,导致严重的疼痛,类似急性输卵管积水。组织病理学检查发现宫角区域持续存在子宫内膜(此并发症的更详细资料见第 15 章)。

结果

以下为评价 EA 结果的指标:

• 闭经率。

• 正常月经或改善。

• 患者满意程度。

• 子宫全切率。

• 花费。

以往的研究仅有短期和中期观察结果,所以他们的结论并没有太多的预见性[13,14];如今,更多的人群被研究,随访的时间更长[15,16]。如果仔细地选择患者,EA 会有更好的成功率。35 岁以下有效率低,因为她们子宫内膜有更长的时间再生，而再次发生出血,40 岁以上的患者有更好的结果。再出血的发生率不明,但大约每年 10%左右。Unger[17]预测,EA 术后 5 年时的 1/3

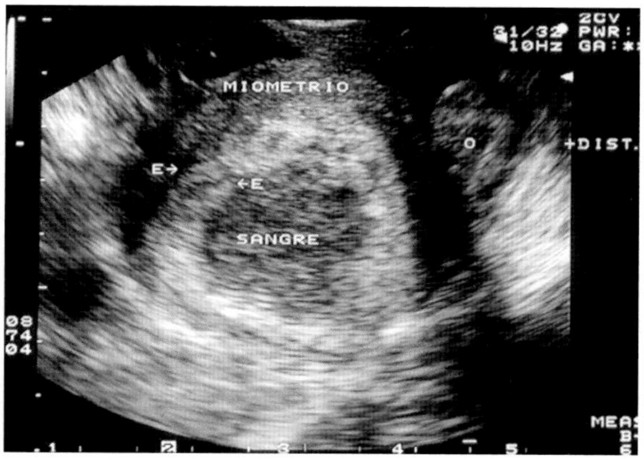

图 13.12　残留的子宫积血。

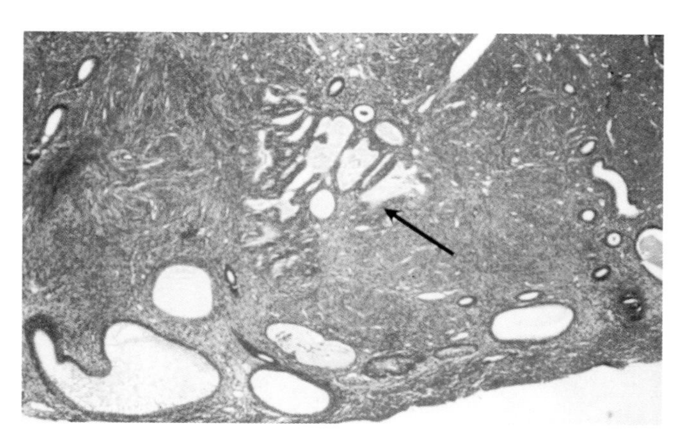

图 13.13　子宫内膜切除后内膜深层腺体瘤变。

患者和 EA 术后 13 年的全部患者可能需要子宫切除。

有很多的研究报道了短期(2 年随访)或稍长时间(2~5 年)的随访结果[18]。

EA 术后 2 年结果显示无月经率徘徊在 35%~55%,同时,患者满意度大约 92%。3 年的随访结果显示无月经率徘徊在 25%~45%同时,患者满意度大约为 85%。

4 年的随访结果显示患者满意度大约 80%, 无月经率 30%。

更长时间的随访结果(大于 5 年)为仅 25%的患者无月经,但这已是 5 年后,可以被接受,70%~80%的患者对她们得到的治疗是满意的[19]。

闭经率一般降到 25%~30%, 子宫切除率降到 10%~15%。大部分的子宫切除是因为疼痛而非严重出血(表 13.1)。

EA 关于月经的长期效果仍不是十分清楚。

Vilos[20]研究了 800 例 EA,报道 95%的成功率(60%闭经,29%月经减少,6%月经正常)。有 5%患者无任何改变。4%行二次 EA,2%行子宫切除术。Garry[21]报道了 600 例子宫内膜切除,成功率 84%,需要二次手术的占 14.3%。成功率随着年龄的增加而升高。尽管随着随访时间的延长,子宫切除的比率增加,但宫腔的大小,随访时间的长短和是首次还是二次手术和成功率并无多大关系。在 Baggish[22]一系列的研究中,625 例患者平均随访 4.5 年, 最短随访 12 个月,58%闭经,34%月经减少,8%的失败率。Phllips[23]报道了 1000 例激光消融子宫内膜的患者,随访时间 26~76 个月,在随访 6.5 年时,失败率 21.5%。O'Connor[24]报道 525 例长时间随访的患者(平均 31 个月),16%的患者需要重新手术,随访的时间越长,失败率越高。最后,Aberdeen EA 实验团队以最短随访 4 年的结果报道,36%的患者需要再次手术[25]。在我们的报道中,286 例患者,平均随访 47 个月,我们发现成功率最关键的因素是年龄 (而不是随访时间),35 岁以下的成功率很差(表 13.2)。

在 EA 患者评价其满意度时, 年长的患者较年轻的患者更满意,纯粹出血的患者较伴随疼痛的患者更满意。在某些研究中,患者被随机分为子宫切除组和 EA 组,子宫切除组的满意率较高,但在大部分的研究中,这两种方法的满意率并没有统计学差异。在满意度不同的研究中, 患者对 EA 抱有不切实际的希望是满意度低的原因。在这些研究中,子宫切除并发症率高,但是需要进一步手术的比率较低。

尽管患者的满意度是评价此项技术是否成功的一个指标,但是,失败率随着随访时间的延长而升高。随访 2 年,失败的比率到达一个稳定的水平。Turnbull[26]通过磁共振成像(MRI)研究报道,大部分闭经的患者和所有有月经的患者在 EA 手术后仍有残存的子宫内膜,提示几乎所有的患者子宫内膜迟早会再生。所以,如果持续足够长的时间, 是否所有的患者都会复发?这就促使我们选择其他治疗方式。此足够长的时间对每个患者来说是不同的,完成得越早,越能获得较好的结果。这就确定所有的患者在随访期达到更年期,患者的年龄是手术成功的重要因素。

子宫腺肌病是很大的不利因素(表 13.3)。较深的子宫腺肌病穿透子宫肌层的患者在 EA 结果较差。如果是典型穿透肌层的子宫腺肌瘤,可以预知手术效果

表 13.1 直接与患者的年龄相关的临床结果

年龄(岁)	闭经率(%)	好转率(%)	失败率(%)
<35	33	33	33
36~40	39	39	22
41~45	42	41	17
>45	54	41	5

表 13.2 直接与随访时间相关的临床结果

随访时间(年)	闭经率(%)	好转率(%)
3~4	46	89
4~5	49	90
5 或更长	55	95

表 13.3 环形电极切除子宫内膜后行子宫全切的相对危险度(RR)系数的 Cox 回归分析

	单变量回归系数		多变量回归系数*	
危险系数	HR(95% CI)	P	RR(95% CI)	P
子宫腺肌病	6.96(2.28~21.26)	0.0007	11.21(2.70~46.46)	0.0009
手术年龄(<45 岁;>45 岁)	0.92(0.90~0.95)	<0.0001	2.93(1.59~5.40)	0.002

* Cox 多因素分析。环形电极切除子宫内膜后行或未行子宫全切为时间依赖变量,子宫腺肌症、手术时年龄为预测变量。

比较差，在手术过程中切割至子宫肌层时可发现小的瘤体（图 13.14）。问题是子宫腺肌病术前很难诊断。McCausland 行诊断性宫腔镜对子宫肌层进行活检以发现子宫腺肌病[27]。症状和临床发现可提高子宫腺肌病的诊断，但组织学检查才是确诊手段。尽管以前的研究提倡 MRI，但现在的研究提示它并不是一种太可靠的方法。

获得成功最重要的就是选择合适的患者。仔细地选择患者，EA 获得成功的可能性更高。对于年轻的患者不太有效，因为残存的子宫内膜有更长的时间再生，再次复发出血，所以选择患者年纪越大，效果越好。

EA 术后的患者可因任何需行子宫切除的病因而行子宫切除术。这些行子宫切除的病因包括卵巢肿瘤、子宫颈上皮内瘤变(CIN)、增大的子宫肌瘤和盆腔脏器脱垂，仅有少部分是因为之前进行过 EA。有些患者因为月经过多选择子宫切除，也有些因为盆腔痛选择子宫切除，两者不成比例。盆腔疼痛和 EA 后痛经与子宫腺肌病的发生无关，但可能与宫腔积血有关。

影响结果的因素

对于年轻患者效果不好是因为残存的子宫内膜有更长的时间再生，复发出血，所以选择患者年纪越大，效果越好。要实现 EA 术最佳的期望效果，最重要的是选择合适的患者。复发率尚不清楚，但 Phillips[23] 根据生存曲线报道，随访 6.5 年，子宫全切率达 21.5%。这受很多因素的影响，像患者的症状，应用的技术，子宫内膜预处理，随访时间的长短，正确的手术指征或伴随其他病理情况的出现。以前的研究显示随着随访

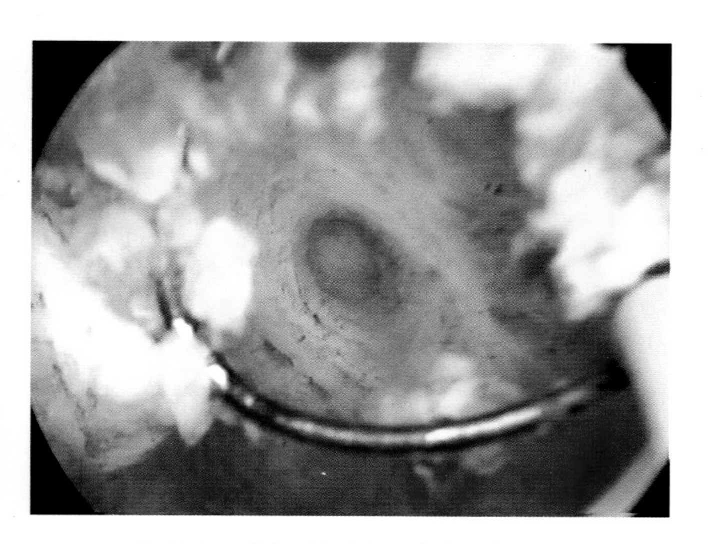

图 13.14 电切过程中肌层内腺肌瘤腔隙。

时间的延长，成功率降低。然而，在一般的病例中，还有某些因素影响 EA 的结果：

- 年龄。
- 子宫大小。
- 术前处理。
- 子宫肌瘤。
- 子宫腺肌症。
- 手术技巧。

年龄

患者越年轻，复发风险越高，因为子宫内膜在绝经期前有更多的时间受到激素的刺激。

子宫大小

子宫大于 12cm，切除失败率升高。子宫腺肌病，子宫肥大以及手术困难可能是此原因。

术前处理

抑制子宫内膜使其萎缩以便让手术更易进行。

子宫肌瘤

子宫肌瘤伴有血管异常、功能失常和形态学异常，妨碍了 EA 的手术效果。

子宫腺肌病

术前诊断子宫腺肌病是十分困难的。通过 EA 进行根除几乎不可能，此病是影响 EA 独立的不利因素。较深的穿透子宫肌层的子宫腺肌病患者(深部子宫腺肌症)在 EA 后获得的结果较差，所以任何临床或超声可疑子宫腺肌病者都应选择其他的治疗方法[27]。

手术技巧

医生的经验十分重要，直接影响电极切割子宫肌层的深度。

结论

根据以上这些情况，很难理解为什么很多妇科大夫不选择 EA 作为手术方法。答案最可能是 EA 需要娴熟的手术技术，才能获得好的术后效果。因此，新型整体非宫腔镜子宫内膜去除方法和应用携带孕酮的节育环(手术技巧依赖性低，可得到同样术后效果，并能再次生育)使得 EA 更适合患者。

制定合适的手术指征是十分重要的。切记EA是子宫全切术的一种替代方法,也就是说,除非需行根治手术,其他患者均可行此手术。这些患者必须已经尝试不同的药物治疗并失败,即具有EA的手术指征。只有在这种情况下,才可向患者提供EA手术治疗。

EA无疑是一种必须学习的手术技术。此项技术给异常出血的患者提供更广阔的治疗空间,对于功能失调性子宫出血的小子宫患者和合并子宫肌瘤的增大子宫患者都可进行治疗。EA在费用、手术时间和组织学检查方面都使其成为值得学习的技术。

(肖豫 译)

参考文献

1. Lethaby A, Shepperd S, Cooke I, Farquhar C. Endometrial resection and ablation versus hysterectomy for heavy menstrual bleeding. Cochrane Database Syst Rev 2000;CD000329.
2. Preutthipan S, Herabutya Y. Vaginal misoprostol for cervical priming before operative hysteroscopy: A randomized controlled trial. Obstet Gynecol 2000;96:890-4.
3. Sowter MC, Lethaby A, Singla AA. Preoperative endometrial thinning agents before endometrial destruction for heavy menstrual bleeding. Cochrane Database Syst Rev 2002;(3):CD001124.
4. Parazzini F, Vercellini P, De Giorgi O, Pesole A, Ricci E, Crosignani PG. Efficacy of preoperative medical treatment in facilitating hysteroscopic endometrial resection, myomectomy and metroplasty: Literature review. Hum Reprod 1998;13:2592-7.
5. Sutton CJC, Macdonald R, Magos A, Broadbent JAM. Endometrial resection. In Endometrial ablation. Lewis B, Magos A (Eds): Churchill-Livingstone, London 1993;91-32.
6. Vancaillie TG. Electrocoagulation of the endometrium. In: Endometrial ablation. Lewis B, Magos A (Eds): Churchill-Livingstone, London.1993;133-50.
7. The Practice Committee of the American Society for Reproductive Medicine Indications and options for endometrial ablation. Fertil Steril 2008;90:S236-40.
8. Morrison DM. Management of hysteroscopic surgery complications. AORN J 1999;69(1):194-7, 199-209, quiz 210, 213-15, 21.
9. Cooper JM, Brady RM. Intraoperative and early postoperative complications of operative hysteroscopy. Obstet Gynecol Clin North Am 2000;27(2):347-66.
10. Lo JS, Pickersgill A. Pregnancy after endometrial ablation: English literature review and case report. J Minim Invasive Gynecol 2006;13:88-91.
11. Valle RF, Baggish MS. Endometrial carcinoma after endometrial ablation: High-risk factors predicting its occurrence. Am J Obstet Gynecol 1998;179:569-72.
12. Perez-Medina T, Bajo-Arenas J, SanFrutos L, Haya J, Iniesta S, Vargas J. Endometrial intraepithelial neoplasia diagnosed at endometrial resection. J Am Assoc Gynecol Laparosc 2003;10:85-7.
13. O'Connor H, Magos A. Endometrial resection for the treatment of menorrhagia. N Eng J Med 1996;335:151-6.
14. Cravello L, D'Ercole C, Roge P, Boubli L, Blanc B. Hysteroscopic management of menstrual disorders: A review of 395 patients. Eur J Obstet Gynecol Reprod Biol 1996;67:163-7.
15. Seeras RC, Gilliland GB. Resumption of menstruation after amenorrhea in women treated by endometrial ablation and myometrial resection. J Am Assoc Gynecol Laparosc 1997;4:305-9.
16. Pérez-Medina T, Haya J, SanFrutos L, Bajo-Arenas J. Factors influencing long-term outcome of loop endometrial resection. J Am Assoc Gynecol Laparosc 2002;9:73-7.
17. Unger J, Meeks R. Hysterectomy after endometrial ablation. Am J Obstet Gynecol 1996;175:1432-7.
18. Garry R. Endometrial ablation and resection: Validation of a new surgical concept. Br J Obstet Gynaecol 1997;104:1329-31.
19. Saurabh V, Kenneth BC, Sturdee DW. Endometrial resection: Factors affecting long-term success. Gynaecological Endoscopy 1998;8:41-50.
20. Vilos GA, Vilos EC. Experience with 800 hysteroscopic endometrial ablations. J Am Assoc Gynecol Laparosc 1996;4:33-8.
21. Garry R. Good practice with endometrial ablation. Obstet Gynecol 1995;85:144-51.
22. Baggish MS, Sze EH. Endometrial ablation: A series of 568 patients treated over an 11-year period. Am J Obstet Gynecol 1996;174(3):908-13.
23. Phillips G, Chien PFW, Garry R. Risk of hysterectomy after 1000 consecutive endometrial laser ablations. Br J Obstet Gynecol 1998;105:897-903.
24. O'Connor H, Magos A. Endometrial resection for the treatment of menorrhagia. N Eng J Med 1996;335:151-6.
25. Aberdeen Endometrial Ablation Trial Group. A randomized trial of endometrial ablation versus hysterectomy for the treatment of dysfunctional uterine bleeding: Outcome at four years. Br J Obstet Gynaecol 1999;106:360-6.
26. Turnbull LW, Jumaa A, Bowsley SJ, Dhawan S, Horsman A, Killick SR. Magnetic resonance imaging of the uterus after endometrial resection. Br J Obstet Gynaecol 1997;104:934-8.
27. McCausland AM, McCausland VM. Depth of endometrial penetration in adenomyosis helps determine outcome of rollerball ablation. Am J Obstet Gynecol 1996;174:1786-93.

第 14 章

宫腔镜下输卵管绝育术 Essure™ 系统

Enrique Cayuela Font, Federico Heredia Prim, Ramón Cos Plans, Sonia Moros

介绍

腹腔镜输卵管绝育术是除分娩后立即绝育外，应用最广泛并且毫无疑问是众人皆知的不可逆的避孕方法。在一些国家，这种方法使用率很高。例如从1994 年到 1996 年，在美国超过 2 000 000 人次实施了输卵管绝育术。发生率是每年 684 000 人次(即 11.5/1000)[1]，每年有近 700 000 的患者实施该手术。

然而腹腔镜手术也有不可避免的风险。因此，在80 年代初，宫腔镜逐步应用于输卵管绝育术。与腹腔镜手术相比，此法快速、不需要或很少需要使用全身麻醉剂，除此之外患者普遍接受该法。因此，宫腔镜手术可以不需要使用手术室，而直接在门诊进行即可达到以上要求。

自从 1849 年 Froriep 用硝酸银成功完成输卵管堵塞术、1869 年 Pantaleoni[2]用宫腔镜进行首次宫腔内检查至今，经宫颈管入路的几种不同输卵管绝育方法已经临床验证。这些技术的问题和失败因素已有文献报道。

理想的避孕方法除了费用低廉，还具有低失败率(有效性)、低致病率(安全性)、操作简单(操作时间短)、微创性、无需全麻以及患者良好的接受性和耐受性的特点。

在 70 年代初，随着宫腔镜的应用，曾经在输卵管绝育术中遇到的一些困难得以解决。有两种主要技术逐渐推广：电凝或硬化剂损坏输卵管黏膜层的破坏性手术以及在输卵管开口放置栓塞物的闭塞性手术[3,4]。

目前，破坏性手术已不再使用，因其功效有限及其严重的并发症，如子宫穿孔或肠道损伤等。在一些病例中，已有因实施了电凝而出现患者死亡的报道[5]。然而，虽然并发症的发生概率较低而且防治相对简单，但闭塞装置并没有作为理想的方法被接受。已有文献报道一些病例出现输卵管不完全阻塞和脱落[6]。

经过 20 多年的研究，宫腔镜下输卵管绝育术已经成为可能。

1998 年以来，输卵管内节育器 Essure™(Conceptus 公司)第Ⅱ阶段的多中心临床研究已经在美国、澳大利亚、比利时和西班牙的 5 个医院进行[7]。

在 2000 年开始开展多中心的试点研究（大量的医院及病例），用以证实第 II 阶段结果的满意度。根据计划，在 2010 年完成两项试验。2001 年 7 月，欧盟批准临床使用。2002 年 10 月，美国食品及药物管理局批准其在美国应用。编写本章的所有专家都参与了这两项研究。

Essure 系统的阐述

Essure™ 设备

此设备（图 14.1）包含由钛合金和镍制成的可伸展的弹簧(外线圈)。弹簧长 4cm，折叠起来时直径为0.8mm、展开时 2 mm。其功能是将其自身锚定并固定在输卵管里。该装置内部含有聚对苯二甲酸乙二酯(涤纶)纤维（图 14.2)，贴附于中心金属轴(内线圈)，此金属轴由各种铁、铬、镍金属合金制成。此设备位于导管内。为便于操作，此设备安装了一个通过金属支架与器械上的金属轴相连接的手柄(图 14.7)。

作用机理

该设备的目的是用纤维化的方法阻塞输卵管管腔。涤纶纤维诱导的巨噬细胞、成纤维细胞和胶原蛋白的良性组织反应，此反应最终植入并锚定于此装

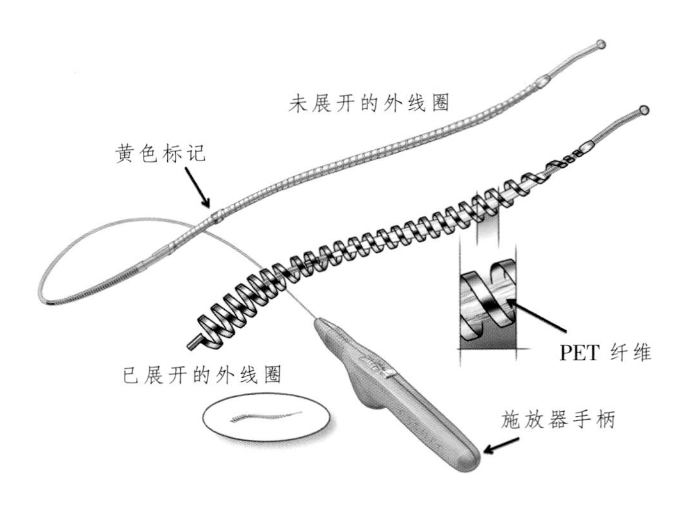

图 14.1 Essure 系统（经 Conceptus 公司许可）。

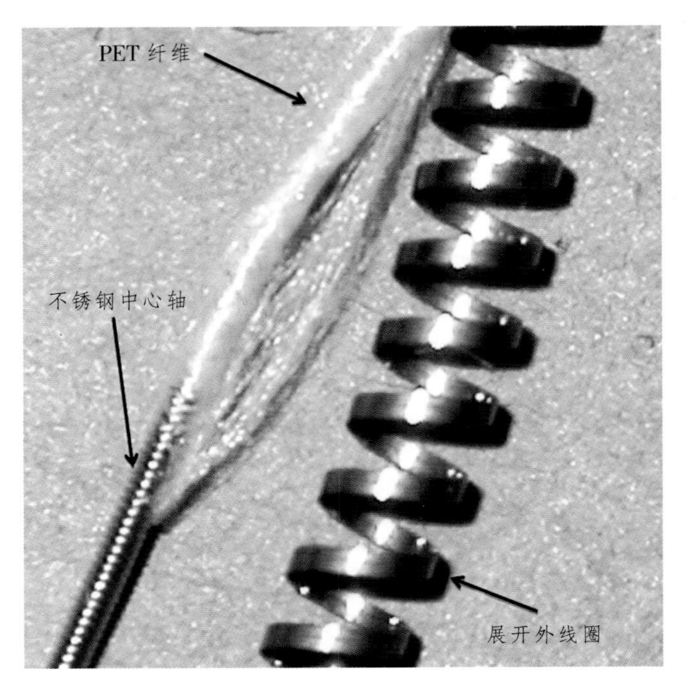

图 14.2 Essure 图示。

置。Valle 进行了此项研究[8]，在志愿者患者拟行子宫切除术的 3 个月前植入此装置，使其输卵管阻塞（图 14.3），并用组织学证实。在第二和第三阶段的研究中，输卵管阻塞后 3 个月的子宫输卵管造影证实了输卵管闭塞成功[7,9,10]。由于此原因，我们只能在 3 个月后才能证实此法的功效。

材料

应用器械

• 需要一个外鞘 5Fr（内径 1.7mm）连续灌流的宫腔镜和活检钳。

• 膨宫介质：生理盐水。

• 光源：300 W 氙灯。

• 压力轴/泵：要实现好的膨宫效果，压力轴/泵极为重要。要做到这一点，首选使用膨宫泵。压力从 80mmHg 到 150mmHg 不等并且流速为 400 mL/L 时，可以达到良好的膨宫效果并获得优质的图像。

• 摄像头：满足此目的的最新一代摄像头。

• 电视监视器。

• 辅助材料：水溶性聚维酮、纱布、宫颈钳，侧边开放的窥器，宫颈扩张棒（3~6 号）每 0.5mm 逐号扩张，用于宫颈/宫旁局部麻醉的药品。

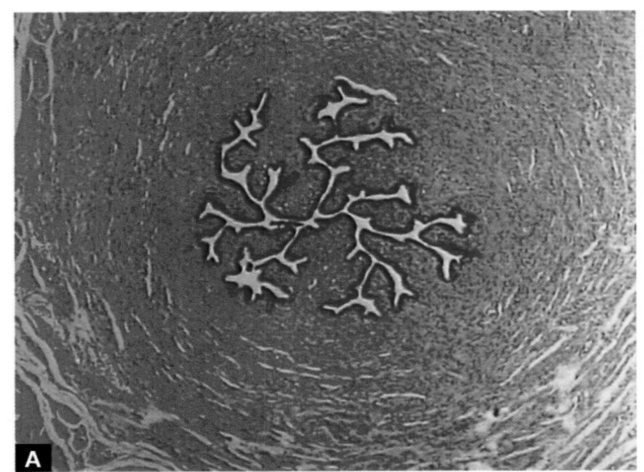

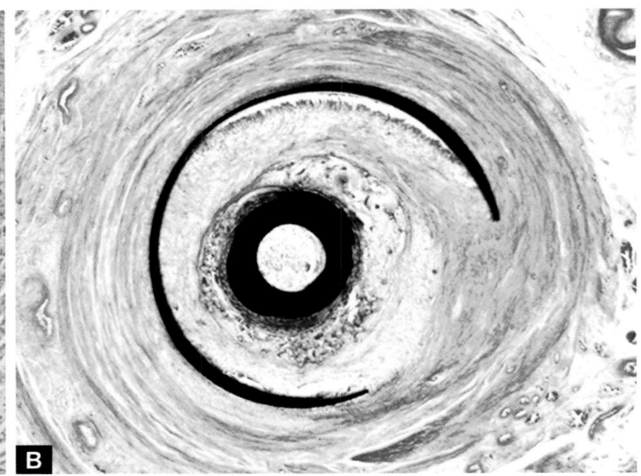

图 14.3 （A）正常输卵管。（B）Essure 所致的输卵管纤维性闭塞（经 conceptus 公司许可）。

操作程序

患者选择

该过程是不可逆的。因此,只有那些没有生育要求的患者才能被列为候选人。

禁忌证

绝对禁忌证

- 没有明确决定的患者。
- 近期或活动期盆腔炎性疾病。
- 妇科癌症。
- 妊娠期。

相对禁忌证

• 因为之前已经提到,此设备由钛镍合金制造,Essure™ 的禁忌证中包含已知镍过敏患者。Essure™ 已成功通过所有必需的生物相容性的测试。此外,Conceptus 曾实验测试评估 Essure™ 在一个模拟腐蚀性环境中的镍离子的浸出率。测试结果表明从 Essure™ 微栓中释放的镍离子数量低于平均每日自食物、水和环境资源中摄入镍的数量。此外,迄今为止在Ⅱ期和Ⅲ期的临床试验中还没有对镍过敏不良事件的报道[7,10]。虽然迄今为止在应用 Essure™ 的临床试验的患者还没有对镍过敏的记录,但 conceptus 还是建议医生区分接触性皮炎和可能会导致患者的损害的严重过敏反应:

– 如果一个拟放置 Essure™ 的患者自述有镍过敏反应,先前曾因金属首饰或牙齿填充治疗物质发生皮肤反应(接触性皮炎)。应建议这类患者请皮肤科或变态反应科专家进行皮肤接触测试。

– 依据皮肤接触测试的结果,皮肤科医生可以确定患者是否有发生更严重反应的风险,如全身的荨麻疹。

• 肾上腺皮质激素或免疫抑制剂治疗:在某些情况下,可能不发生纤维化或发生不完全纤维化,因此可能不能达到闭塞而导致妊娠。肾上腺皮质激素通过抑制对涤纶纤维的炎症反应起作用。激素治疗完成后,可能适宜采用这种方法。

• 如果需要子宫输卵管造影检查,也要考虑到使用造影剂也会导致过敏。

术前准备

诊查患者

如果患者有临床症状,或者体检发现病变,需详细介绍绝育方法、询问完整病史、完成妇科检查,以及行经阴道超声检查。排除禁忌证。让患者阅读并签署知情同意书。

放置的时间

选择在月经周期的哪个时期放置是十分重要的。卵泡期是理想的放置时期。在分泌期放置可能会面临几个问题:首先是子宫内膜肥厚,因此输卵管开口可能看不见,其次,患者可能已经妊娠。为了防止这些问题,应该在放置前 1 个月服用避孕药。这将会薄化子宫内膜和降低妊娠风险。而且口服避孕药后,可以在月经的任何时期放置。

特殊情况

• 对那些已经放置宫内节育器的患者,最好在操作前 1 个月取出。

• 对于一个分娩或流产的患者,必须至少在 6 周的过渡期之后放置。

药物准备

Arjona [11] 在操作前 1 小时给所有的患者服用 600mg 布洛芬与 10mg 的地西泮。在另一项研究[12],操作前 2 小时给患者服用 5~10 mg 的地西泮和 600mg 的布洛芬。因为我们的经验是多数患者不需要任何药物准备,故这个方案可以用于焦虑的患者。

避孕装置的放置

从大多数患者我们得到的经验是,只要具备基本设备能够满足宫腔镜 I 级诊断及治疗的需要,避孕装置的置入就可在妇科诊室进行。对一些特殊病例,操作必须在有麻醉师的门诊手术室进行(例如严重宫颈狭窄、强迫性子宫后屈位、迷走神经综合征风险、显著相关的全身疾病和非常紧张或不合作的患者)。Nichols[13]对 320 名患者的研究表明在门诊手术室进行操作组与在诊室操作组比较没有差异。他们已经统计了操作时间、植入的成功率、并发症和不良反应。

Arjona[11]已经发表了一系列的报道,1630 例患者在既无镇静亦无宫颈旁麻醉的诊察室实施操作，只有3.1%的报告疼痛程度超过经期。

放置技术

必须遵循以下的步骤：

位置

患者应该被摆放呈大腿弯曲至腹部的妇科体位，这将有利于因宫腔内解剖学原因而导致置管困难的病例顺利置入避孕装置。

宫腔镜检查

可以放置窥器和宫颈钳，或行阴道内镜检查。我们推荐阴道内镜检查技术。

检查

以生理盐水作为灌流液，用带着套管或输注泵的Essure™装置，宫腔镜经宫颈管插入直至进入宫腔。一旦进入宫腔，宫腔镜向左或向右旋转45°可以看到输卵管开口。需要预先行宫腔镜检查用来评价是否有宫腔内病变（息肉、子宫肌瘤、粘连）存在及阻碍避孕装置放置的解剖学异常。

导引器的置入

在证实宫腔及输卵管开口正常后，开始在操作孔道中插入导引器（图 14.4）。当装置前行通过操作孔道时导引器起保护作用。

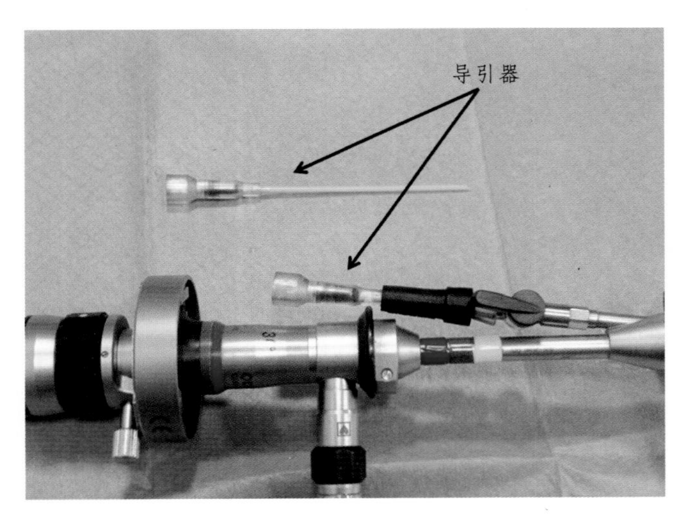

图 14.4 导引器。

宫腔镜定位

然后避孕装置插入操作孔道且缓慢前进。宫腔镜下继续定位，将输卵管开口放置在视野中心位置。由于设备远端呈弯曲形状，根据要插管的输卵管口的位置，将此弯曲端偏向右侧或左侧（图 14.5）。

避孕装置的植入

一旦输卵管与装置呈一条直线，用力将避孕装置插入输卵管直到黑色标记清楚地显示在输卵管口。（图 14.6A）。

展开装置

下一步（图 14.7）是移动手柄上的齿轮朝向术者，直到达到极限。这样可确定撤回保护导管，并且该装置仍然折叠在输卵管内，此折叠装置在中心有黄色标志区。移动该装置直到此黄色标记区域在输卵管开口外 1cm（图 14.6B）。

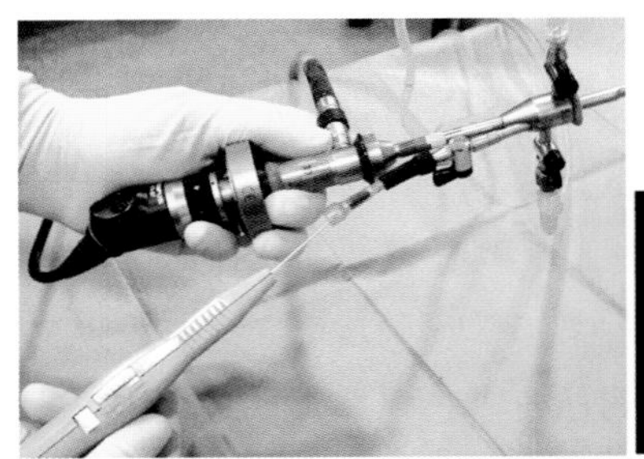
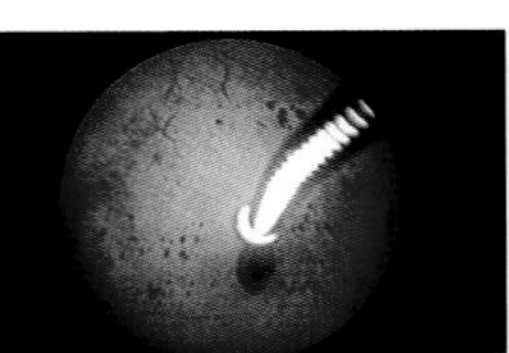

图 14.5 右侧输卵管插管的宫腔镜下定位。

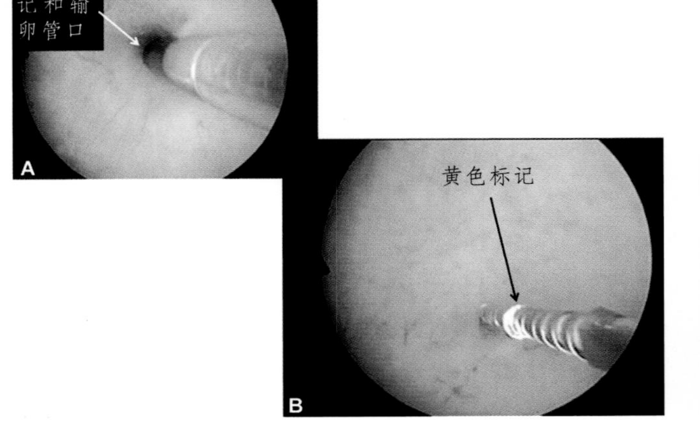

图 14.6 (A) 黑色标记，(B) 黄色标记。

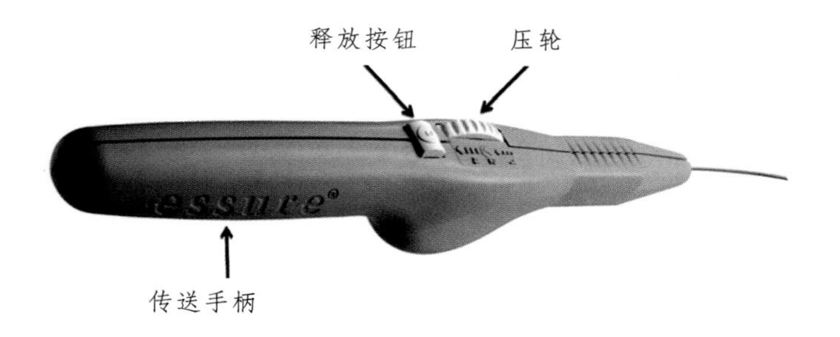

图 14.7　传送手柄。

展开弹簧

按下施放器手柄上的按钮,展开弹簧,并再次旋转齿轮朝向术者。在子宫腔内可以见到 3~10 个环,这是最理想的状态，不过介于 1~14 之间也是可以的(图 14.8)。

施放器的移除

下一步是要移除施放器装置。旋转手柄上的滚轮就能自动取出施放器。一旦释放该装置,即可用相同的方法对另一输卵管操作。

图 14.9 的 A~C 显现全过程。

操作中存在的问题

• 宫颈狭窄:在宫旁或宫颈麻醉后, Hegar 扩张棒扩张宫颈至 6 号。

• 肥厚的子宫内膜阻碍输卵管开口的显露：中止操作并安排在月经后或使用口服避孕药后再进行。

• 当操作结束时，将置入操作分类为满意或不满意十分重要。当有以下情况时,我们认为置入操作不理想:

– 置入操作困难。

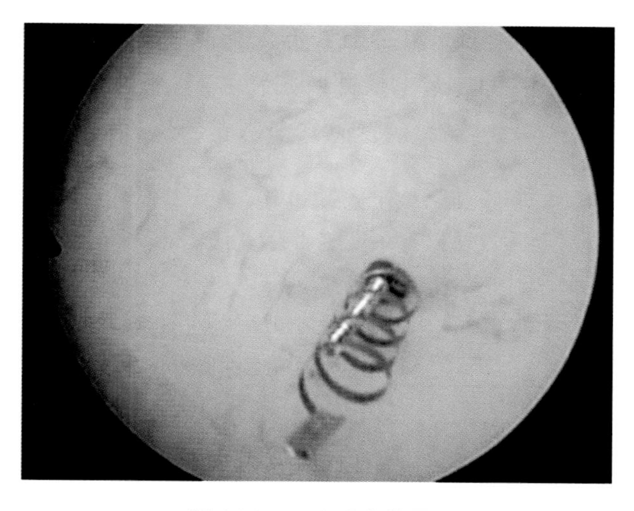

图 14.8　三个腔内线圈。

– 手术中出现剧烈疼痛。

– 宫腔内可见线圈少于两个。

– 在宫腔内超过 14 个线圈（如果超过 18 个环，最好用宫腔镜活检钳移除该装置)。

阻碍其插入的因素:

– 输卵管痉挛:在这种情况下,当我们遇到阻力时不得不维持压力直到痉挛解除。

– 输卵管之前存在梗阻。

– 在以往失败的病例中,我们可以尝试在 HSG 表明两侧输卵管均通畅后再次插入此装置。

• 对于很紧张并伴有焦虑的患者,最好中断操作,并尝试在门诊手术室进行,这样我们可以使用麻醉药物以使患者镇静。

即刻并发症

虽然不常见,但在某些情况下可能出现强烈的盆腔疼痛或痉挛症状。这些症状可以通过肌肉或静脉注

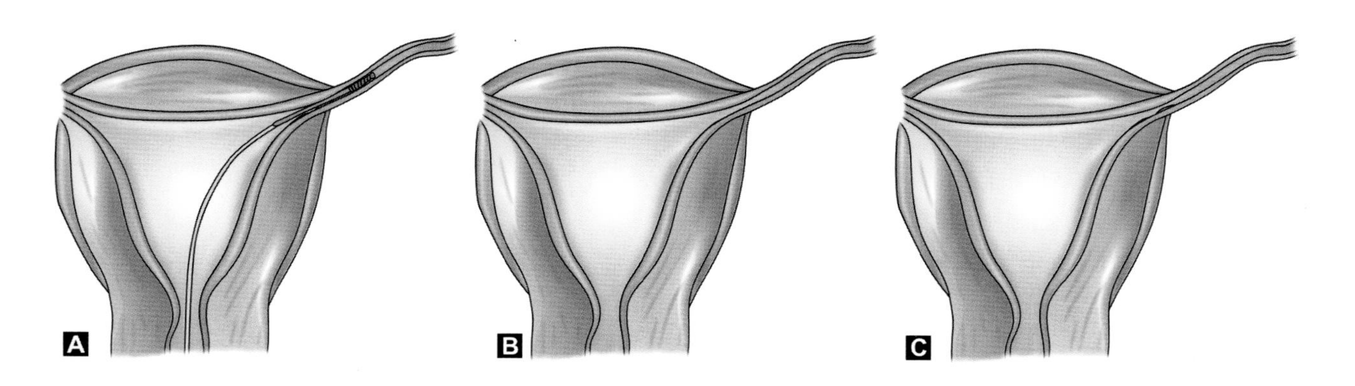

图 14.9　(A) Essure 插入。(B)良好状态。(C) 3 个月后腔内纤维化。

射 50 mg 的右酮洛芬缓解。有时，如果疼痛不能解除，则需要静脉注射曲马多 50~100 mg。症状将会在一个到两个小时内缓解，不会留下任何后遗症。

另一个可能的并发症是血管迷走神经综合征的症状，出现恶心、头晕、心动过缓、低血压等症状，有一些患者甚至会出现晕厥。处理方法是静脉注射 0.5~1mg 的阿托品，症状立刻缓解。

建议

• 在诊室完成操作并且无并发症的情况下需休息 1~4 个小时，如果应用镇静药物，则建议休息 6 ~ 8 个小时。

• 大约 24 小时后恢复正常活动。

• 不常规使用镇痛药。如果有疼痛，建议每隔 8 个小时使用 600 mg 的布洛芬。

• 少量子宫出血是正常的，并可能持续一周。

• 在一周后可以有性生活。提醒患者在前 3 个月使用安全避孕方法是非常重要的。

三个月后检查

盆腔 X 线检查

此协议草拟时，术后 3 个月检查包括单一的骨盆放射线检查，图 14.10 示放射学标准图像。在绝育装置置入或者术后 3 个月放射学检查的任何变化均需要行子宫输卵管造影。

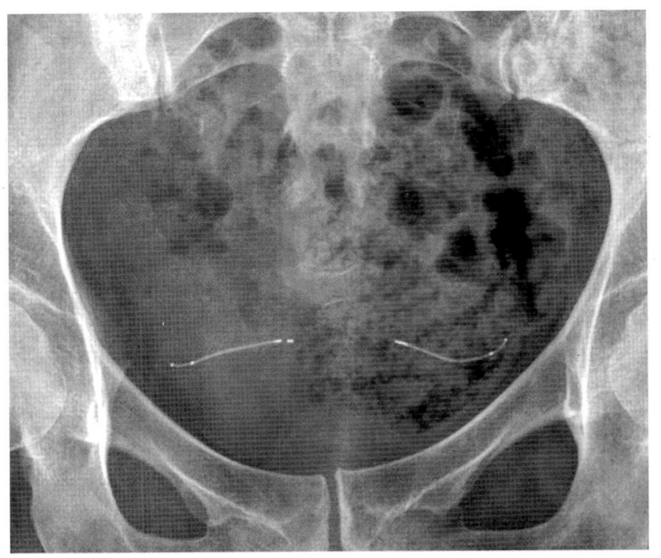

对称的形态。
末端距离小于 4 cm。
末端不应互相交叉。
两末端是相反方向。
两侧装置不应平行。

图 14.10 X 线检查示 Essure™ 装置正确的位置。

超声检查

如今在欧洲超声已取代骨盆 X 射线检查[14-16]。

超声可显示装置的位置及其与子宫的关系。当装置位于宫底水平横向穿过壁内部位时，我们认为装置的位置正确。

如果其中之一插入不正确，或者不可视，那么应该行子宫输卵管造影。

带有对照的经阴道超声（即显示是否有阻塞[17]），尤其是三维超声[18]的应用前景很广泛。我们附上 Veugels[14]的改良超声管理规则(图 14.11)。

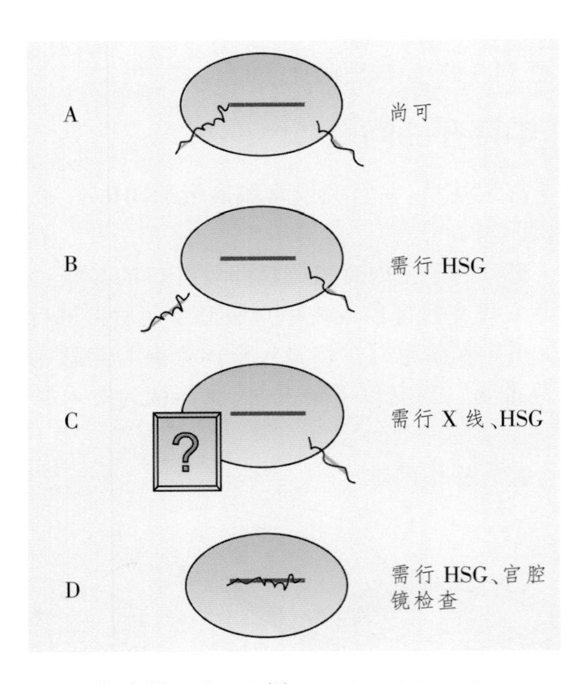

图 14.11 超声管理规则[14]。(Adapted from S Veersema, M Vlevgels.)

在图 14.12 中，图 A 证明这两个装置的位置正确。图 B 有必要行 HSG，因为右侧的装置不可见。

子宫输卵管造影

子宫输卵管造影是金标准，因为它能有效地定位装置，它还可以显示有关两侧输卵管闭塞的情况(图 14.13)。

适应证

插入不满意（图 14.14）。

超声和（或）X 射线显示可疑。

宫腔镜检查

超声和（或）HSG 检查提示装置完全在子宫腔内的病例需行宫腔镜检查。宫腔镜检查可用于验证宫腔内螺旋线圈的数量。如果多于 18 个线圈，该装置应通过宫腔镜取出（Conceptus 公司）。

目前用于综合医院的超声管理系统如图 14.14 所示。

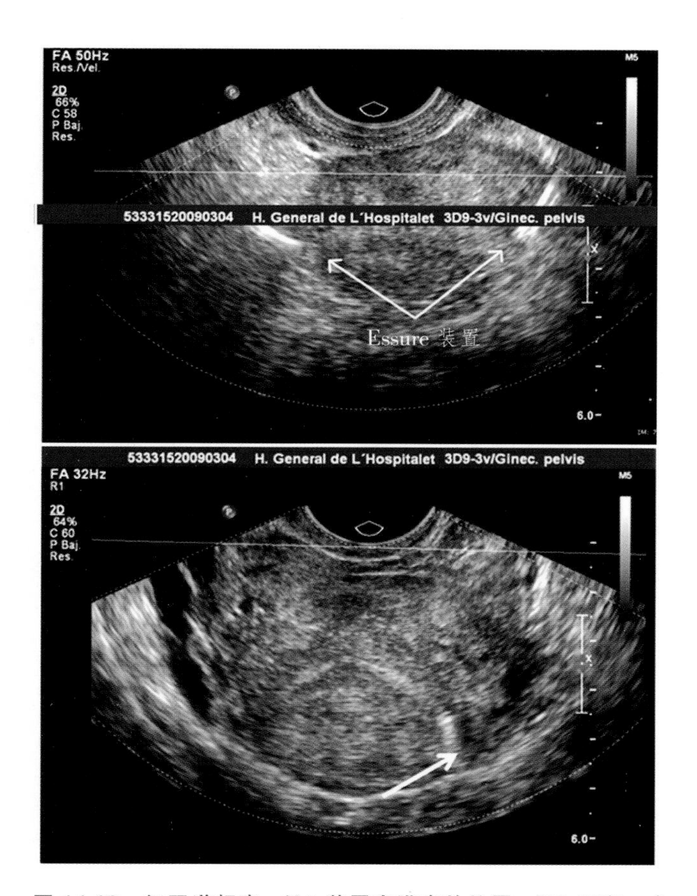

图 14.12　经阴道超声：(A) 装置在满意的位置。(B) 只有一个装置在满意的位置。有必要行 HSG。

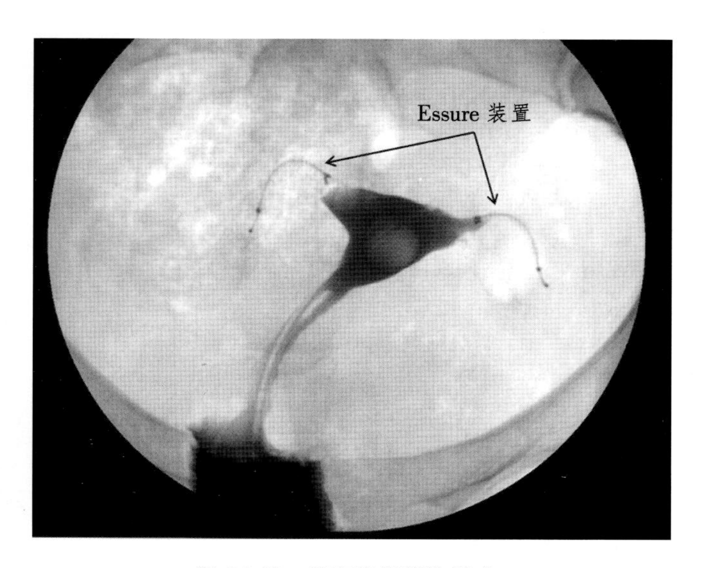

图 14.13　子宫输卵管造影术。

并发症

装置经阴道排出[7,9,10]

多中心研究显示当出现技术问题或者装置在腔内展开超过 16 个线圈时会出现并发症。在本章出现的病例中，还未有阴道排出的报道。这可能是由于技术设备的改进和妇科医生经验丰富。

穿孔[9,10]

这种情况在第二阶段病例中发生率为 3.1%，在初级研究病例为 0.9%。在临床患者中发生 2 例（0.5%）（图 14.15）。

装置移位[9-10]

装置移位包括从输卵管内向腹腔的移动。它可以发生在装置仍在子宫腔内，但却看不到线圈的病例。在我们的病例组中，没有任何病例发生这种情况。

经验

我们通过一个团队在公立和私人医院实施的

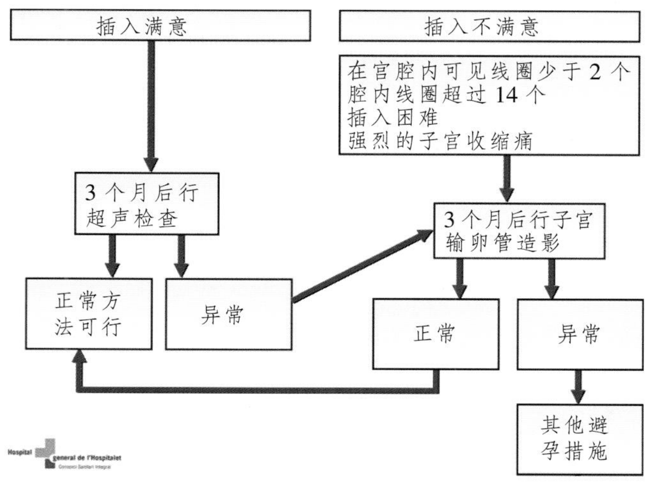

图 14.14　超声管理系统。

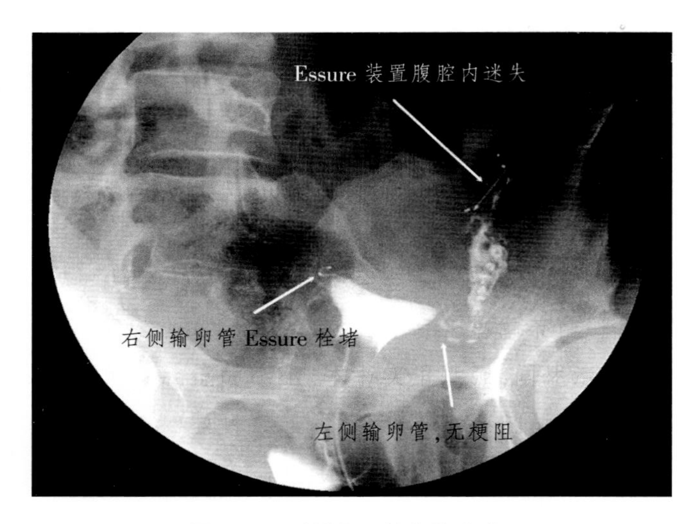

图 14.15 HSG 示输卵管穿孔。

462 例操作总结了一些经验。很有趣的是从研究开始到目前为止的结果有着一系列的演变过程。在研究中[7,9,10,12],插入率低于 90%。虽然病例数较少,但目前插入率是 95%~ 99%[11]。平均插入时间也有不同。目前该过程的总持续时间是 9 分钟 (表 14.1)。有两个因素促成了这个变化:一为实施这项技术的妇科医生的经验,二为施放器导管的改进。

关键的和第二阶段研究在门诊手术室进行。42% 的患者因对操作的耐受性差需要给予镇静药物。但是,从 2005~2009 年 93.5%(291 名)患者的操作在宫颈旁麻醉或不进行麻醉下实施手术。妇科医生的经验以及设备的改进为门诊患者实施操作提供了便利。以我们的经验可以达到接近 94%(表 14.2)。所有患者都会以模拟评分的方式进行痛苦评价(0~10 分)。

没有麻醉或应用宫旁阻滞的患者组,操作耐受性好,其中 80%表示疼痛为 0~3 分(表 14.3)。

关于副作用 (表 14.4),需要指出的是与装置置入失败相关的技术问题已有减少。还有血管迷走神经综合征的发生也减少(2.5%),不过是归因于宫腔镜技术。

在术后 3 个月的监控中也发现了问题 (25%),一例是穿孔,HSG 显示左侧输卵管被插透, 装置位于腹腔内 (图 14.15)。实施腹腔镜手术发现装置被大网膜粘连包裹(图 14.16)。

表 14.1 经验

	研究 Ⅱ期和Ⅲ期临床试验	临床应用
病例数	62	400
成功例数	55(88.7 %)	386(96.5%)
失败例数	7(11.3%)	14(3.5%)
时间	18 分	9 分

表 14.2 麻醉的使用

	291 病例(2005 至 2009 年)
门诊无麻醉或宫颈旁阻滞麻醉	272(93.5%)
门诊小手术镇静处理	19(6.5%)

表 14.3 痛觉可视评分

N=291	N(%)
0 ~ 3	228(79.3%)
4 ~ 6	35(12%)
7 ~ 10	28(9.6%)

表 14.4 不良反应事件

	研究 62 例	临床应用 400 例
操作相关的迷走神经反射	3(4.8%)	10(2.5%)
技术问题	3(4.8%)	7(1.8%)
装置操控的副作用	6(9.7%)	5(1.25%)
输卵管穿孔	1	2
HSG 移位	0	3
阴道排出	5	1
重复放置	4(成功)	1(失败)

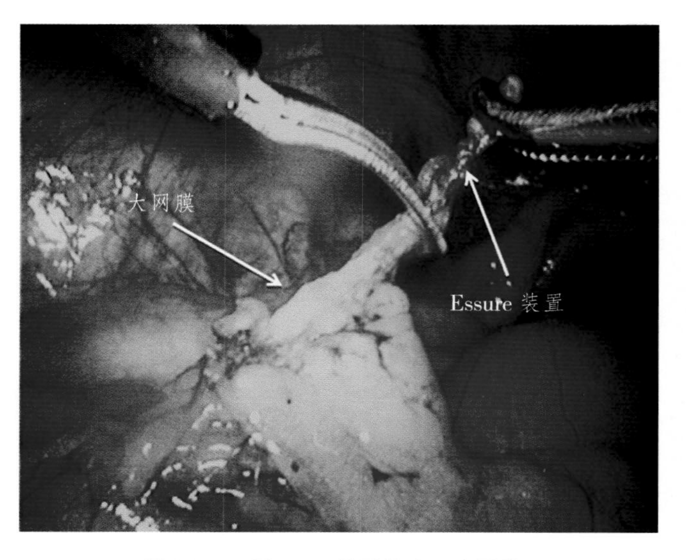

图 14.16 Essure 装置粘连于大网膜。

因为大网膜粘连在涤纶纤维上，所以取出较困难。一般认为穿孔时不取出装置。

一些病例中，HSG 示装置位置不正确或输卵管没有被闭塞。所以，在这些病例中，我们不能依赖于 Essure™ 系统进行避孕。

我们认为装置排出率下降归因于妇产科医生的经验。在本组中，目前有 156 例患者随访超过 5 年。我们一直使用该装置作为避孕手段，超 17 757 个月无一例妊娠(表 14.5)。

多中心研究的结果

入选 Essure™ 方法这项研究的为具有生育能力的 871 名患者。其中Ⅱ期临床研究中有 269 名患者，Ⅲ期临床研究（表 14.6)有 602 名患者。Ⅱ期临床研究组中 84%(227 名)的患者及Ⅲ期临床研究 86%(518 名)的患者，在第一次尝试输卵管插管即获得满意的结果。如果包括第二次尝试成功的患者在内(表 14.7)，那么这些结果分别提高至 88% 和 90%。6 个月后，输卵管闭塞成功率在Ⅱ期临床研究中为 100%，在Ⅲ期临床研究中为 97.7%。

研究的一个重要目的是为了评价实施操作时是否需要麻醉。根据实验设计，患者可以根据操作引起的不适或疼痛而要求使用麻醉或镇静剂。在Ⅱ期临床研究中 43%的患者，Ⅲ期临床研究中 59%的患者没有要求麻醉或仅仅实施了局部宫旁麻醉。

关于随访，在 2008 年 12 月共有 643 名患者随访已超过 5 年。这表明此种避孕方法在使用 47.875 个月后妊娠率为零(表 14.8)。

表 14.9 所示为副作用。最常见的副作用是阴道排出，正如本章先前提到的。

女性对 Essure™ 的耐受性在 3、12、24、36、48、60、72 和 84 个月的随访中得以明确，并已被评价为“良好或极佳”。在所有访视的 99%的女性中 95%的人会推荐它作为一种避孕方法。

在超过 10 年的随访中，月经周期、痛经或盆腔疼痛方面没有显著的变化（由 Conceptus 提供的多中心

表 14.5　2009 年 5 月研究结果

2009 年 5 月	研究 N=55	临床应用 N=253 控制组	共计
有效时间(月)	5406	12 351	17 757
使用 Essure 超过 5 年的病例数	55	101	156
第 1 例	9 年		
妊娠数	0	0	0

表 14.6　多中心研究结果

参数	Ⅱ期临床研究	Ⅲ期临床研究
入组病例	269	602
患者同意	227(84%)	518(86%)
平均年龄	35(23~45)	32(21~40)
孕次	2.6	3.0
产次	2.2	2.3

表 14.7　多中心放置

	Ⅱ期临床研究	Ⅲ期临床研究
双侧放置(第一次放置)	197/227(86%)	446/518(86%)
双侧放置(第二次放置)	200/227(88%)	464/518(90%)

表 14.8　2008 年 12 月多中心的研究结果

参数	Ⅱ期临床研究	Ⅲ期临床研究
3 个月时双侧梗阻	96.4% n =187/194	96.1%* n=416/433
6 个月时双侧梗阻	100% n =194/194	97.7% n=420/433
使用时间大于 5 年者	194	449
5 年有效月数	16.253	31.622
妊娠	0	0

* 17 例 3 个月时未阻塞的患者，只有 4 例在此次数据分析时再次进行了 HSG 检查。

表 14.9　多中心不良反应事件表

参数	Ⅱ期临床研究 n =227	Ⅲ期临床研究 n=518
排出	1(0.4%)	14(2.7%)*
穿孔	7(3.1%)	5(0.9%)
放置位置不理想	1(0.4%)	2(0.4%)
共计	9(4%)	21(4.5%)

* 装置排出的 14 例患者中 8 例尝试并成功地再次放置了装置。

研究结果)。

其他问题及应用

关于宫内节育器

患者在置入避孕装置前可以应用宫内节育器。然而这仍有争议;Mascaro[19]的 28 例和 Agostini[20]的 6 例患者证明对于已有宫内节育器的患者是可以放置 Essure™ 装置的。未出现任何感染病例。它的优点是:在放置后的 3 个月内可以使用宫内节育器作为一种避孕方法,但需要更多的研究来证实。

表 14.10 1998~2008 年与 Essure 相关的妊娠因素(经 Conceptus 许可)

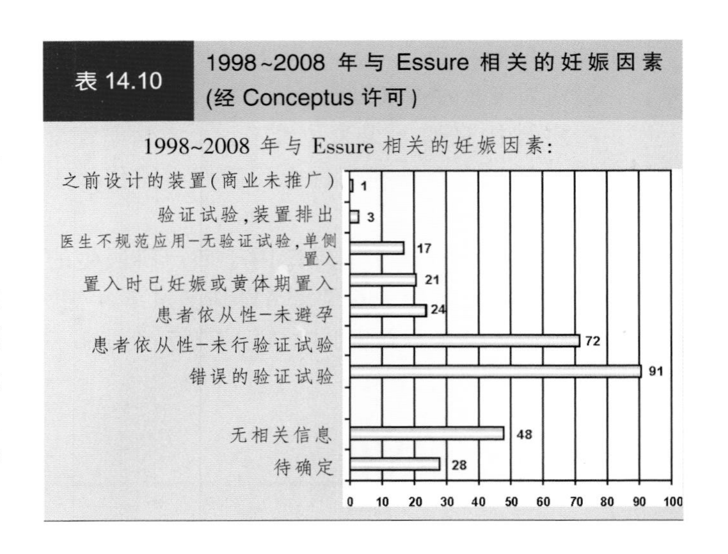

Essure™ 相关的妊娠因素

使用 Essure™ 的妇女已有妊娠的报道[21-23];经分析证实,妊娠不是由于置入装置方法失败引起。

Conceptus 公司从 1998 年到 2008 年 12 月 31 日记录了 305 例妊娠,其中 83%发生在美国,17%发生在美国以外的国家。在此期间已有 259 746 个 Essure™ 被放置。

患者的不配合是妊娠的一个重要因素;妊娠患者(96 例)中近 1/3 术后没有遵医嘱。Essure™ 操作后,患者必须随访,以确定装置放置是否正确(在美国需确定输卵管阻塞);妊娠的 72 例患者没有随访行验证检查。此外,患者必须使用替代避孕方法,直至他们随访时接受验证检查,并且在医生指示下停止替代避孕方法,依赖 Essure™ 设备避孕;24 例妊娠的患者没有遵循此指令。

验证检查方法错误也促成 Essure™ 使用者的妊娠,在验证检查后阶段有 91 例患者妊娠,再次验证检查证实先前结果错误。这些患者中,36 例穿孔、21 例放置不满意、16 例 HSG 示输卵管显影不满意、14 例微栓脱落或迷失,4 例患者输卵管通畅在第一次检查中未发现。

其余避孕失败由于各种原因。在临床试验中 1 例妊娠者使用商业未推广的装置。3 例患者在确认装置已排出后妊娠。17 例妊娠发生在医师非正规应用 Essure™ 装置的患者,包括故意单侧放置和没有告知患者进行随访确认检查的。装置插入在晚黄体期时,有 21 人已经妊娠(表 14.10)。

放置 Essure™ 后希望再次妊娠

已决定不再要孩子后来又改变想法的女性并不罕见,由于情况的改变患者会寻求解决办法。

由于 Essure 的作用原理,该装置几乎不会破坏输卵管内部,除一个已发表的病例外,该装置不能取出,也无法行恢复性手术。Kerin [24] 报道了 1 例放置了 Essure™ 后使用 IVF 技术妊娠的病例。虽然我们需要更多的研究以证实,但对于放置 Essure™ 后希望再次妊娠的女性 IVF 可能是一个好方法。

Essure™ 对妊娠的影响

Conceptus 随访了带着 Essure™ 装置妊娠及分娩的 52 名孕妇。在 52 例患者中,有 3 例自然流产。对于其他 49 例随访其妊娠、分娩及新生儿情况,母亲或新生儿中监测到的不良反应(流产、早产、胎膜早破、高剖宫产数、病理新生儿)没有增加。在未进行大规模病例研究前,对于绝育后又后悔的病例可以考虑行 IVF。

输卵管积水与 IVF

Essure™ 可以在拟行 IVF 合并有输卵管积水的不孕症妇女中得到应用。根据文献报道[25-28],输卵管积水患者拟行 IVF 时有较高的失败率,在输卵管切除后失败率有所改善。输卵管切除术的目的是避免积水的输卵管内的液体与移植胚胎间的接触。

Essure™ 曾经成功地用于输卵管积水患者以及有严重手术禁忌证的患者。在有积水的输卵管患者放置 Essure™ 后,实施 IVF,成功地获得了两个健康的宝宝[29]。Mijatovic[30]发表了一篇文献讨论对 10 例输卵管积水患者的研究,他成功地在所有患者中放置 Essure™,其中 40%的患者因行 IVF 而妊娠并且其中 20%获得了新生儿。

这些数据是非常令人欣喜的，不过在输卵管积水成为 Essure™ 一个新的适应证之前还有待更多的研究。

月经过多

我们发现另一种情况是带有 Essure™ 装置的患者月经量会增加。一旦我们排除了其他病理情况，这些患者可以考虑放置带孕激素的宫内节育器，但是到目前为止，还没有支持置入 Essure™ 者放置 IUD 的文献报道。

另一项观点提示可用单极电切镜行子宫内膜切除，但单极能源因为它有引起盆腔器官电灼伤的风险（电流可以通向该装置而不回到电流发生器）而被列为禁忌。

双极电切镜应该没有这方面的问题（Conceptus 公司）。

热球子宫内膜去除术（Ethicon）是一种在宫腔内放置充满热水的球囊而使子宫内膜消融的方法。Valle[31] 对一组 39 例患者同时实施了热球子宫内膜去除术以及 Essure™ 输卵管绝育术，术后患者均无并发症。Donanadieu[32,33]在一篇文献综述中得出的结论是 Essure™ 与宫腔内加热液体的热水循环子宫内膜去除术（波士顿科学）和诺舒（包括射频子宫内膜去除术，Cytyc 公司）是相容的。但是，还要有待更多的研究以明确在带有 Essure™ 装置的患者中使用这些消融术是否存在问题。

同腹腔镜下绝育术相比较的经济学研究

很多文献支持 Essure™ 避孕方法比腹腔镜方法费用低[34,35]。

磁共振

已有研究对应用 Essure™ 装置的患者行磁共振检查。未发现有并发症发生的临床证据[36]。因此认为磁共振检查对置入 Essure™ 装置的患者应用是安全的。

最后，当同腹腔镜技术比较，仅有一项研究设计比较了腹腔镜和 Essure™ 装置两种方法。Essure™ 装置使用的结果优势明显[37]。

其他罕见不良结果

在我们的经验中，有 2 例患者在 Essure™ 装置置入后发生持续盆腔痛。其中 1 例在 Essure™ 装置成功置入后首先发生在右侧髂窝处。3 个月后 X 线和超声检查结果正常。因为疼痛持续存在，故行宫腔镜检查和腹腔镜探查，结果正常。两例患者在疼痛起源部位行子宫角的楔形切除术。一例患者发现 Essure™ 装置切入输卵管肌层；另一例患者未发现解剖学病因。

Connor[38]回顾了 MAUDE 数据库，发现 20 例 Essure™ 装置置入后发生疼痛的报道。5 例患者是因除穿孔外 Essure™ 装置位置异常引起，另外 5 例患者是因为单侧或者双侧穿孔。还有 4 例是因为同时行子宫内膜去除术，剩余病例无异常病因发现。

结论和评价

迄今为止，基于研究报道中的信息和收集的临床资料，Essure™ 装置可被视为在永久性避孕领域占有明显优势的方法。它是一个在宫腔镜检查室进行的非手术方法的操作，几乎不需要任何类型的麻醉。此外，患者在操作过程中耐受性好、不良反应少，并且在 3 个月后即可获得有效的避孕效果。尽管事实上，最初建议该操作在门诊手术室[39]进行，随后的经验已证实这项操作可以在门诊诊室进行。

3 个月后的复查仅需要行经阴道超声，在一些特殊的病例中需要行 HSG。

迄今为止在 3 个月复查时还没有发现装置位置正常却妊娠的病例。

所有的调查报告均显示该技术满意度非常高（96%）。

Essure™ 结果与 CREST[40]的报道就关于避孕的效果进行了比较。已经证实经典的输卵管绝育术有更高的失败率。基于此统计学计算的数据，预测的有效性为 99.6%。

此技术的一个缺点是必须由宫腔镜手术专家实施。据统计，熟练的妇科医生插入的失败率为 1%~5%。而不熟练的妇科医生这一数字可能会增加至 10%~15%。对于技术的培训，一篇文献中作者建议的使用子宫切除标本的方法已不再提倡[12]。而是必须具备宫腔镜手术经验、熟悉所有使用设备、使用模型训练、应用适合的宫腔镜器械，并且在专家的指导下完成第一次操作。

（宋冬梅　译）

参考文献

1. MacKay AP. Tubal Sterilization in the United States, 1994-1996. Family Planning Perspectives 2001;33:161-6
2. Pantaleoni DC. On endoscopic examination of the cavity of the womb. Med Press Circ 1869;8:26.
3. Hosseinian AH. Hysteroscopic sterilization. In: Siegler AM (Ed): The Fallopian Tube: Basic Studies and Clinical Contributions: New York: Futura 1986; 283.
4. Valle RF, Reed TP. Hysteroscopic Sterilization. In: Diagnostic and operative hysteroscopy. St Louis: Mosby 1999;353-66.
5. Quinones-Guerrero R, Aznar-Ramos R, Duran HA. Tubal electrocauterization under hysteroscopic control. Contraception 1973;7:195-201.
6. Reed TP, Erb RA. Hysteroscopic occlusion with silicone rubber. Obstet Gynecol 1983;61:388-92.
7. Kerin JF, Cooper J, Price T. Van Harendael B, Cayuela E, Cher D, Carignan C. Hysteroscopic sterilization using a micro-insert device: Results of multicentre Phase II study. Human Reprod 2003;18:1223-30.
8. Valle RF, Carignan CS, Wright TC. Tissue response to the Stop microcoil transcervical permanent contraceptive device: Results from prehysterectomy study. Fertil Steril 2001;76:974-80.
9. Kerin JF, Carignan S, Cher D. The safety and effectiveness of a new hysteroscopic method for permanent birth control: Results of the first ESSURE™ pbc clinical study. Aust N Z Obstet Gynaecol 2001;41:364-70.
10. Cooper J, Carignan C, Cher D, Kerin J. For selective tubal occlusion procedure 2000 Investigators Group. Microinsert non incisional hysteroscopic sterilization. Obstet Gynecol 2003;102:59.
11. Arjona JE, Miño M, Cordón P, Povedano B, Pelegrin B, Castelo-Branco C. Satisfaction and tolerance with office hysteroscopic tubal sterilization. Fertil Steril 2008;90:1182-6.
12. Cayuela E, Valle RF, Cos R, Heredia F, Moros S. Programa de adiestramiento y resultados en la inserción histeroscópica de dispositivos para la esterilización tubárica permanente. Prog Obstet Gynecol 2003;46:283-90.
13. Nichols M, Carter JF, Fyltra DL, Childers M. Essure™ system U. post-approval study group. Comparative study of hysteroscopic sterilization performed in-office versus a hospital operating room. J Minin Invasive Gynecol 2006;13:447-50.
14. Veersema S, Vleugels MP, Timmermans A, Brolmann HA. Follow-up of successful bilateral placement of Essure™ microinserts with ultrasound. Fertil Steril 2005;84:1733-6.
15. Weston G, Bowditch J. Office ultrasound should be the first-line investigation for confirmation of correct Essure™ placement. Aust NZJ Obstet Gynecol 2005;45:312-5.
16. Kerin JF, Levy BS. Ultrasound: An effective method for localization of the echogenic Essure™ sterilization micro-insert: Correlation with radiologic evaluations. J Minim Invasive Gynecol 2005;12:50-4.
17. Connor V. Contrast infusion sonography in the post-Essure™ setting. J Minim Invasive Gynecol 2008;15:56-61.
18. Pachy F, Bardou D, Piovesan P, Jeny R. Intérêt de l'echographie 3 D vaginal pour le contrôle du positionnement des dispositifs Essure™. J Gynecol Obstet Biol Reprod Doi 10.1016/j.jgyn.2009.03.014.
19. Mascaro M, Mariño M, Vicens-Vidal M. Feasibility of Essure™ placement in intrauterine device users. J Minim Invasive Gynecol 2008;15:485-90.
20. Agostini A, Crochet P, Petrakian M, Estrade JP, Cravello L, Gamerre M. Hysteroscopic tubal sterilization (Essure™) in women with an intrauterine device. J Minim Invasive Gynecol 2008;15:277-9.
21. Kerin JF. Pregnancies in Women Who Have Undergone the Essure™ Hysteroscopic Sterilization Procedure: A Summary of 37 Cases. J Minim Incas Gynecol 2005;12:S28.
22. Veersema S, Vleugels MPH, Moolenaar LM, Janssen CAH, Brölmann HAM. Unintended pregnancies after Essure™ sterilization in the Netherlands. Fertil Steril 2008 ddoi:10.1016/j.fertnstert.2008.10.005.
23. A Levy B, Levie MD, Childers ME. Summary of reported pregnancies after hysteroscopic sterilization. J Minim Invas Gynecol 2007;14:271-4.
24. Kerin JF, Cattanach S. Successful pregnancy outcome with the use of in vitro fertilization after Essure™ hysteroscopic sterilization. Fertil Steril 2007;87:1212.e1-1212.e4.
25. Strandell A, Lindhard A. Why does hydrosalpinx reduce fertility? The importance of hydrosalpinx fluid. Hum Reprod 2002 17:1141-5.
26. Strandell A, Lindhard A, Waldenstrom U, Thorburn J. Hydrosalpinx and IVF outcome: Cumulative results after salpingectomy in a randomized controlled trial. Hum Reprod 2001;16:2403-10.
27. Camus E, Poncelet C, Goffinet F, Wainer B, Merlet F, Nisand I, Philippe HJ. Pregnancy rates after in vitro fertilization in cases of tubal infertility with and without hydrosalpinx: A meta-analysis of published comparative studies. Hum Reprod 1999;14:1243-9.
28. Johnson NP, Mak W, Sowter MC. Laparoscopic salpingectomy for women with hydrosalpinx enhances the success of IVF: A Cochrane review. Hum Reprod. 2002;17:543-8.
29. Rosenfield R, Stones R, Coates A, Matteri R, Hesla J. Proximal occlusion of hydrosalpinx by hysteroscopic placement of micro-insert before in vitro fertilization–embryo transfer. Fertil Steril 2005;83:1547-50.
30. Mijatovic V, Veersema S, Emanuel MH, Schats R, Hompes PGA. Essure™ hysteroscopic tubal occlusion device for the treatment of hydrosalpinx prior to in vitro fertilization embryo transfer in patients with a contraindication for laparoscopy. Fertil Steril 2009. doi:10.1016/j.fertnstert.2008.11.022.
31. Valle RF, Valdez J, Wright TC, Kenney M. Concomitant Essure™ tubal sterilization and Thermachoice EA: Feasibility and safety. Fertil Steril 2006;86:152-8.
32. Donnadieu AC, Fernandez H; The role of Essure™ sterilization performed simultaneously with endometrial ablation. Curr Opin Obstet Gynecol 2008;20:359-63.
33. Donnadieu AC, Deffieux X, Gervaise A, Faivre E, Frydman R, Fernandez H. Essure™ sterilization associated with endometrial ablation. Int J Gynecol Obstet 2007;97:139-42.
34. Franchini M, Cianferoni L, Lippi G, Calonaci F, Calzolari S, Mazzini M, Florio P. Tubal sterilization by laparoscopy or hysteroscopy: Which is the most cost-effective procedure? Fertil Steril 2009;91:1499-1502.
35. Hopkins MR, Creedon DJ, Wagie AE, Williams AR, Famuyide AO. Retrospective cost analysis comparing Essure™ hysteroscopic sterilization and laparoscopic

bilateral tubal coagulation. J Minim Invasive Gynecol 2007;14:97-102.

36. Shellock FG. New metallic implant used for permanent contraception in women. Evaluation of MR safety. AJR 2002;178:1513-6.
37. Duffy S, Marsh F, Rogerson L, Hudson H, Cooper K, Jack S, Hunter D, Philips G. Female sterilization: A cohort controlled comparative study of Essure™ versus laparoscopic sterilization. BJOG 2005;1512:1522.
38. Connor VF. Essure™: A review six years later. J Minim Invasive Gynecol 2009;16:282-90.
39. Cayuela E, Cos R, Heredia F, Moros S, Torrabadella L. Esterilización tubárica histeroscópica con el método Essure™ en CMA. Cir May Amb 2003;8:42-4.
40. Peterson HB, Xia Z, Hughes JM, Willcoxthe LS, Tylor LR, Trusell J. For the US collaborative review of sterilization working group. The risk of pregnancy after tubal sterilization: Findings from US collaborative review sterilization. Am J Obstet Gynecol 1996;174:1161-70.

第 15 章

宫腔镜并发症

Federico Heredia Prim, Enrique Cayuela Font, Ramón Cos Plans

介绍

和所有的侵入性操作一样，宫腔镜存在发生并发症的风险。随着时间的推移，并发症的发生率一直在下降。这些通过手术设备的改进和术者经验的提高得以实现。由美国妇科内镜协会 Hulka[1]发起的 2 项多中心观察研究显示在 3 年内严重并发症从 1%下降到 0.2%。Jansen 等对荷兰的 82 家医院进行了一项调查得出结论：在 11 085 例诊断性宫腔镜操作中并发症的发生率(0.13%)低于 2515 例宫腔镜手术并发症的发生率(0.95%)(表 15.1)[2]。如果在术前、术中和术后采取一系列的预防措施可以降低并发症的发生率。在这一章节中，我们将会讨论宫腔镜诊断和手术中出现的各种并发症，以及预防措施。一些预防措施适用于宫腔镜诊断和手术，而另外一些则是特异性的。应该告知患者可能的风险，签署知情同意，表示患者知晓了可能的风险。

诊断性宫腔镜

诊断性宫腔镜操作中可能发生的并发症可以归为机械性，血管迷走神经反应，疼痛，局部麻醉，膨宫介质和感染性并发症等几类。

表 15.1 宫腔镜的并发症

	AAGL 调查结果[2]	Nicoloso[8]	Jansen[1]	西班牙调查结果[19]
子宫穿孔	1.1%	1.5%	1.3%	1.35%
出血	0.2%	0.11%	0.16%	0.67%
液体超负荷	0.14%	0.11%	0.2%	0.1%

机械并发症

这些机械并发症最常见。它可以出现在诊断性操作和手术中。

宫颈裂伤

宫颈裂伤通常是由于用 Pozzi 把持钳或者夹钳用力牵拉宫颈导致。未产妇、宫颈发育不全、绝经期或者患者接受 GnRH 类似物治疗都是可能导致宫颈裂伤的先决条件。宫腔镜手术过程中使用 Hegar 棒扩张宫颈时，或者在宫腔镜进入抑或从宫腔中退出经过宫颈的时候最常发生宫颈裂伤。宫颈裂伤很容易且很快就能做出诊断。如果宫颈没有出血，可以继续观察。反之，必须进行压迫止血[3]。

预防

- 小心操作宫腔镜。
- 如果可能的话先练习阴道内镜。
- 使用扩张棒扩张宫颈时每次增加 0.5mm 直径的幅度循序渐进进行扩张。
- 如果预计宫颈扩张较难，术前可以先使用海藻棒，前列腺素凝胶，阴道放置米索前列醇(200mg)或者使用雌激素来软化宫颈。

宫颈管内或者子宫内损伤

这通常发生在插入宫腔探棒，使用宫颈扩张棒扩张宫颈，或者是在插入宫腔镜但尚未造成子宫穿孔时。绝经、宫颈狭窄和子宫后屈都是诱发因素。一些警示征象包括器械难以置入，视野不清或者可见出血，及患者疼痛。如诊断及时，可以重新置入宫腔镜并继续操作。

预防

• 在进行宫腔镜操作前进行双合诊，以便确认子宫的位置。

• 进行宫颈扩张时要小心操作，仅通过宫颈内口，必要时可依前文所述来预先处理子宫。

• 在直视下插入宫腔镜，需谨记宫腔镜目镜倾斜的角度以便置入宫腔。宫腔镜诊断所用镜体角度总接近于 30°(图 15.1 和图 15.2)[4]。

子宫穿孔

子宫穿孔发生在子宫测量，宫颈扩张或者宫腔镜置入时(图 15.3)。根据 Jansen 的报告，子宫穿孔的发生率为 0.13%[1]。预防子宫穿孔尤其重要，因为它会引起大血管的损伤或者邻近脏器的损伤，例如膀胱、输尿管或者肠管损伤。

有一系列的生理的诱发因素，例如，子宫前倾前屈位或者后倾后屈位，及绝经期子宫。其他的诱发因素和病理因素包括术后宫颈狭窄(例如：宫颈锥切术后)、宫腔粘连、子宫内膜癌、子宫发育不全和(或)先天性子宫畸形。如果宫腔镜下看到肠管，大网膜或者膀胱，或者尽管膨宫液流速和压力都适当但是膨宫压力不能维持，有大量液体损耗时，则怀疑子宫穿孔，应立即终止操作。撤出宫腔镜，并尽量弄清楚子宫穿孔位置及发生原因。应对患者进行血流动力学检测并评估是否有子宫出血。通常子宫穿孔直径较小，最大 5.5mm。如果子宫穿孔不是由切割或者电外科损伤所致，通常问题不大。子宫穿孔的治疗包括给予广谱抗生素，持续监护 2 小时，包括对血压、脉搏和疼痛状况的监测。一旦怀疑腹腔积血，应立即采用腹腔镜或剖腹探查腹腔内脏器。1~2 个月后可以再次行宫腔镜检查，检查可在超声的监护下进行，避免再次穿孔。

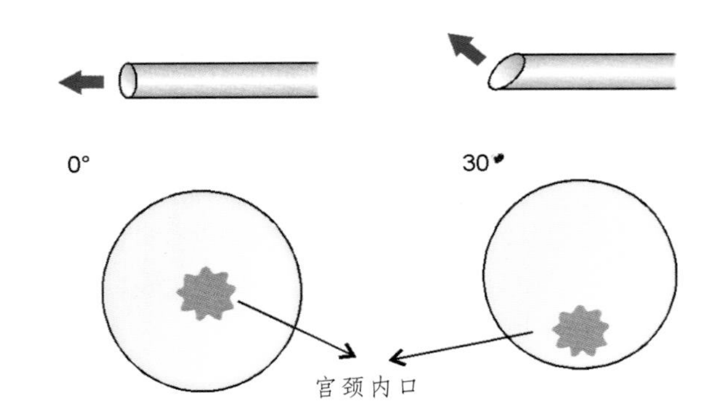

图 15.1 如果镜头为 0°，宫颈内口应在颈管中心。如果使用 30°镜，可以发现宫颈内口出现在颈管的下半部分。

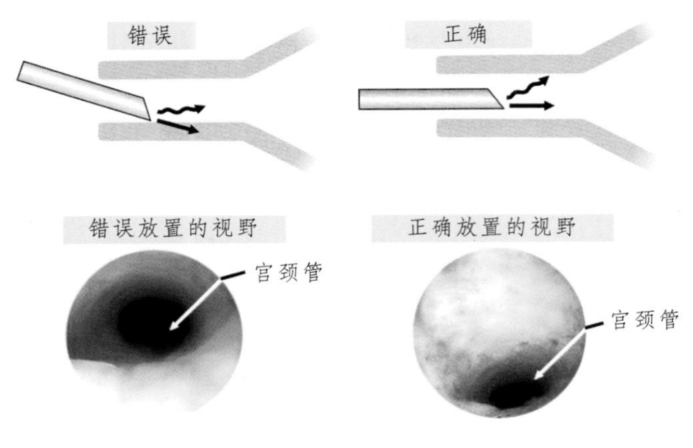

图 15.2 宫腔镜的置入。

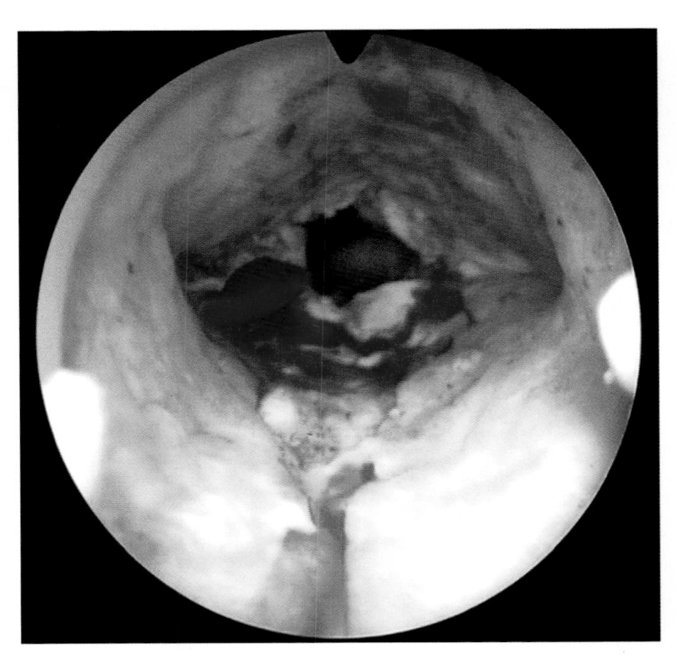

图 15.3 宫腔镜检查时发生宫底穿孔。

预防

• 如有必要，需软化宫颈。

• 置入宫腔镜动作需轻柔，并总在直视下向着宫腔的方向置入。

• 如果因为宫内出血和内膜碎片而致视野不清，不要继续插入宫腔镜直到连续灌流系统将宫腔冲净，视野清晰。

• 如果视线不清，不要使用活检钳或其他的器械进行操作，特别是当宫腔镜进入到宫颈内、外口之间，宫颈管内的方向不清时。为了避免并发症，宜先移出宫腔镜，以宫腔探棒取而代之，其不仅能扩张宫颈，还能够探知宫颈管内的方向。

血管迷走神经反射

常发生于在宫颈管内操作时;疼痛或者焦虑诱发了血管迷走神经反射的发生。患者会出现无力,发热、出汗、面色苍白、恶心呕吐、心动过速,有时出现低血压。严重的病例,患者会由于一过性大脑缺氧出现昏厥并伴有角弓反张。治疗方法包括将患者置于头低脚高位,使患者保持安静并监护重要的生命体征。症状轻微时患者通常在30分钟内自然缓解。如果症状严重,应给予氧气,以及0.1mg/kg的阿托品进行静脉注射[2]。如果患者出现昏厥,应置入口咽通气管。尽管这种状况令人印象非常深刻,但是患者的康复迅速且无后遗症。

为了避免血管迷走神经反射,宫腔镜置入时要避免对宫颈的突然操作。对于一些非常敏感的患者,应预先给予布洛芬和地西泮类药物。如果患者既往有血管迷走神经反射的病史,可以在操作前30分钟皮下给予阿托品。宫颈局部麻醉或者宫颈周围麻醉可以有助于预防此类症状发生。诚然,这同样可以在手术室麻醉状况下完成。

疼痛

需根据膨宫介质的不同采取不同手段。

• 液体膨宫介质:在置入宫腔镜时可能会出现下腹部疼痛,尤其是在经过宫颈管内口的时候。子宫膨胀也可能造成子宫收缩性疼痛,有时可能为剧痛。

• 如果膨宫介质为CO_2:可能会有心前区压榨疼痛或者肩胛下疼痛。这种疼痛是由于CO_2经过输卵管进入腹腔刺激膈下神经引起的放射性疼痛。

治疗包括中断检查和应用止痛剂。如果收缩性疼痛剧烈,可以考虑胃肠道外给药。预防措施包括给予痛觉敏感患者布洛芬和地西泮。实施局麻并且避免操作时间过长有助于控制子宫收缩性疼痛。

局麻

可能发生毒麻药物过敏,用药后立即出现或者迟发,或者因为麻药误入血管导致心血管疾患。因此,推荐给予酰胺类的麻药,因为这类药物对全身影响很小,过敏反应较少,因而容易掌控。我们将在宫腔镜的麻醉章节中对此做深入探讨。

膨宫介质

在诊断性宫腔镜操作中经常使用的膨宫介质为生理盐水,CO_2使用越来越少。

• CO_2是一种安全的介质,吸收迅速并且通过呼吸很快能排出体外。当膨宫压力超过100mmHg或者流量大于100mL/min时存在CO_2大量进入血管的风险;可能导致代谢性酸中毒并伴有CO_2分压升高和O_2分压下降。气体栓塞的风险较小;这通常是由于CO_2的压力和流量过大导致的。呼吸困难是最常见的症状,也可能伴有心律失常,O_2饱和度突然下降,发绀,低血压,心跳加剧和心动过速。治疗包括立即结束检查,将患者置于左侧横卧位,高压氧治疗,插入PVC导管来吸出右心的气泡,必要时进行心肺复苏[2-5]。

• 生理盐水如果被大量吸收的话会引发问题。对于有心脏和肾脏疾患的患者,它可以导致液体过度负荷和心衰。可以通过置入PVC导管,给予利尿剂,吸氧,如果必要的话,给予强心药。如果宫腔镜检查使用的是生理盐水作为膨宫介质,不要使用带电流的电极切割或电凝,因为这可导致非常严重的烧伤。

为了预防上述并发症,适宜的膨宫流量和压力是很重要的。在宫腔镜检查的时候可以使用特制的膨宫注气仪,但绝不能在腹腔镜操作的时候使用。如果使用CO_2作为膨宫介质,流量应该控制在40~60mL/min,压力保持在100mmHg(最大150mmHg)。避免头低脚高位。如果以液体作为膨宫介质,选择适宜的贮液袋悬挂高处并注意监控,使用压力耦合器,或合理使用膨宫泵,以避免压力超过120mmHg[6]。

感染并发症

感染并发症通常罕见(0.7%)[2]并且程度不重。此外,一般预后很好,因为子宫内膜周期性脱落因而子宫有很强的抵抗能力[5]。最常见的并发症是子宫内膜炎。可以因为宫腔镜污染或者感染的宫颈黏液被引入所致。如果使用液体膨宫介质,感染的风险会稍微大些。有临床症状的子宫内膜炎可进展为输卵管炎。可以先从子宫内膜炎开始后发展为输卵管炎。临床症状和盆腔感染类似,伴有发热和下腹部疼痛。治疗包括休息,抗生素治疗和止痛。为了避免并发症,注意无菌操作和消毒手术器械;在开始检查前对阴道和宫颈消毒;只在需要的时候才置入和撤出宫腔镜,至关重要的是,如果伴有阴道炎或者盆腔炎活动期不要进行操作。文献中没有关于抗生素预防使用的具体指征。然而,有心脏瓣膜疾病,以及不孕症患者,免疫抑制,或者有盆腔炎病史的女性患者推荐使用抗生素。通常的用法是在检查前一天,检查当天和检查后给予口服多西环素 100mg，每 12 小时一次。

肿瘤细胞播散

罹患子宫内膜癌的患者，宫腔镜检查可以将癌细胞播散至腹腔。如果腹腔内出现癌细胞理论上说明癌症发展到了Ⅲa 期。然而，腹腔内出现癌细胞的临床意义还不清楚，因为癌细胞的播散不一定意味着细胞种植。在一项 5 年生存期的研究中，没有发现有差异[8]。

宫腔镜手术

宫腔镜手术中的并发症要远远多于宫腔镜检查。表 15.1 显示了统计结果。这些结果是基于 Hulka 等人对 17 298 例手术，Nicoloso 等人对 2757 例手术，Jansen 等人对 2515 例手术，和西班牙 Heredia 等人对 1776 例手术的研究而得。在这些研究中，除了出血以外其他并发症发生比率大致相同，在西班牙的报道中手术中出血的比率较高。

在宫腔镜手术中并发症可以分成机械类的，与膨宫液相关的，出血，电损伤，与激光相关的，感染性的，晚期的，或者和新技术相关的等几类。

机械性并发症

这与诊断性宫腔镜中的并发症一样。但是，宫腔镜手术使用的电切镜平均直径在 10mm 以上，需要扩张宫颈，辅助器械（机械、电极、激光等）同样有穿孔的风险（图 15.4）。因上述原因导致的损伤可能更常见且程度更重。某些类型的手术子宫穿孔的风险更高，宫腔粘连分离术无疑是子宫穿孔风险最高的手术，其次是子宫中隔切除术，宫角部位宫底Ⅱ型肌瘤切除术，宫角部内膜切除术，以及输卵管插管。并发症的发生因使用的技术不同而不同。使用环形电极比使用球形电极、滚球电极或者激光[9]导致子宫穿孔的风险高得多。如果宫腔镜手术中出现子宫穿孔，治疗方法也不尽相同。如果穿孔发生在使用宫腔探棒，Hegar 扩张棒，或者未通电的电切镜电极时，其处理方法和诊断性宫腔镜操作中导致的子宫穿孔一致。如果子宫穿孔是由于电极或者激光所致，应该进行腹腔镜手术来探查其对盆腔血管、泌尿道系统，和小肠及大肠的损伤（图 15.5）。有时术者并不会注意到发生了子宫穿孔。然而，如果出现以下两个警示症状，应引起警觉。首先是膨宫液丧失过多，其次是在短期内有大量的膨宫液消耗。

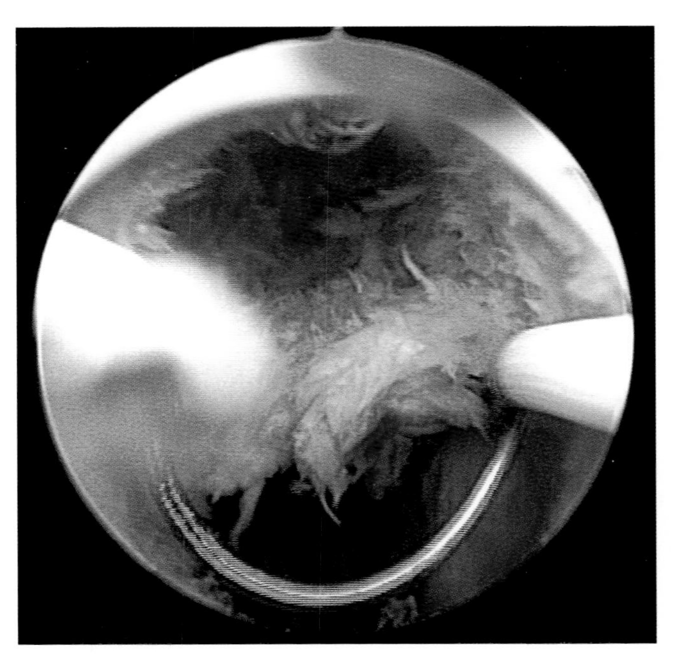

图 15.4　子宫前壁峡部宫颈裂伤。

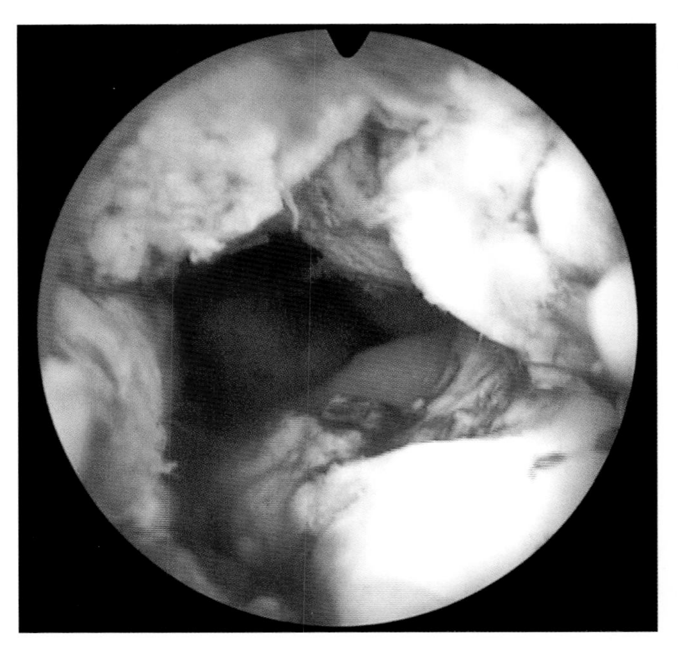

图 15.5　宫腔镜手术中发生子宫穿孔。腹腔脏器清晰可见。

为了避免宫腔镜手术中机械损伤，应遵循诊断性宫腔镜操作中的建议。此外，影响术野的血管应该被凝固，如果操作装置的末端（例如电切环、滚球电极、激光纤维等）在视野中不可见时切勿通电。尽管我们并非完全同意，但如发生穿孔风险很高时，有一些医生会同时采用腹腔镜进行监护[2,4,5]。

和膨宫液相关的并发症

膨宫液的作用是膨胀宫腔，清除宫腔中的血液和组织碎片来保证视野的清晰。理想的膨宫液应该是透明、等渗（以避免水中毒）、非导电（以避免电流传导）、非代谢性（这样可以通过血液循环快速消除）、非血溶性、无毒、清洁和廉价的。目前经常使用的膨宫液是甘氨酸、Cytal（甘露醇–山梨糖醇）、葡萄糖和生理盐水，所有这些溶液黏度都很低。还有一些高黏度的溶液，例如葡聚糖液，很少被使用。这个问题将在第 18 章中从麻醉师的角度进一步解释。

甘氨酸

为一种非必需氨基酸溶液，含 1.5%水，与血液及黏液的相容性有限，非离子，低渗（200mOsm/L），通过肝脏代谢，在转变为乙醛酸和氨后通过肾脏排出体外。甘氨酸可以引发三种并发症：与水中毒，与甘氨酸中毒和代谢产物相关。

水中毒发生率为 0.2%~6%[1]。包括通过暴露的静脉窦快速吸收大量的非电解质液体，引起稀释性低钠血症、急性的液体超负荷、高血压和反射性心动过速。这和经尿道前列腺切除术综合征（TURP）非常相似，病理生理学和治疗也几近相同。可以在术中和术后发生。女性发生的这种并发症的病理生理学起于甘氨酸通过子宫肌层内部的血管孔隙进入血流，以及通过输卵管进入腹腔由腹膜吸收。吸收液体的量取决于开放血管的数量、手术持续时间和膨宫液的压力。理想状态下，膨宫压力不应大于患者平均动脉压。血管内甘氨酸导致高血容量并影响血浆渗透压。因此，它使得渗透压下降和电解质浓度下降，尤其是血钠和红细胞压积下降。大约 85 分钟后甘氨酸进入细胞内导致低渗性低钠血症（图 15.6）。低渗状态下，血管内的水分会转移至间质和细胞内（高渗）以维持平衡[6,10]。这会导致肺水肿和脑水肿，导致颅内压升高、血流下降和缺氧。颅内压升高可以通过血压升高和心动过速来反映。大脑体积增加 5%可以导致脑疝的发生，增加 10%会危及生命。对于骨骼肌和心肌来说单纯的低钠血症是有害的，会改变细胞膜的特性和神经冲动。在甘氨酸和手术应激状态下会导致抗利尿激素的生成增加，以及肾素和醛固酮的生成增加，会导致过度负荷[6]。如果在手术过程中或者术后出现神经系统症状，例如恶心、头痛、视力模糊、兴奋、神志不清，甚至发展为抽搐，应怀疑水中毒。选择可使患者保持清醒的麻醉方式非常重要，这样术者就可以从首发症状中获得警示信息。前文述及的心血管系统症状可以显现，例如高血压、中心静脉压升高、心动过速或者异常心电图（心律失常，QRS 波增宽，ST 段抬高或者 T 波倒置）。最后，呼吸系统症状或者体征，例如呼吸困难、发绀和低氧血症可能出现。病程取决于血钠水平和疾病的发生速度。如果血钠下降到 120~125mEq/L 就会出现严重的症状。如果下降到 120mEq/L 以下，患者会出现意识模糊和烦躁不安。如果下降到 115mEq/L 以下，可能会出现恶心、头痛、嗜睡，或者出现心脏收缩力降低作用和轻度低血压。血钠下降到 110mEq/L 以下会出现心律失常（心动过速或者室颤）、严重低血压、抽搐、昏迷和死亡（表 15.2）。

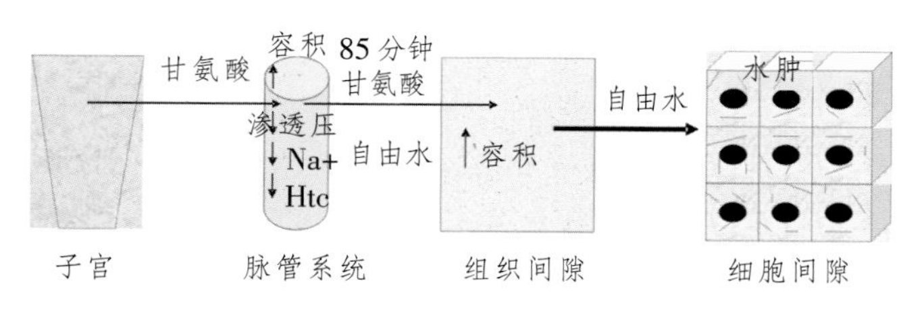

图 15.6 液体过度负荷的病理生理学。

水中毒发生的速度也很重要，因为急性低钠血症通常都伴随有非常明显的症状。和缓慢发生的低钠血症不一样，急性低钠血症会导致严重的和不可逆的神经系统损伤。如果水中毒诊断明确，立即终止手术，吸氧，进行严格的血流动力学控制和急查血象和电解质的分析[11]。

水中毒的治疗取决于吸收液体的量和稀释性低钠血症的程度[10]。如果有膨宫泵和膨宫液回收装置的话，液体吸收量容易控制。

如果发生水中毒，但是血钠水平正常，只需要监测重要的生命体征和尿量。如果血钠下降但仍在

表 15.2 低钠血症的症状

血钠水平	症状
135~145	正常
120~135	焦虑
115~120	神志不清，焦虑
110~115	呕吐，头痛，嗜睡，心率失常，轻度低血压
<110	心动过速，心律不齐，心室纤颤，严重低血压，痉挛，昏迷和死亡

120mEq/L以上，治疗包括给予0.9%生理盐水以维持血容量，给予静脉40~60mg呋塞米利尿。如果血钠水平低于120mEq/L，给予3%高钠溶液和呋塞米（1mg/kg体重/4~6h）[5]。如果患者出现抽搐，建议静脉给予咪达唑仑（2~4mg），地西泮（3~5mg），或者硫喷妥钠（50~100mg）（表15.3）。

必须指出的是过度快速矫正血钠会导致脑桥中央髓鞘溶解或者渗透性脱髓鞘综合征的发生。病程包括神经系统症状恶化，局部麻痹，运动障碍性缄默征，伴有发声障碍和吞咽困难的假性球麻痹，行为异常，共济失调和抽搐，上述状况可以导致不可逆的神经后遗症和死亡。低于或者等于105mEq/L的低钠血症持续2天后，发生上述综合征的情况最为常见。如果血钠矫正速度超过每天12mEq/L（每小时0.5mEq/L），上述情况将必然发生。这就是一些学者制定治疗低钠血症的指导原则的原因[11]。

如果可能的话，无症状的低钠应对因治疗，如果显示有过多的水摄入的话应限制水的摄入量。应监测血钙、钾和钠水平。可以考虑静脉给予10~20mg的呋塞米。

无论低钠血症的发生是急性或者慢性，有症状的低钠血症都是真正的急症。应以每小时0.5~1mEq/L的补钠速率补充钠离子来提升血钠水平。

如果给予补充钠盐治疗，无论是什么类型的低钠血症，血钠水平提升都不能超过每天12~15mEq/L，在治疗的前48小时内也不能超过25mEq/L，在治疗的前24小时内血钠水平不能超过120mEq/L。任何情况下都不能超过正常的血钠水平（135~140mEq/L）。

甘氨酸中毒：甘氨酸中毒会导致视力下降和一过性失明。这是因为甘氨酸直接抑制了视网膜的神经传导。患者会出现视盲并伴有瞳孔高度散大，对光反射和适应消失，仍有眨眼反射。患者24小时内会恢复正常，没有后遗症。

表15.3 低钠血症的治疗	
血钠水平	治疗
135~145	无
135~130	控制
120~130	吸氧
	如出现肺水肿则通气支持
	使用0.9%生理盐水
	呋塞米40~60mg EV
110~120	使用3%高渗盐水
	每4~6小时使用呋塞米1mg/kg
	如出现痉挛抽搐则使用镇静剂

甘氨酸中毒还可以引发抽搐。甘氨酸提高了N-甲基-D-天冬氨酸（NMDA）的作用，NMDA是一个神经传导兴奋剂。镁离子可以控制NMDA受体。血镁水平降低增加了抽搐的易感性。

甘氨酸代谢产物中毒：肝脏和肾脏将甘氨酸代谢为乙醛酸和氨，前者以草酸盐的形式在尿中代谢，这可以导致高草酸尿症，其对肾脏有毒性；后者导致高血氨性脑病、皮质水肿、恶心和呕吐[9]。

应采取以下措施来预防代谢产物所引发的并发症[2,4]。

• 保持液体平衡：液体丢失量在1000~1500mL时终止手术。

• 监测血压，脉搏，血氧饱和度和心电图。

• 控制宫内压力：宫内压力应低于150mmHg。应使用膨宫泵及液体平衡装置，流速控制在300~400mL/min，压力控制在80~120mmHg。建议宫内压应与平均动脉压相一致[20]。目前尚不能对膨宫液出入量未行严格控制的宫腔镜手术进行评价。因此，在采用压力连接器进行膨宫时有明显的水中毒风险。

• 避免手术时间过长：实际手术时间不应超过60分钟。如果需要的话，可以把操作分成2次来做。

• 术中进行适当的水化：术中水化可以降低子宫血管的压力并且能促进吸收。

• 提高手术技能和经验。

• 采用局麻，这可以查知低钠血症的早期症状，例如恶心，呕吐和神志不清。

• 如果发生子宫穿孔应立即停止手术。

• 对于大的或者Ⅱ型子宫肌瘤切除术，术前预先使用GnRH激动剂进行预处理（2~3个月）。药物预处理可以使子宫内膜变薄，瘤体体积缩小和瘤体血管化程度降低[21]。药物预处理可以缩短手术时间，减少术中出血，减少对膨宫液的吸收，如果患者术前贫血的话可提高患者的血红蛋白水平。

• 如果患者有心脏病或者慢性阻塞性肺病的话应给予特别关注。

生理盐水

生理盐水常用于Versapoint™和双极电切环。使用这些设备和生理盐水并不一定会出现水中毒。尽管膨宫液是生理盐水，大量盐水的吸收可能导致严重的水电解质紊乱及肺水肿。应给予同样的控制措施。

Cytal

Cytal 是 0.54%的甘露醇和 2.7%的山梨糖醇的混合溶液。甘露醇是利尿剂,山梨糖醇可以从血浆中迅速代谢。这可以降低过度负荷的可能性。如果发生水中毒,除了出现水中毒的一般症状,还会出现高血糖和溶血。

葡萄糖(2.5%~4%)

通常不用,因为会导致高血糖。

右旋糖酐 70(32%)或葡聚糖

目前不使用这种溶液。这种溶液黏性很大,因此它有焦糖的作用很难从仪器上被清洗掉。右旋糖酐 70 是高渗性溶液。可以引起过敏反应,呼吸窘迫综合征,肺水肿和凝血异常[2,4]。

生理盐水

只有在使用双极电切或者激光时才使用,以避免电事故发生。术中如果吸收了过量的生理盐水同样可能导致严重的疾病例如肺水肿。

所有膨宫液都有的一个副作用是体温过低。如果术中液体使用量大,手术时间长,这种情况尤易发生于老年女性。患者会出现心律失常,心脏收缩力下降,以及凝血障碍。因此,建议加热膨宫液体[9]。

出血

不常见。出血的发生率取决于使用能源的类型。使用滚球电极和电切环进行子宫内膜去除术,出血的发生率为 2.57%; 仅使用电切环其发生率为 3.57%; 使用激光的发生率为 1.17%;仅使用滚球电极的发生率为 0.97%(图 15.7)[8]。出血是因为对要切除的病灶(肌瘤、息肉、粘连)的血管造成了损伤,对肌层内血管(子宫内膜切除,肌瘤切除)造成了损伤,持续的出血是因为对黏膜下毛细血管网造成了损伤。出血过多也可能和血小板被稀释有关[10]。术中出血和术后出血治疗有显著的区别。术中出血治疗最初方法是通过膨宫液来增加宫腔内压力。应该注意的是此种方法可能增加膨宫液体内渗。还可以用滚球电极/环或者激光对出血血管进行选择性凝血。如果是术后出血,当子宫收缩的时候通常出血就会自然停止。治疗包括采用 Foley 导管或者专门的子宫球囊插入宫颈进行宫腔压迫(图 15.8),球囊内总共可以注入大约 30mL 的生理盐水。约 6 小时后可以放出生理盐水。不要撤出导管,让患者采用半坐卧姿势证实有否出血。如果出血量不多,可以完全撤出导管。如果仍有出血,则再次充盈球囊并留置 24 小时。24 小时后,仍然出血的情况非常少见[2-4]。

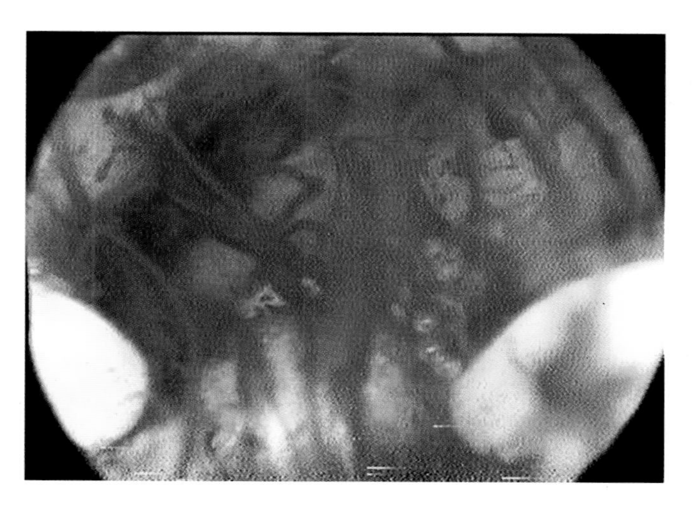

图 15.7 电切环进行子宫内膜切除术中出现出血。

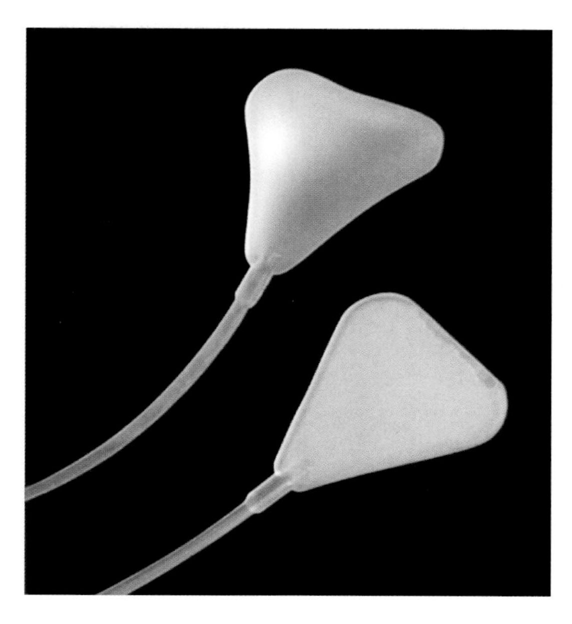

图 15.8 宫内球囊(Courtesy:Cook™)。

与电能相关的并发症

这些并发症是因为在行子宫内膜去除时,滚球电极、电切环和球状电极的电能通过热传导播散至宫壁外所致;因为负极板放置不当造成皮肤电损伤;应用的电设备状态不良,或应用含有离子的膨宫介质行单极电流手术(生理盐水或者 Ringer 液)。为了避免上述情况的发生，在术前要仔细检查带电的手术设备,确认都在良好的状态。检查电线的连接,尤其是否绝缘。确保在使用单级电流时负极板放置位置正确,尽量把它放置在离手术区域最近的地方。每当使用单极电流时，应选择合适的电流功率（100W 用于切除和 80W 用于凝固)以及不含离子的膨宫液[2-4]。

与激光相关的并发症

应避免使用同轴纤维，尤其是带有蓝宝石尖端的同轴纤维，因为它需要不断地通过气体或者液体来冷却,会造成过度吸收,或者甚至栓塞[3,5]。激光可以对邻近的器官造成热损伤,例如肠道和大血管。此外,激光还会损伤离穿孔部位距离较远的区域,因为在穿过子宫肌层后，激光可以对到达的下一个表面进行汽化。

感染性并发症

已经在诊断性宫腔镜章节中进行了讨论（第 3 章)。

与新技术相关的并发症

向子宫内注入加热的生理盐水:由 Perlitz[12]进行的一项包含 14 个患者的试验没有发现有并发症。此外 Das Dores[13]、Weisberg[14]、Richart[15]和 Bustos-Lopes[16]进行的采用这种新技术进行内膜去除来治疗月经过多的试验也没有发现并发症。上述试验都是前瞻性的、观察性的、少量患者入组的临床研究。

晚期并发症

宫腔积血

内膜切除术后宫腔积血的发生率为 1%~2%。宫腔积血继发于宫颈内口或者宫腔粘连，导致慢性、周期性下腹痛。治疗包括在宫腔镜下或在 B 超监护下排出积血。为了避免宫腔积血的发生,在切除子宫内膜的时候,除了宫颈内口区域,还应保留子宫峡部区域的内膜[2,17]。

粘连

宫腔粘连可以发生在宫腔镜手术后,尤其肌瘤切除术后切除的两个肌瘤生长在相对的两侧肌壁。这种情况下,最好是把手术分成几次实施,以避免粘连的发生。

子宫内膜去除术输卵管绝育术后综合征

子宫内膜去除术后,残留在宫角区域的内膜会造成局部宫腔积血的发生。患者报告在术后 2 个月出现单侧或者双侧周期性疼痛。有些病例会伴有生殖道出血。治疗方法是双侧输卵管切除术和(或)子宫切除术[17]。

子宫破裂

在某些特殊手术例如子宫中隔切除术、宫腔粘连松解术和子宫肌瘤剔除术术后,会有发生孕期或者分娩时子宫破裂的风险。主要的病因学是子宫穿孔(手术剪,电切环或者激光)和子宫肌层的手术创伤。

胎盘粘连

在子宫内膜去除术后妊娠的病例中有 26%报告了胎盘粘连[18]。

宫腔镜手术并发症少见,但是一旦发生可能会很严重。这些有关并发症的知识,以及有关器械知识和手术技术,结合已经获得的经验,对于减少并发症的发生及降低并发症的严重程度至关重要。

（郑杰 译）

参考文献

1. Jansen FW, Vredevoogd CB, van Ulzen K, Hermans J, Trimbos JB, Trimbos-Kemper TC. Complications of Hysteroscopy: A Prospective, Multicenter Study. Obstet Gynecol 2000;96(2):266-70.
2. Hulka JF, Peterson HB, Phillips JM, Surrey MW. Operative hysteroscopy. American Association of Gynecologic Laparoscopists 1991 membership survey. J Reprod Med 1993; 38:572-3.
3. Valle RF. Possible complications of hysteroscopy. In Taylor & Francis (Ed): Manual of clinical hysteroscopy. London 2005;39-45.
4. Vilos GA. Hysteroscopic surgery: indications, contra-indications and complications In: A practical manual of hysteroscopy and endometrial ablation techniques. Pasic RP, Levine RL (Eds): Taylor & Francis. London 2004;237-57.
5. Baggish MS. Complications of Hysteroscopic Surgery. In: Baggish MS, Barbot J, Valle RF (Eds): Diagnostic and operative hysteroscopy. Mosby Inc. St Louis.1999:367-79.
6. Cayuela E. Instrumentación en histeroscopia. Medios de distensión. In: Comino R, Balagueró L, del Pozo J (Eds): Cirugía endoscópica en Ginecología. Prous Science SA, Barcelona 1998;261-73.
7. Obermair A, Geramou M, Gucer F, Denison U, Graf AH, Kapshammer E, Medl M, Rosen A, Wierrani F, Neunteufel

W, Frech I, Preyer O, Speiser P, Kainz C. Impact of hysteroscopy on disease-free survival in clinically stage I endometrial cancer patients. Int J Gynecol Cancer 2000;10:275-9.

8. Nicoloso E, Cravello L, d'Ercole C, Boubli L, Blanc B. Les complications de hystéroscopie: Enquete nationale prospective a propos de 2757 hystéroscopies. Rev Fr Gynecol Obstet 1997;92:91-8.
9. Overton C., Hargreaves J, Maresh A. A national survey of the complication of endometrial destruction for menstrual disorders. The Mistletoe study. Br J Obstet Gynecol 1997;104:1351-59.
10. Giannakikou I, Vlahos N. Síndrome de intoxicación acuosa en cirugía ginecológica. In: Obstetricia y Ginecología de Postgrado. Revista Quincenal de Obstetricia y Ginecología Clínica 2005;2(5).
11. Mosquera JM. Trastornos del metabolismo del sodio. In: Gil J, Díaz-Alersi, Coma MJ, Gil D (Eds): Principios de Urgencias, Emergencias y Cuidados Críticos. http://tratado.uninet.edu/c050202.html
12. Perlitz Y, Rahav D, Ben-Ami M. Endometrial ablation using hysteroscopic instillation of hot saline solution into the uterus. Eur J Obstet Gynecol Reprod Biol 2001;99 (1):90-2.
13. Das Dores GB, Richart RM, Nicolau SM. Evaluation of Hydro ThermAblator for endometrial destruction in patients with menorrhagia. J Am Assoc Gynecol Laparosc. 1999; 6(3):275-8.
14. Weisberg M, Goldrath MH, Berman J, Greensteinn A. Hysteroscopic endometrial ablation using heated saline for the treatment of menorrhagia. J Am Assoc Gynecol Laparosc 2000;7(3):311-6.
15. Richart RM, das Dores GB, Nicolau SM, Focchi GR. Histologic studies of the effects of circulating hot saline on the uterus before hysterectomy. J Am Assoc Gynecol Laparosc 1999;6(3):269-73.
16. Bustos-Lopez HH, Baggish M ,Valle RF, Vadillo-Ortega J. Assessment of the safety of intrauterine instillation of heated saline for endometrial ablation. Fertil Steril. 1998;69(1):155-60.
17. Shveiky A. Complications of hysteroscopic surgery. Beyond the learning curve. JMIG 2007;14:530-1.
18. Hare AA, Olah KS. Pregnancy following endometrial ablation: a review article J Obstet Gynaecol 2005;25(2):108-14.
19. Heredia F, Cos R, Cayuela E. Encuesta española sobre histeroscopia. Presented in the II° Congreso Español de Endoscopia Ginecológica. Madrid 2000.
20. Garry R, Hasham F, Kokri MS. The effect of pressure on fluid absorption during endometrial ablation. J Gynecol Surg 1992;8:1-10.
21. Lemay A, Maneux R. GnRH agonist in the management of uterine leiomyoma. Inf Reprod Med Clin North Am 1996;7:33-5.

第 16 章

经宫颈胚胎镜检查

Tirso Pérez-Medina, Jennifer Rayward

介绍

经宫颈胚胎镜检查 (Transcervical embryoscopy, TE)是一种通过光学透镜经宫颈进入宫腔观察妊娠 5~12 周妊娠囊和胚胎结构的内镜操作技术。

临床上 1/6 的妊娠会发生自然流产，而 2/3 的自然流产是因为染色体异常[1]。通常来说，刮宫术所取到的标本并不包括胚胎组织，如果取到胚胎组织，这些标本也严重受损[2]，以至于严重阻碍形态学的研究。

胚胎发育是一个精确的生长程序，这个程序需要许多的基因协作来调整胚胎的生长和形态学的发生。在早期稽留流产的样本中，细胞遗传学分析是评估胚胎畸形、阐明病因的重要手段。检测非整倍性和多倍性解释了胚胎发育缺陷的原因，而且发现这些夫妇复发的风险并不增加[3]。人们并不认为这些因素是早期流产的原因，并且倾向于不再检查染色体异常。这就阻碍了遗传学的诊断。

TE 可在直视下检查稽留流产宫腔内死亡的胚胎，并使内镜大夫进行直接活检。经 TE 得到的标本多为用器械取得或自然排出得到的标本，没有受到创伤，使得评估更加精确。

TE 技术的发展

1945 年，Westin[4]发表了一项研究，题目为《孕早期的宫腔镜检查》。他通过宫颈 McCarthy 膀胱镜进入 3 名计划终止妊娠患者的宫腔，直接观察胚胎。胚胎测量分别为 21cm、19cm 和 10cm。1966 年，Agüero 等[5]发表了《妊娠妇女的宫腔镜检查，一种新型的诊断工具》。他们经宫颈使用直径 20Fr、24Fr 和 28 Fr 的宫腔镜，研究了 118 名怀孕 8~40 周患者，观察卵黄膜，先露，子宫颈管和子宫壁的形态。他们也观察了过期妊娠，胎膜破水，怀孕晚期出血，Rh 溶血，胎儿死亡和葡萄胎。1972 年，Valenti[6]应用“羊膜内窥镜技术”观察了 6 名 14~18 周计划终止妊娠的患者。应用 18 Fr 膀胱镜，经剖腹手术子宫肌层创口置入内窥镜，可直接观察胎儿。1978 年，Gallinat[7]发表了一项研究，题目为《经宫颈胚胎镜检查的初步报告》，首次尝试将此项技术标准化。

经阴道超声(TVUS)在妇科的广泛应用使得胚胎镜技术趋向于废弃，因为它们侵袭性太大并且导致较高的胚胎丢失率。90 年代，内镜器械逐渐发展，内镜直径更小，视觉图像得到改善，胚胎镜检查和胎儿镜逐渐引起人们新的兴趣，因为其损害性极小，并可同时做小的外科手术。

某些作者像 Cullen[8]、Ghirardini[9]和 Reece[10]分别在 1990 年、1991 年和 1993 年开始称此项技术为“胚胎镜检查”。他们将直径 2~4mm 的内窥镜插入宫颈放置入妊娠 5~13 周计划终止妊娠的患者的宫腔进行观察。这些作者在此过程中能够分别观察到胚胎 96%、75%和 100%的面貌，并且并发症率极低。仅 Cullen[11]报道了一例胚胎镜检查直接导致了胚胎死亡。1991 年，Cullen 经宫颈内窥镜检查证实怀孕中期胎儿的先天异常。

1992 年 Dumez[12]对 39 名怀孕 8~13 周的患者使用直径 1.7mm 的内窥镜进行胚胎镜检查，这 39 名是常染色体疾病高风险患者，包括面部和肢体异常。其中 97%的病例成功，胚胎清晰可见，结果流产率为 12.8%。

1993 年，Quintero 等[13]应用 18~19G 穿刺针，实行了经腹的胚胎镜检查，观察 9~18 周计划终止妊娠的怀孕妇女，报道了 25%的失败率。一例患者发生了子宫壁出血。妊娠周数小于 11 周的成功率降低 10%,因为穿刺针可能损伤羊膜腔。这可以解释得通,因为 10 周以后,绒毛膜腔几乎消失。他们也报道了当怀孕 11 周时发现多指畸形和枕部脑疝,诊断为 Meckel 综合征。

随后,Yin[14]开展了经宫颈可弯曲的宫腔镜内窥镜技术,得到较好的结果。

材料和方法

常规的经阴道超声(TVUS)发现稽留流产,可实施 TE 检查。随后的超声检查对 TE 的检查结果也有帮助。通过比较末次月经(LMP)和顶臀径(CRL)可精确地评估胚胎停止发育的孕龄。

TE 的主要适应证是通过 TVUS 诊断胚胎小于 10 周或闭经 12 周的稽留流产并符合 Filly 确定的以下至少一条标准[15]。

- 清晰的无胚胎结构的羊膜囊显影(枯萎卵)。
- 无胎心的 5mm 胚胎。
- 无卵黄囊的 13mm 妊娠囊。
- 无胎芽的 18mm 妊娠囊。

技术

TE 在全身或局部麻醉下在手术室进行。如果选择局部麻醉,患者必须不能够看到屏幕。

通过阴道内镜检查,不需要阴道拉钩或宫颈扩张,5.5mm 诊断宫腔镜通过 5 Fr 工作通道无损伤性进入宫腔,生理盐水作为膨宫介质连续灌流,手动操作宫腔镜外鞘上的开关控制水流。通过互联的 2 个 3L 生理盐水袋放置于比患者高 1m 处以获得大约 70mmHg 的压力,直至盐水通过宫颈外口进入宫腔。

宫腔检查首先观察它的规则性,特别注意有无宫腔畸形或形态的异常,如子宫内膜息肉、黏膜下子宫肌瘤或子宫中隔。接着观察子宫内膜蜕膜化和血管形成。然后观察胚胎的位置、大小、数目和形态。

选择种植部位相对处的蜕膜进行活检,这个部位的包蜕膜薄且无血管。宫腔镜缓慢地进入宫腔,通过活检抓持器或微型剪小心地取得蜕膜。到达绒毛膜,通过宫腔镜顶端小心地采取绒毛。然后用同样的方法穿刺绒毛膜,进入到胚外体腔或绒毛膜腔。

妊娠 10 周之前,绒毛膜腔内为一球状空间,且可见羊膜囊附着。它与卵黄囊通过一细弱的根蒂相连接。接着羊膜出现一孔直接连接胚胎。当打开鞘开关,生理盐水通过时,可直视整个胚胎。这时非常关键,必须十分小心,器械不能损伤到娇弱的胚胎。一旦看到胚胎,即可进行定位活检。

结果

子宫颈管

从宫颈外口插入镜体,可观察到蜕膜化的腺上皮。当盐水流动时,稠密不透明的胶状物逐渐看得清晰。子宫颈外口将会完全或部分闭塞,但有时宫颈外口缺乏蜕膜(图 16.1)。

子宫腔

进入宫腔,首先就是观察向宫腔突出的妊娠囊。随着妊娠周期的进展,妊娠囊侵袭到子宫壁,然后在包蜕膜和壁蜕膜之间区别开来。壁蜕膜血管化丰富,有不规则的血管生成和腔隙血管。尽管胚胎死亡,周围的组织仍能显示正常的血管分布。其他时候取决于血管阻滞和缺氧的程度,可显示在灰褐色的背景下从白色变成暗色,取代了生理性的红色。

妊娠囊

覆盖在妊娠囊上的膜是囊状或膜状的蜕膜,和壁蜕膜相当不同。妊娠 5 周时,包蜕膜和壁蜕膜除了其

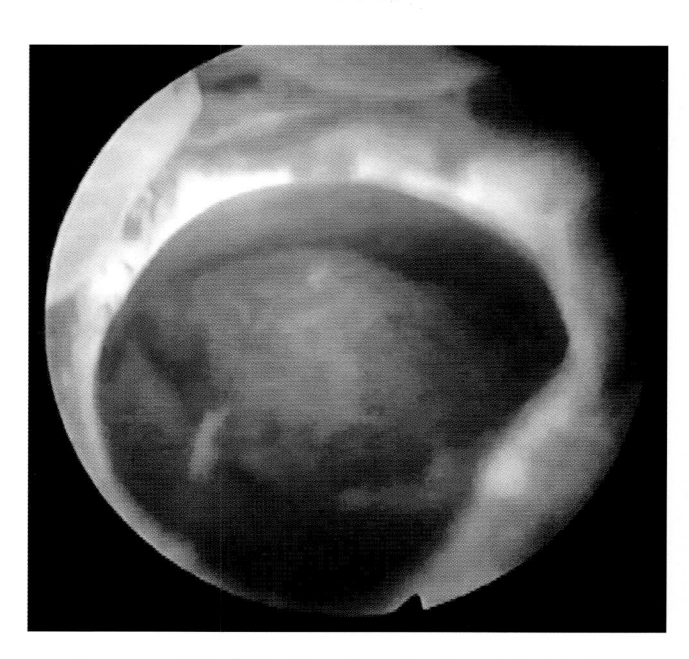

图 16.1 从通道看到的子宫颈外口内开放的壁蜕膜。

附着的部位，几乎没有不同，但是随着妊娠周数的增加，不同越来越多。起初，它们的厚度相同，但是随着妊娠囊的生长，包蜕膜伸展成一簿层覆盖胚囊表面，直到胚囊植入壁蜕膜。包蜕膜没有静脉湖，血管稀少。它的演化不明显。

绒毛膜和平滑绒毛膜

闭经第一周，包蜕膜之下，绒毛膜蜕膜平坦地分布在绒毛膜囊表面。当种植的基底部扩展，叶状绒毛膜或将来的胎盘将会形成。

通过检测，第一层膜是平滑绒毛膜，它逐渐消失。最薄的部位在此解剖部位，形成绒毛膜前，绒毛膜囊包括胚外体腔和绒毛膜腔。平滑绒毛膜是指状的，根据妊娠年龄的不同而有不同的分支(图16.2)。胚胎死亡的时间将决定于变性分化的程度。TE可宏观诊断葡萄胎。绒毛膜半透明，且不同的绒毛膜血管也不同。

胚外体腔和绒毛膜腔

进入球形的绒毛膜腔，被绒毛膜分隔，其囊腔是透明的，使其可以观察红色的背景下有白色血管网。胚外体腔是半透明的，有小梁样结构(图16.3)。妊娠越早，绒毛膜内的纤维样和小梁样结构越多。在胚外体腔的球形腔内，可见被覆透明膜的两个悬吊的尺寸不同的偏心球体形成，并通过一细索相连，相当于羊膜囊和次级卵黄囊及其蒂相连接。

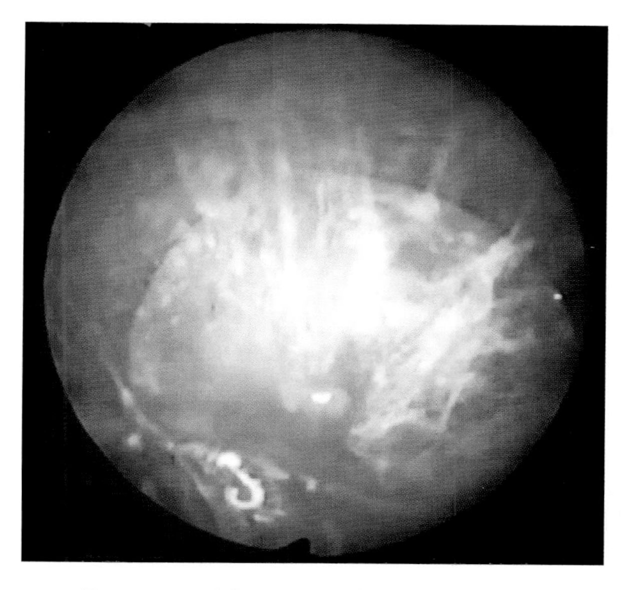

图16.3 胚外体腔。可见其稠密的小梁结构。

羊膜囊和卵黄囊

胚胎位于羊膜囊内(图16.4)，外被绒毛膜，第一发育阶段绒毛膜内有脐肠系膜导管和尿囊，以后仅能观察到脐带。羊膜随着胎龄的增加而生长，直到10周和绒毛膜开始融合。羊膜是完全透明的，胚胎镜检查可以看见胚胎，所以，检查时不需要干预剪开。

妊娠时期越早，卵黄囊越是接近胚胎和羊膜囊，其导管越短和宽。随着妊娠的进展，含有颗粒膜的卵

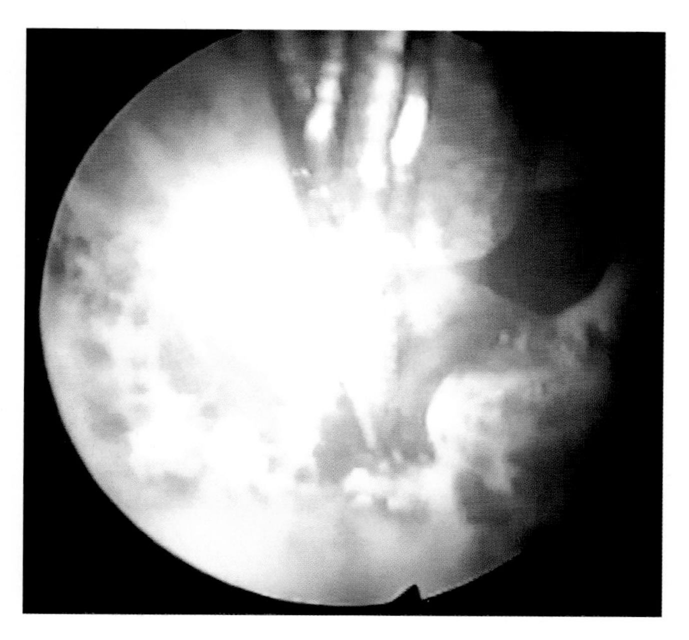

图16.2 内镜剪剪开平滑绒毛膜。

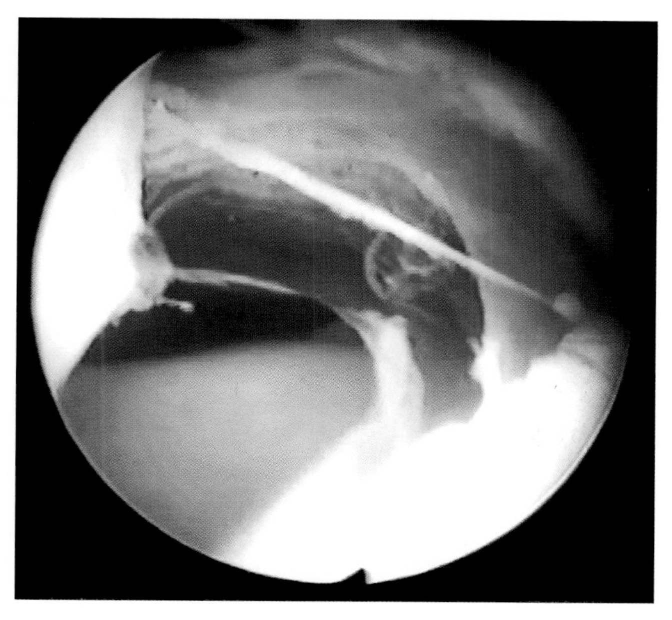

图16.4 内镜剪剪开羊膜囊。

黄囊消失，在第 3 周形成次级卵黄囊(图 16.5)。随后，当羊膜和绒毛膜融合，胚外体腔消失。卵黄囊将向周围移动，最终变小并很难看见。

胚胎

胚胎期是从末次月经的第 5 周（排卵后 3 周）到末次月经的第 12 周(排卵后 10 周)。第 10 周时，胚胎测量为 6cm。此时，胎儿期正式开始。

胚胎发育的分级按周计算。1987 年，Carnegie[16]从排卵的日期开始描述分级，O'Rahilly 和 Muller[17]推荐此描述方法。从产科学上说，妊娠时间从末次月经开始计算，所以 Carnegie 分级的第 3 周胚胎相当于“产科用语”第 5 周胚胎。

根据 Carnegie 的分级，以下为所观察到的胚胎情况：

第 2 周

从第 7 天到第 13 天，观察到子宫内膜蜕膜化。可见发白的息肉样增生内膜。此现象在孕酮升高时在其他部位同样可见。宫腔镜诊断早期妊娠非常困难。甚至在胚泡种植后的几日，宫腔镜观察到内膜是无变化的。

第 3 周

第 2 周末至第 3 周，即第 14 至 21 天，胚胎经历了原肠胚形成。在此期间，二层结构即腹侧下胚层和背侧上胚层变为三层结构，间质细胞在层间移行。这三层为外胚层，内胚层和新出现的中胚层。这三层形成原凹。胚胎每天变化。它首先折叠，然后长出所谓的头突。心脏、体腔和胚内体腔起源于脊索管和神经褶。包含胚胎和次级卵黄囊的羊膜开始消失。此时胚胎的长度为 2mm(图 16.6)。

第 4 周

第 4 周期间(第 22 至 28 天)，胚胎的形态变化大。

第 22 天和 23 天，胚胎几乎是直的，某些体节表面有结节性红斑。神经管在相对的体节间形成，但是，两个神经孔仍然是打开的。

第 24 天和第 25 天，可看到一个或两个咽或腮弓。第一个弓也被叫做下颌弓，第二个叫做腮弓。此时胚胎的头和尾向两端弯曲，心脏开始泵血。

第 26 天和第 27 天，第三腮弓出现，前神经孔闭合。脑前部产生一重要的头部突起，胚胎折叠成 C 型。明显可见一弯曲的长尾巴，上肢芽是身体腹外侧小的膨出物(图 16.7)。可见耳板，这也是内耳的首要证据。在头部的两边，可见外胚层突起，有形成眼睛的晶体的凹点，称为晶状体基板。

第 4 周末(第 28 天)，第四对腮弓和下肢芽形成。4 周末，尾巴不明显，尾侧的神经孔闭合。胚胎现在测量为 3.5mm。

第 5 周

第 29 天至 35 天期间，身体的变化比第 4 周小。

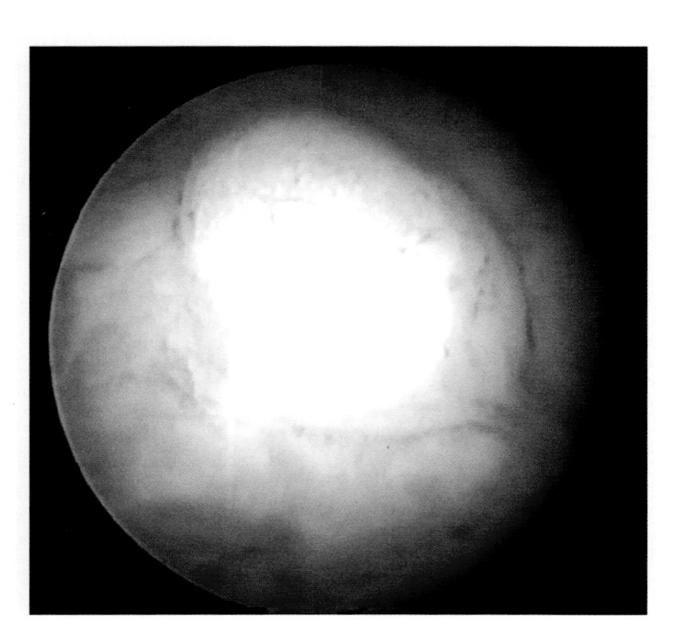

图 16.5 妊娠第 3 周独立的次级卵黄囊。

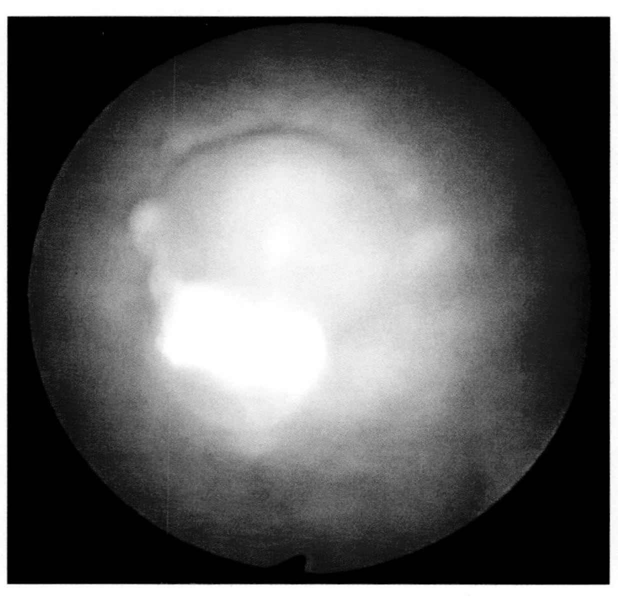

图 16.6 第 3 周的胚胎测量为 2mm。

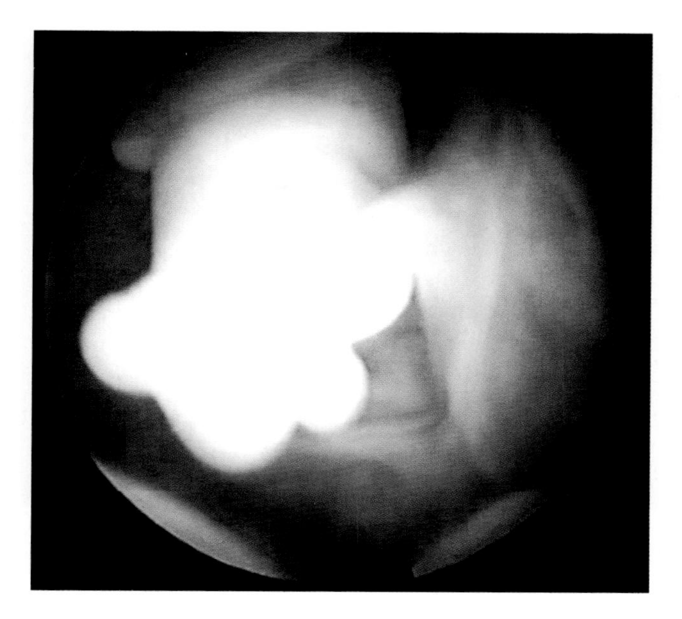
图 16.7　第 4 周上肢和下肢的胎芽。

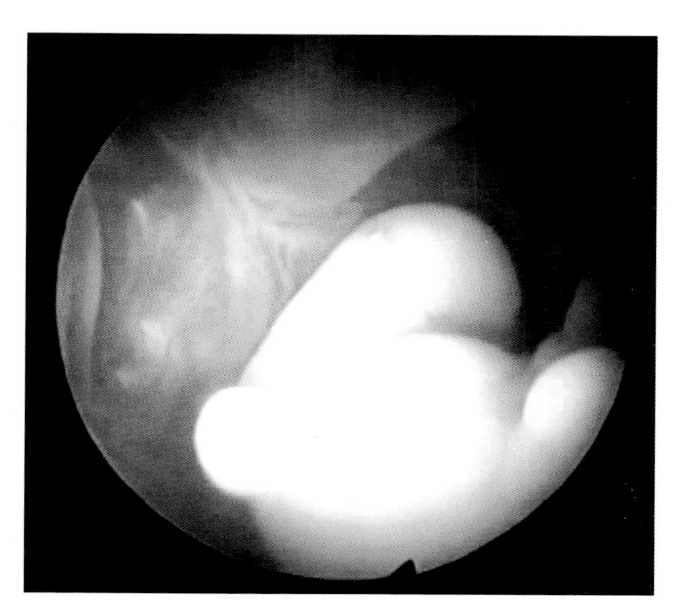
图 16.9　第 5 周，胚胎显现人的容貌。

头部快速生长，脑部和面部发育的隆起与心脏突相连。上肢芽像调色板，下肢芽是鳍状的。尾巴清晰可见(图 16.8)。胚胎的测量在 4~8mm 之间(图 16.9)。

第 6 周

第 36 至 42 天期间，上肢显示加速分化，肘部和手部发育。指(趾)线，手指的原基开始发育成手芽或手掌。第 6 周的胚胎显示自然运动，躯干和四肢的摇晃。下肢发育在上肢之后，形成足掌。在第一对腮弓之间，一些小的隆起物——耳丘在腮弓周围发育。此拱形成外耳道(外部听觉管道)，耳廓隆起融合周围的结构形成外耳廓和耳朵。视网膜色素形成，使眼睛看得见(图 16.10)。头比躯干大，在心突上方斜立，此标志着颈部开始分化。尾巴长且粗。此时，胚胎测量为 8~13mm。

第 7 周

第 7 周(第 43 至 49 天之间)，胚胎具备了胎儿的形态。躯干是直的。头部仍然不成比例，脸部基本形

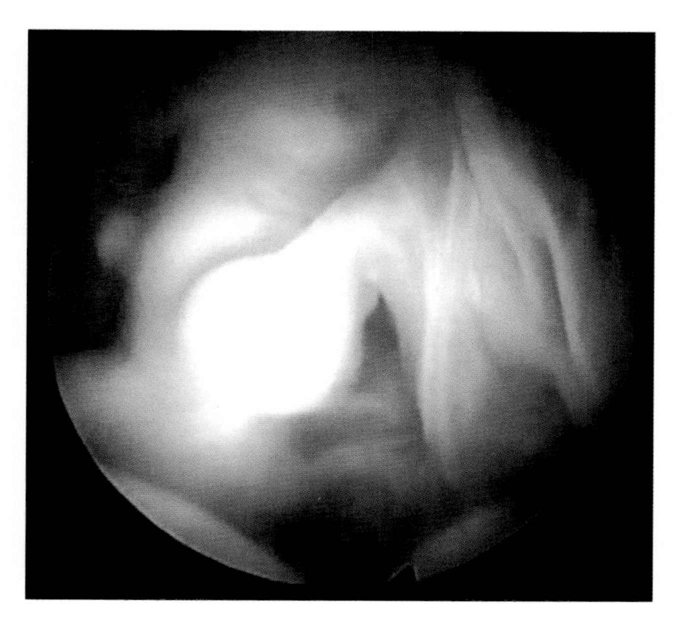
图 16.8　两下肢胎芽间尾巴清晰可见。

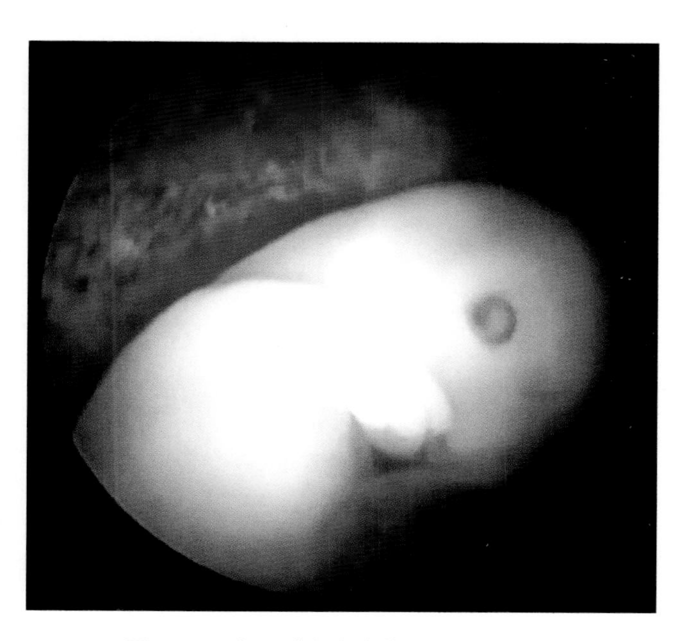
图 16.10　视网膜色素在第 6 周很易辨认。

成,鼻子是扁平的,上眼睑有感知功能,心突稍平。肠疝气在胚胎外体腔形成,也叫做生理性疝气,此处脐带进入腹部(图 16.11)。外生殖器仍然不可辨。尾巴仍可见,但是短且粗,在此周末将会消失。手出现手指,开始微分化。此周四肢变化明显。手指线在手芽上显示沟槽,代表将来清晰的手指。7 周末,上肢骨化开始,顶臀径(Crown-rump length, CRL)现在为 18mm。

第 8 周

胚胎期最后 1 周的早期(第 50 至 56 天),上肢更长,在肘部弯曲。手指分开得更好(图 16.12)。他们是膜状的。现在,内弯扇形的趾线间可见明显的沟槽。8 周末,四肢分化,手指更长并且完全分开。尾巴不再能看到。

此周,四肢的主动运动首次出现。在第 8 周期间,下肢骨股骨骨化开始。头皮的血管丛在头顶形成一条带。手和脚向内翻转。胚胎测量在 20~30mm 之间。

第 9 周

第 9 周(第 57 至 64 天),除了外生殖器(在它们最后分化阶段),胚胎已完全形成。头仍然不匀称地增大,几乎占整个胚胎的一半。颈部分化得更好,眼睑更明显,现在处于预阻断阶段。脊髓闭合(图 16.13)。外耳开始获得最后的形状,但是他们在头部的位置仍然比较低。此周末,顶臀径达到 50mm。

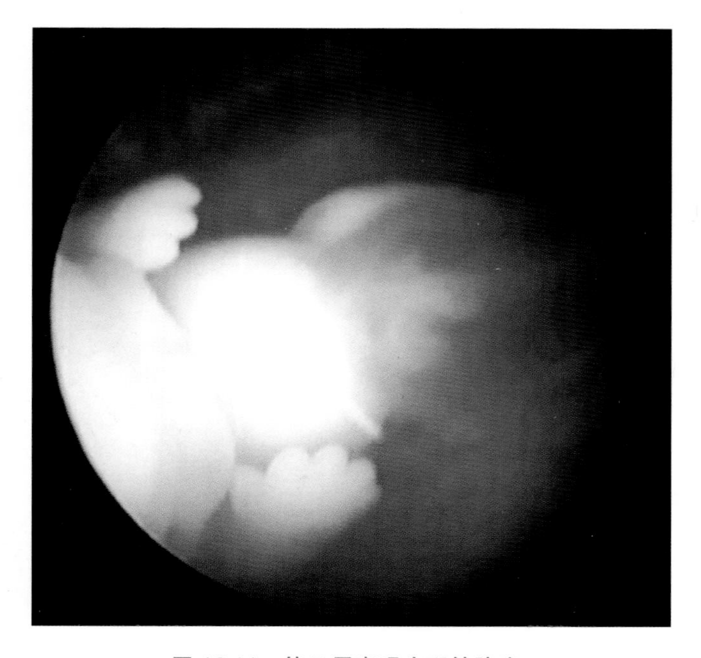

图 16.11 第 7 周出现生理性脐疝。

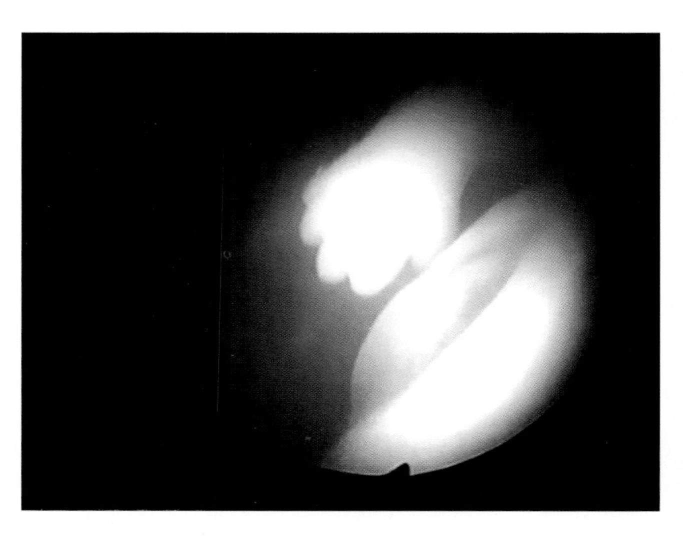

图 16.12 第 8 周,手指分离。

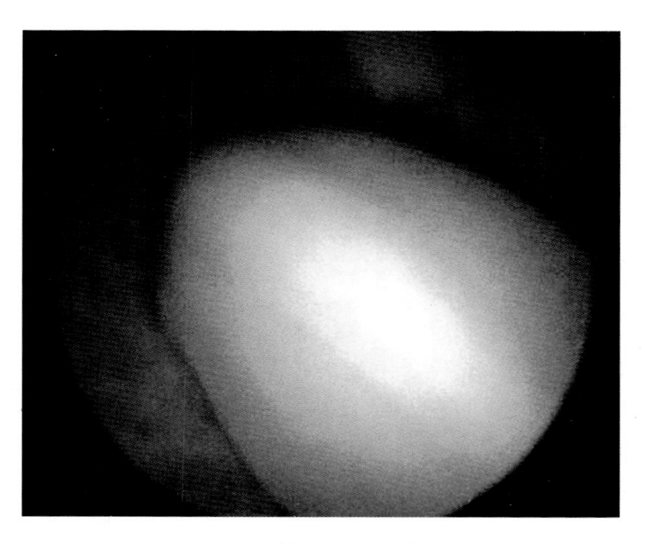

图 16.13 第 9 周胚胎的脊髓。

第 10 周

第 10 周期间 (第 64 至 70 天), 胚胎顶臀径 60mm。此周末,胚胎已具备了明显的人类形态。现在胎儿腹内已经形成肠管。生殖器完全可辨(图 16.14)。此周末,通过上皮结合,眼睑融合。从此时开始,胎儿期开始。

经宫颈胚胎镜检查的适应证

第 4 周到第 6 周, 胚胎形态学的变化除非很明显,例如有无胚芽,否则是很难发现和诊断的[18]。

Philipp 和 Kalousek[19]描述和记录了 10 例神经管

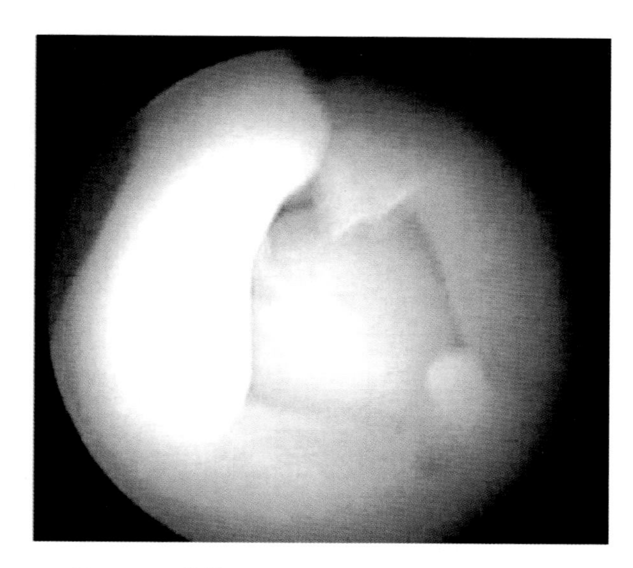

图 16.14 从第10周开始，外生殖器可完全辨认。

缺陷的病例，得出结论：在妊娠早期失败的病例中，胚胎镜检查可以精确地诊断发育缺陷。

胚胎形态学变化很快。正如西班牙胚胎镜的先驱者 Ferro[20]阐述的一样，这一过程呈动态变化。当正确掌握其规律时，可知在研究某些稽留妊娠的病例时，可观察到某些变化，如胚胎内某些部位与同一胚胎的其他部位相比发育延迟，或者尽管胚胎已经死亡，同孕囊其他结构相比某些部位仍在发育。

从第7周开始，可以进行颅面的诊断，腮弓、椎骨和四肢缺陷都能观察到。当检测胎龄时，或者如果所有部位发育同步，这些改变可清晰显示[21]。从第7~8周开始，其他形态学的变化都有很好的描述，像脊髓脊膜膨出、无脑畸形、脑疝、兔唇、腭裂、多指(趾)畸形、脐带囊肿和明显的病理学变化[22]。

胚胎镜对于双胎或多胎妊娠的作用毫无疑问，此技术还可获得每个胚胎和胎膜的独立样本资料[23]。

对合法终止妊娠病例的研究和诊断是一个有趣的领域。Grecol[24]等报道了早期妊娠的患者胎儿内镜检查，并推荐此操作。在不久的将来，此项技术能解决诊断性的难题，将是优先选择的检查手段。目前，超声不能诊断早期妊娠胚胎异常，特别是10周以内的胚胎异常。

TE 在稽留流产中能揭示形态学的异常，而经阴道超声则不能[25]，TE 能增加诊断的范围，并评估妊娠失败的原因。此项技术能建立一个有效的、具有特征性的、貌似染色体正常的流产样本群体，作为扩展的详细的基因研究的起点。像这样的研究需要更好地理解胚胎的发病机制和其后的早期妊娠失败。

将 TE 和细胞遗产学研究应用于每个稽留流产的患者仍是有争议的。这些检查提供病因学的因素，但是它是侵入性的检查，并且要保持低复发率需要额外的费用。但是，详细的胚胎镜检查死亡胚胎能为患者再次发生流产提供有用的资料。在这些病例中，常规推荐染色体分析[26]。活检之前需行 TE 检查，这些患者应进行染色体分析以对病因学有更好的理解和诊断。切记必须采取独立的胚胎和绒毛样本，因为在一些研究中，胎儿和胎盘可能存在染色体偏差[27]。这些活检标本可能行形态学、细胞发生学和免疫组化的研究。TE 的另一潜在用途是直视下绒毛膜取样 (chorionic villous sampling, CVS)。某些作者揭示了这个可能性，提示流产的数目和典型的超声下 CVS 是相同的，但非结论性的诊断或胎盘嵌合体是降低的[28]。

TE 可用来收集脐带血以确定遗传病。在妊娠的前3个月，它可以分离胎儿间充质干细胞[29]。

结论

TE 是令人着迷的内镜技术，他可以拓宽我们对人类初始生命的理解。从操作中所获得的数据和其他的检查一起将帮助我们更好地理解，无论现在还是将来，病理学对患者的生育前景都是很重要的。TE 打开了一个小的内部世界，他能丰富我们的科学知识，给患者带来最小的创伤。

(肖豫 译)

参考文献

1. Tariverdian G, Paul M. Genetische Diagnostik in Geburtshilfe und Gynaekologie. Ein Leitfaden für Klinik und Praxis. Springer-Verlag, Heidelberg, 1999;191-4.
2. Kalousek DK. Anatomical and chromosomal abnormalities in specimens of early spontaneous abortions: Seven years experience. Birth Defects 1987;23:153-68.
3. Warburton D, Kline J, Stein Z, Hutzler M, Chin A, Hassold T. Does the Karyotype of a spontaneous abortion predict the karyotype of a subsequent abortion? Evidence from 273 women with two cariotipod spontaneous abortions. Am J Hum Genet 1987;41:465-83.
4. Westin B. Hysteroscopy in early pregnancy. Lancet 1954;267:872.
5. Agüero O, Aure M, López R. Hysteroscopy in pregnant patients: A new diagnostic tool. Am J Obstet Gynecol 1966;94:925-8.
6. Valenti C. Endoamnioscopy and fetal biopsy. Am J Obstet Gynecol 1972;141:561-4.
7. Gallinat A, Lueken RP, Lindemann HJ. A preliminary report about transcervical EC. Endoscopy 1978;10:47-50.
8. Cullen MT, Reece EA, Whetham J, Hobbins JC. EC:

Description and utility of a new technique. Am J Obstet Gynecol 1990;162:82-6.
9. Ghirardini G. EC: old technique new for the 1990s? Am J Obstet Gynecol 1991;164:1361-2.
10. Reece EA, Whetham J, Rotmensch S, Wiznitzer A. Gaining access to the embryonic-fetal circulation via first-trimester endoscopy: A step into the future. Obstet Gynecol 1993;82:876-9.
11. Cullen MT, Whetham J, Viscarello RR, Reece EA, Sanchez-Ramos L, Hobbins JC. Transcervical endoscopic verification of congenital anomalies in the second trimester of pregnancy. Am J Obstet Gynecol 1991;165:95-7.
12. Dumez Y, Mandelbort L, Dommergues M. Embryoscopy in continuing pregnancies. In: Evian (Ed): Proceedings of the annual meeting of the international fetal medicine society. France 1992.
13. Quintero RA, Romero R, Mahoney MJ, Abuhamad A, Vecchio M, Holden J, Hobbins JC. Embryoscopic demonstration of hemorrhagic lesions on the human embryo after placental trauma. Am J Obstet Gynecol 1993;168:756-9.
14. Yin CS, Liu JY, Yu MH. Transcervical flexible endoscopy for first trimester embryonic/fetal evaluation. Int J Gynaecol Obstet 1996;54:149-53.
15. Filly RA. Appropriate use of ultrasound in early pregnancy. Radiology 1988;166:274-5.
16. Carnegie JA, McCully ME, Robertson HA. The early development of the sheep trophoblast and the involvement of cell death. Am J Anat 1985;174:471-88.
17. O'Rahilly R, Müller F. Developmental stages in human embryos. Washington DC Carnegie Instn Publ 1987.
18. Philipp T, Kalousek DK. Neural tube defects in missed abortions: Embryoscopic and cytogenetic findings. Am J Med Genet 2002;107:52-7.
19. Philipp T, Kalousek DK. Amnion rupture sequence in a first trimester missed abortion. Prenat Diagn 2001;21:835-8.
20. Ferro J, Martinez MC, Lara C, Pellicer A, Remohi J, Serra V. Improved accuracy of hysteroembryoscopic biopsies for karyotyping early missed abortions. Fertil Steril 2003;80:1260-4.
21. Yin CS, Chen WH, Wei RY, Chan CC. Transcervical embryoscopic diagnosis of conjoined twins in a ten-week missed abortion. Prenat Diagn 1998;18:626-8.
22. Philipp T, Kalousek DK. Generalized abnormal embryonic development in missed abortion: Embryoscopic and cytogenetic findings. Am J Med Genet 2002;111:43-7.
23. Philipp T, Philipp K, Reiner A, Beer F, Kalousek DK. Embryoscopic and cytogenetic analysis of 233 missed abortions: Factors involved in the pathogenesis of developmental defects of early failed pregnancies. Hum Reprod 2003;8:1724-32.
24. Greco P, Vimercati A, Bettochi S, Loverro G, Selvati L. Endoscopic examination of the fetus in early pregnancy. J Perinat Med 2000;20:190-3.
25. Blaas HG. The examination of the embryo and early fetus: How and by whom? Ultrasound Obstet Gynecol 1999;14:153-8.
26. Wolf GC, Horger EO. Indication for examination of spontaneous abortion specimens: A reassessment. Am J Obstet Gynecol 1995;5:1364-7.
27. Petracchi F, Colaci DS, Igarzabal L, Gadow E. Cytogenetic analysis of first trimester pregnancy loss. Int J Obstet Gynecol 2009;68:243-4.
28. Nordenskjold F, Gustavii B. Direct-vision chorionic villi biopsy for prenatal diagnosis in the first trimester. J Reprod Med 1984;29:572-4.
29. Chan BC, Hui PW, Leung WC, Leung KY, Pun TC, Lee CP. Application of transcervical hysterofetoscopy and cord blood collection at first trimester termination of pregnancy for fetal anomalies. Prenat Diagn 2008;28:939-42.

第17章

宫腔粘连的宫腔镜手术治疗

Rafael F Valle

宫腔粘连是由于近期妊娠子宫受到创伤形成瘢痕所致。90%的病例是刮宫术所致。通常足月产或早产，或者流产后1~4周由于出血过多进行刮宫术导致子宫内膜受损。在这个子宫内膜脆弱易损的阶段，任何创伤都会导致内膜基底层暴露或缺失，引起子宫肌壁的粘连，形成持续存在的粘连带，使宫腔变形[1-3]。还有一些少见病例，如经腹的子宫成形术或经腹的子宫肌瘤切除术导致的子宫粘连，但是这些粘连是由于子宫结构错位所致而不是产后或流产后刮宫引起肌层暴露后的粘连所致。粘连的类型和质地不一，有的局灶，有的广泛，有的粘连组织轻薄，有的粘连组织致密且厚，粘连组织中含有大量纤维肌性成分和结缔组织成分。宫腔阻塞的类型和程度与最近一次妊娠后子宫内膜脆弱阶段的损伤程度相关。粘连随时间进展导致纤维化，由于结缔组织的形成，粘连组织逐渐增厚致密。

宫腔粘连常常引起月经异常，根据粘连的程度，导致月经过少甚至闭经。长时间的宫腔粘连可能导致痛经。超过75%的中度或重度宫腔粘连的患者有月经过少或闭经的症状[4]。

诊断

宫腔粘连最重要的诊断依据是宫腔损伤病史，尤其是产后或流产后的宫腔损伤病史。第二个是闭经或月经过少的病史。宫腔粘连不会影响激素水平，正常的上丘脑-垂体-卵巢性腺轴有正常的双相基础体温曲线，提示有排卵，如果给这样的闭经患者应用孕激素实验，结果无撤退性出血则增加了诊断依据。宫腔探查用来诊断宫颈管内的梗阻，但这个检查应该被废止，因为它有造成子宫穿孔的危险，且无法得到精确的诊断。最有效的影像学检查是子宫输卵管造影。如果粘连未完全阻塞宫腔，它可以提供宫颈管内和宫腔的影像，描述粘连的轮廓和余下宫腔的形态。子宫输卵管造影在判断宫腔粘连的范围是有效的，但无法对宫腔粘连的质地和类型进行评估。由于这个原因，宫腔镜检查成为子宫输卵管造影有用的辅助方法，可以确定粘连的程度和类型。

治疗方法

宫腔粘连的治疗方法是手术手段，包括分开和取出粘连组织。过去，盲视下松解粘连的方法有刮宫，探针探查宫腔，扩宫术，或者直视下行子宫切开术切除宫腔内粘连组织。这些方法由于缺乏满意疗效已经被弃用了。现代宫腔镜技术可以在直视下经过颈管分离粘连。宫腔镜手术机械性分离使用的器械有宫腔镜半硬剪刀、电切镜、激光纤维和双极汽化电极。

因为宫腔粘连组织通常无血运，分开即可不用去除，类似子宫纵隔的分离手术。在粘连组织中心部位松解粘连，进而完全分离粘连打开子宫腔。采用灵活、半硬的或硬性宫腔镜剪刀完成手术操作。最常使用的是半硬性的宫腔镜剪刀，因为操作便利，且可以选择性地分离由于切开而缩回的粘连组织。

偶尔，厚的结缔组织粘连外观如很粗的树桩，这样手术方法应该不仅分离粘连还需要去除粘连组织。尤其在双侧壁和宫角的粘连更是如此。锋利的双极电极对分离切除这类粘连达到手术效果是最有用的。如果使用电极，能通过宫腔检查镜的操作通道而不是电切镜，使用细而尖锐的电极是最佳的。电切镜的直径通常是9mm，用来给变形缩小缩窄的宫腔做手术是不便利的，尤其是宫腔内广泛粘连，电能的使用可能对已裸露和受损的周围内膜造成不必要的再次损伤，而这些内膜可能是术后上皮化重建的储备。也可能因为使用纤维激光设备导致周围散在内膜的损伤，当选择激光设备做粘连松解术时，应选用精准锐利的器械，避免影响周围散在内膜。使用汽化电极时也应同样注意这些(图 17.1 至图 17.6)。

使用宫腔镜剪刀松解粘连是有效的手术方法。操作器械在分离粘连时可提供很好的镜下标记。尤其是接近肌层时，可以观察到肌层交界处的活动性出血，提示宫腔镜手术者停止切割，避免子宫穿孔。电能不要损伤健康的子宫内膜，它们是术后上皮化重建的储备内膜。这一点很重要，在广泛粘连的宫腔内是没有大面积健康内膜的。很难用半硬性的器械完成操作，

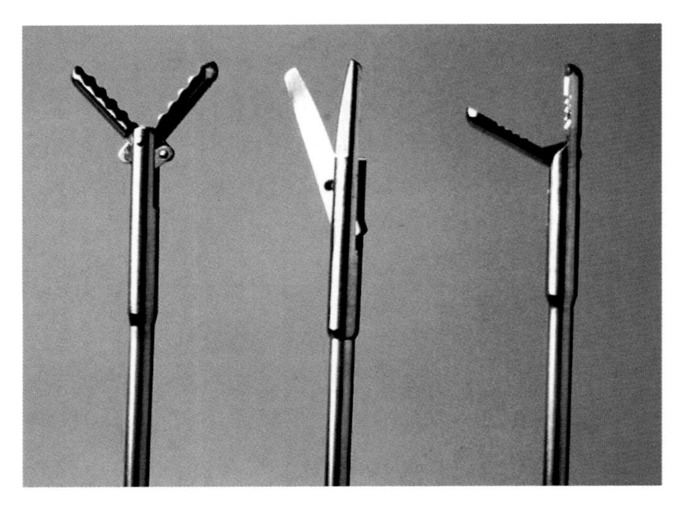

图 17.1 半硬性的 7-f 宫腔镜手术器械(从左至右：抓钳，锐利尖头剪刀，杯状活检钳)。

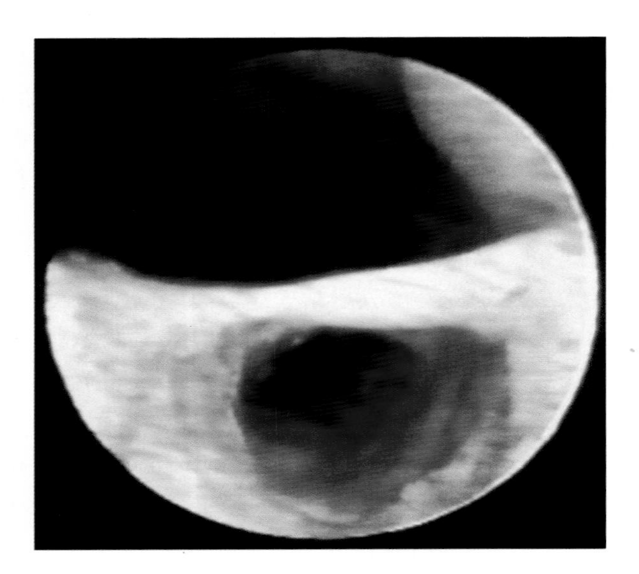

图 17.2 宫腔下段纤维化粘连扭曲宫腔对称形态。

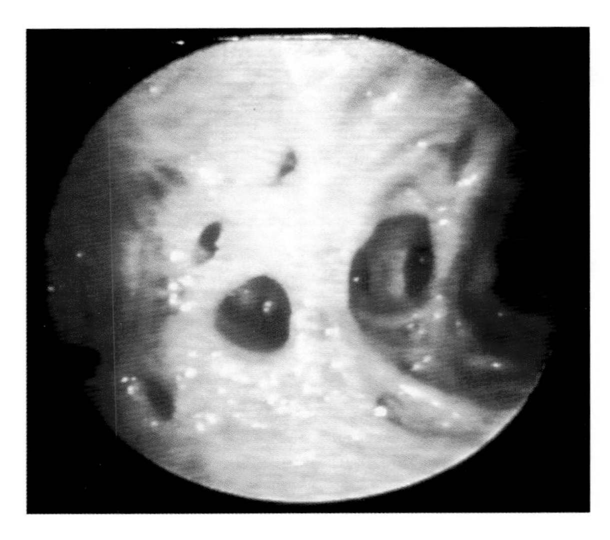

图 17.3 宫腔内广泛纤维化粘连累及大部分宫腔。

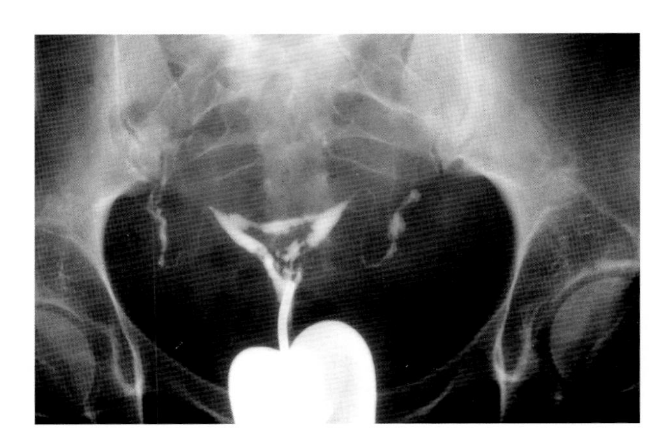

图 17.4 子宫输卵管造影显示广泛的中央型宫腔粘连。

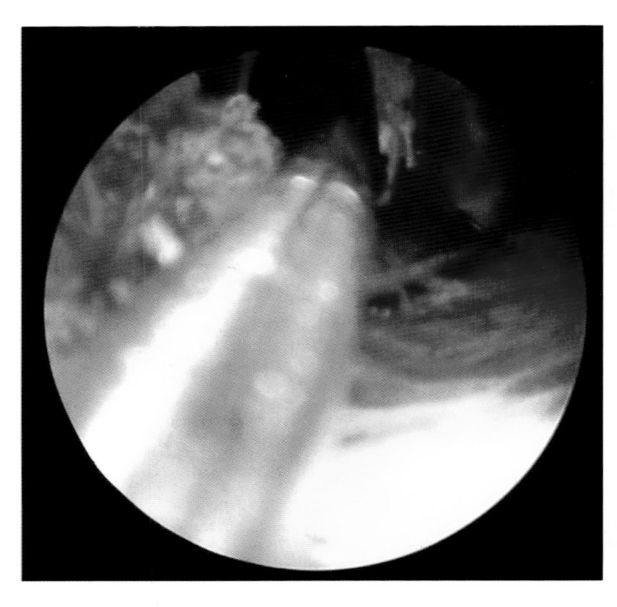

图 17.5 宫腔镜手术：从颈管内口处分离粘连。

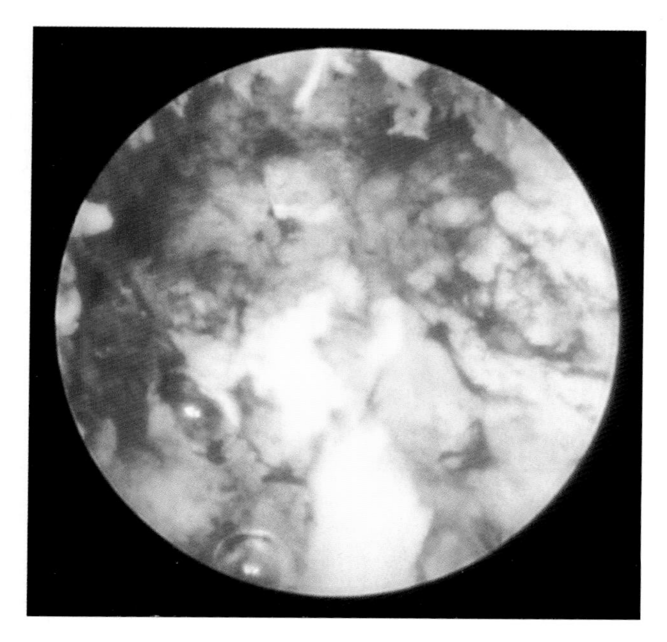

图 17.6　粘连松解术后，宫腔恢复对称形态。

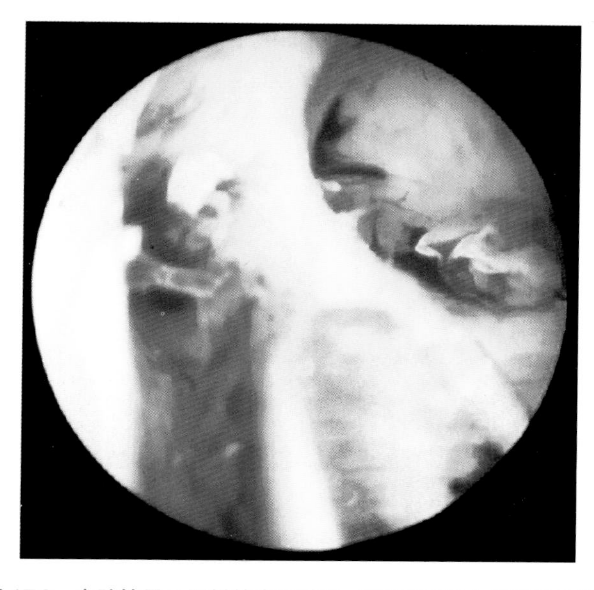

图 17.8　宫腔镜显示同样的宫腔粘连，使用剪刀的尖端触及粘连。

尤其是侧壁粘连(图 17.7 至图 17.12)，这一点非常不利。剪刀无法锐利地切开这类粘连，因为剪刀尖端闭合不好因此需要频繁调整和磨尖[5,6]。

重度宫腔粘连的治疗还存在挑战性，已有一些方法用来提高疗效，如：同时进行荧光镜或超声检查，经宫底注射染色剂，同时注射不透射线的物质、染色剂可以鉴别纤维化粘连组织和残余内膜，进行电切手术前的评分，肌层和粘连组织间的侧壁的盲探如同分开“中隔”，子宫切开术分离宫底的粘连。然而，这些操作都是在一些病例上尝试性进行的，它们的有效性和安全性还未达成共识[7-15]。

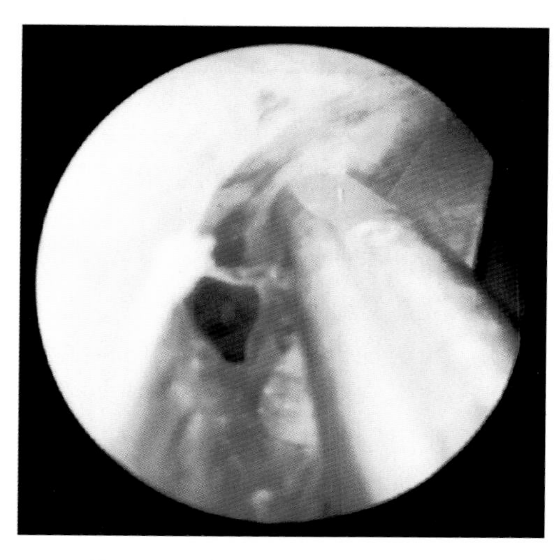

图 17.9　宫腔镜宫腔粘连松解术。

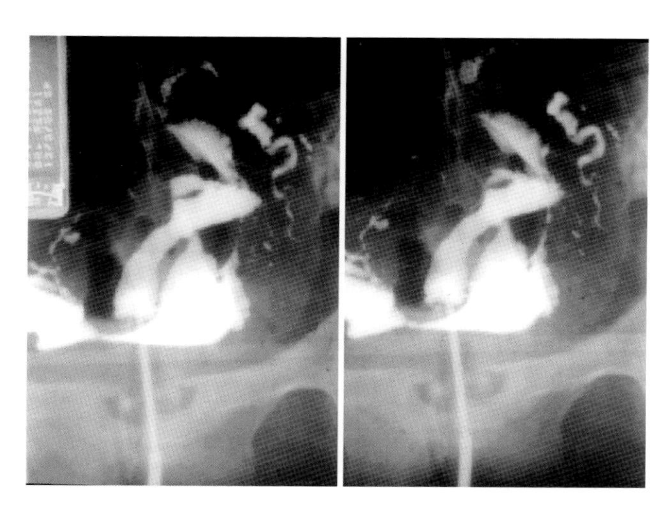

图 17.7　子宫输卵管造影显示右宫角处半月形的粘连。

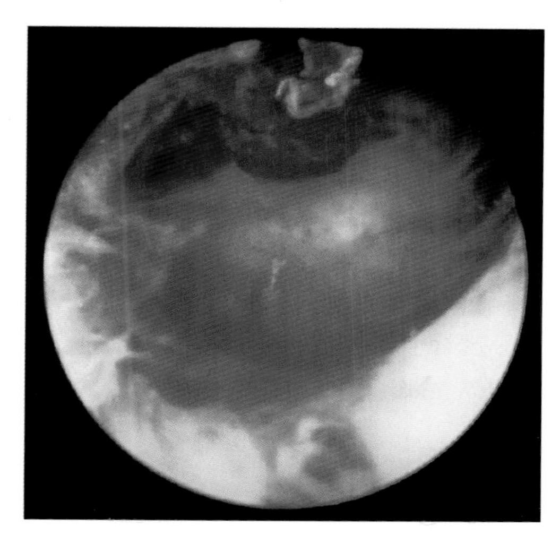

图 17.10　宫腔镜手术后，重建宫腔的对称形态。

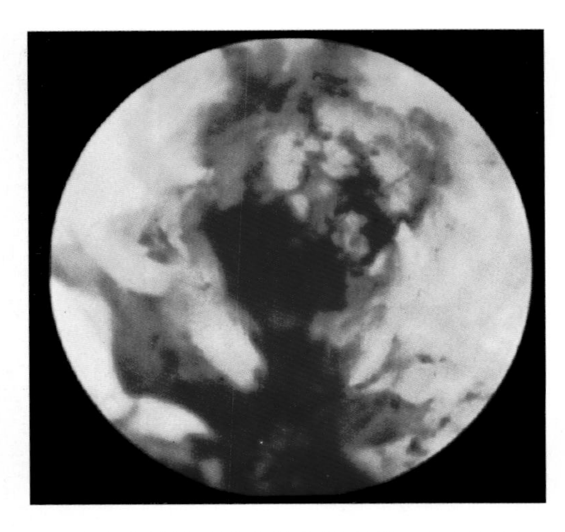

图 17.11 重度广泛的宫腔粘连松解术后，可见分开的粘连组织如残余的树桩。

手术后辅助治疗

治疗原则是手术方法去除宫腔粘连组织。由于大多数患者的内膜硬化受损,需要辅助治疗刺激内膜的上皮化再生,并且需要暂时的器械隔开子宫壁避免粘连复发。这些辅助手段有宫腔内支撑器,应用预防性抗生素和雌孕激素的周期性治疗刺激内膜再生。

术前应用预防性抗生素治疗,使用头孢菌素类或多西环素类。如果宫腔内支撑装置保留一周,预防性抗生素也应该使用一周以防止感染。有一些不同的宫腔支撑物用来预防粘连,如 IUD 或球囊。剪去尖端,内容 3~3.5mL 生理盐水的儿科 8 号 Foley 导尿管是最有效的。当用无菌纱布包裹导尿管并粘贴在患者体侧时, 要教会患者如何注意这个导尿管防止交叉感染。携带 7 天后,患者剪掉尿管远端部分,放出生理盐水后自行取出球囊。天然结合雌激素, 普雷马林每天 2 次, 每次 2.5mg, 共口服 30~40 天以刺激内膜生长重建,最后 10 天同时口服孕激素,每天 10mg 致退隐性出血。当激素周期性治疗结束,退隐性出血停止后,立即进行子宫输卵管造影检查手术效果,决定进一步治疗或先试孕。那些非薄的、局部粘连患者可以不做子宫输卵管造影,但需要门诊宫腔镜检查评价宫腔是否恢复对称正常形态。

治疗结果

宫腔镜治疗子宫腔粘连的手术疗效和宫腔阻塞的范围及粘连类型相关。超过 90%的患者可以恢复正常月经。治疗后的预后也和宫腔粘连的类型和粘连范围相关。Valle 和 Sciarra 对 187 名宫腔粘连患者进行了宫腔镜手术,其中 43 例手术中去除了轻度,薄的粘连组织,术后 35 例(81%)足月妊娠;97 例中度纤维肌性粘连的患者中 64 例(66%)足月妊娠;而 47 例重度结缔组织粘连的患者中 15 例(32%)足月妊娠。所有入选病例中 90%的患者月经恢复正常,总的足月妊娠率为 79.7%。结果证实宫腔镜手术显著优于既往盲视下的手术方法(表 17.1)[3]。

粘连的诊断和分类

妊娠结局和粘连的类型及宫腔阻塞的程度密切相关。粘连主要分为以下几类:轻度膜样粘连,中度或纤维肌性粘连,重度或结缔组织性粘连。宫腔受影响的程度也非常重要。用子宫输卵管造影对宫腔粘连进行分类,只能在宫腔受损程度上做满意的评估,不能对粘连性质进行判断。只应用宫腔镜检查很难对宫腔受损程度进行满意的评估,这是由于检查者观察途径是自宫颈到宫底的,而不是垂直宫体,可是子宫造影是自不同轴线显示宫腔。因此,联合子宫造影和宫腔镜检查是最有效的评估方法,不仅可以评估宫腔受损阻塞程度,而且在手术治疗时先用宫腔镜检查了解粘连性质。Valle 和 Sciarra 根据子宫造影显示的宫腔受损程度和宫腔镜检查显示的宫腔粘连程度及性质,将宫腔粘连分为 3 类(轻、中、重)。宫腔镜三分类法的定义如下:

轻度粘连

膜样的粘连组织成分是基底层内膜组织,影响部分或全部宫腔(图 17.12B)。

中度粘连

纤维肌性,组织厚,仍有子宫内膜覆盖,故分离时

表 17.1 宫腔粘连治疗后的生育结局 (15 项报道共 1298 例患者)*

	病例数(%)
正常月经	1060(87.5)
妊娠	718(72.3)
足月妊娠	603(87.2)

*Valle RF. Intrauterine Adhesions:A Review December,2000.

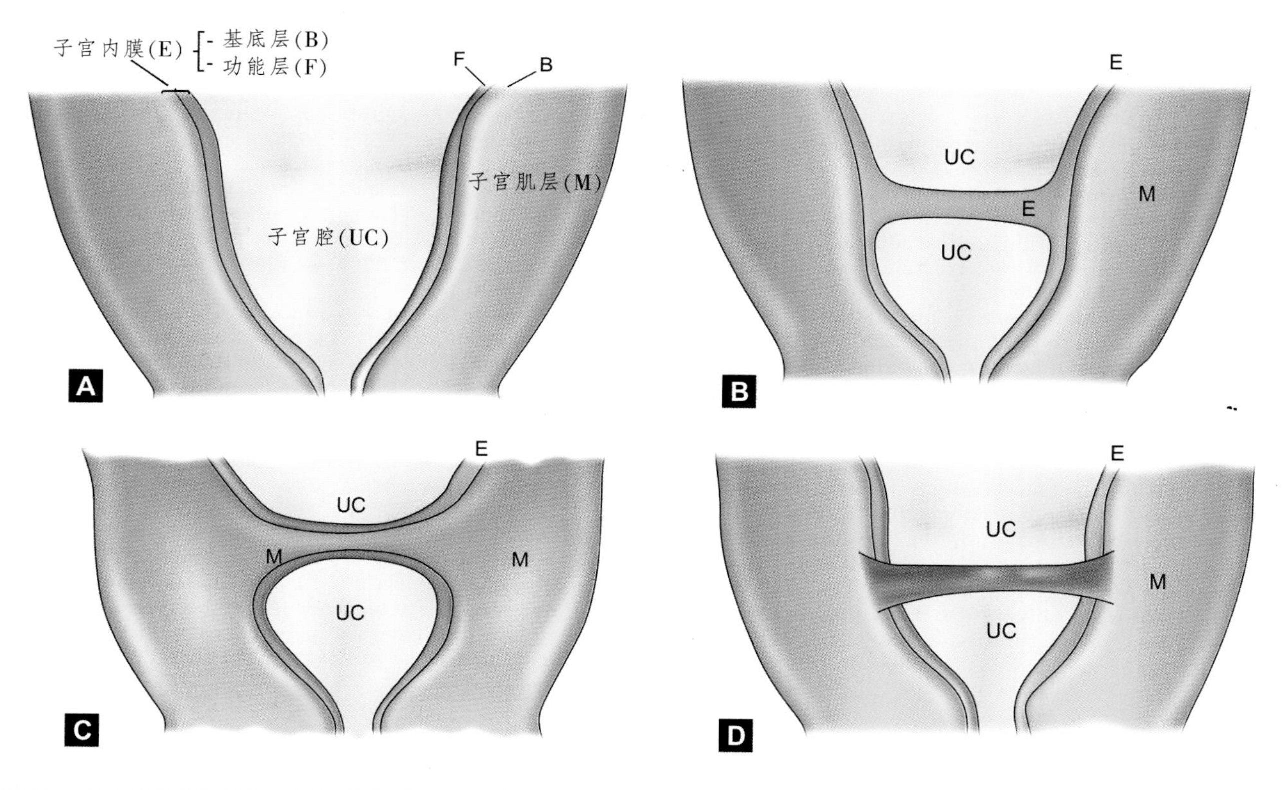

图 17.12　图示正常内膜层和宫腔粘连类型。(A)正常子宫内膜。(B)子宫内膜膜样粘连,非薄。(C)纤维肌性粘连,致密。(D)结缔组织样粘连,厚且缺乏内膜。

可出血,影响部分或全部宫腔(图 17.12C)。

重度粘连

只含有结缔组织成分,缺乏子宫内膜,故分离时不会引起组织出血,影响部分或全部宫腔(图 17.12D)。

最近美国生殖协会(现在称为美国生殖医学学会)发布了联合子宫造影,宫腔镜检查和月经状态的宫腔粘连分类办法,分为 4 类。统一分类方法对我们临床研究报道是非常重要的,尤其是对不同宫腔粘连的治疗效果的评估和比较,以及宫腔镜手术后不同治疗方法的效果评价[16]。

宫腔粘连的手术器械分四类:剪刀、电切镜、激光纤维和双极汽化电极。每种器械有自己的特点,故有独特的优点和缺点。要结合解剖学、病因学以及手术医生的经验和认识选择不同的手术器械。手术医生应该为每一位患者选择正确的手术方法和器械。成功的治疗效果是不孕的患者成功妊娠,时刻牢记患者安全,尽力保持最低的致病率,避免发生并发症,达到最佳疗效和减少不必要的费用。宫腔粘连的多样性在选择治疗方法方面起到重要作用,手术医生应为每一位患者聪明地选择个性化治疗方法。

结论

宫腔粘连可能影响生育功能。预防和早期诊断是避免粘连发生和获得成功治疗结果的重要因素。宫腔受损后,尤其是产后或流产后的刮宫术,会导致粘连组织或瘢痕的形成。这类刮宫术要求彻底清宫,因此轻柔操作是最重要的,如果刮宫不可避免,使用吸宫设备而不是金属刮宫设备可以减少子宫内膜的损伤。需要正确评价患者最后一次妊娠后的月经改变以除外宫腔粘连,如果诊断成立,需要设计合适的治疗方案。

宫腔镜手术是治疗宫腔粘连的标准治疗方法。医生需要结合个人经验、粘连的程度和类型为每一位患者选择个性化的治疗方案。

(彭雪冰　译)

参考文献

1. Asherman JG. Traumatic intrauterine adhesions. J Obstet Gynaecol Br Emp 1950;57:892-6.
2. Klein SM, Garcia CR. Asherman's syndrome: A critique and current review. Fertil Steril 1973;24:722-35.
3. Valle RF, Sciarra JJ. Intrauterine adhesions: Hysteroscopic diagnosis classification, treatment and reproductive outcome. Am J Obstet Gynecol 1988;158:1459-70.
4. Schenker JG, Margalioth EJ. Intrauterine adhesions: An updated appraisal. Fertil Steril 1982;37:593-610.
5. Valle RF. Lysis of Intrauterine Adhesions (Asherman's Syndrome). In: Sutton C, Diamond M (Eds): Endoscopic Surgery for Gynaecologists. WB Saunders Company Ltd., London, Philadelphia, Toronto, Sydney, Tokyo. 1993;338-44.
6. Valle RF. Intrauterine Adhesions (Asherman's Syndrome). In: Marty R, Blanc B, deMontgolfier R (Eds): Office and Operative Hysteroscopy. Springer-Verlag, France, Paris, Berlin, Heidelberg: New York, 2002;229-42.
7. Thomson AJM, Abbott JA, Kingston A, Lenart M, Vancaillie TG. Fluoroscopically guided synechiolysis for patients with Asherman's syndrome: Menstrual and fertility outcomes. Fertil Steril 2007;87:405-10.
8. McComb PF, Wagner BL. Simplified therapy for Asherman's syndrome. Fertil Steril 1997;68:1047-50.
9. Protopapas A, Shusham A, Magos A. Myometrial scoring: A new technique for management of severe Asherman's syndrome. Fertil Steril 1998;69:860-4.
10. Reddy S, Rock JA Surgical management of complete obliteration of the endometrial cavity. Fertil Steril 1997;67:172-4.
11. Fernandez H, Al-Najjar A, Chauveaud-Lambling A, Frydman R, Gervaise A. Fertility after treatment of Asherman's syndrome stage 3 and 4. J Minim Invasive Gynecol 2006; 13:398-402.
12. Abbott J, Thomson A, Vancaillie TG. Spray gel following surgery for Asherman's syndrome may improve pregnancy outcome. J Obstet Gynaecol 2004;24:710-1.
13. Robinson JK, Colimon LM, Isaacson KB. Postoperative adhesiolysis therapy for intrauterine adhesions (Asherman's syndrome). Fertil Steril 2008;90:409-14.
14. Yu D, Li TC, Xia E, Huang Y, Liu Y, Peng X. Factors affecting reproductive outcome of hysteroscopic adhesiolysis for Asherman's syndrome. Fertil Steril 2008; 89:715-22.
15. Yu D, Wong YM, Cheong Y, Xia E, Li TC. Asherman's syndrome-one century later. Fertil Steril 2008;89:755-79.
16. The American Fertility Society: Classifications of adnexal adhesions, distal tubal occlusion, tubal occlusion secondary to tubal ligation, tubal pregnancies, Mullerian anomalies and intrauterine adhesions. Fertil Steril 1988; 49:944-55.

第 18 章

宫腔镜技术的麻醉

Teres Tijero, Marta De Vicevite

介绍

宫腔镜是一种广泛应用于多种妇科疾病诊断与治疗的技术。宫腔镜技术的进步和正确膨宫介质的应用,使得宫腔镜检查的适应证在数量上和种类上有所增加。几乎所有的诊断性宫腔镜检查在诊室就可以完成,并不需要麻醉医生在场。然而大多数治疗性宫腔镜手术的患者则需要在可以提供门诊手术和麻醉选择的门诊手术室内完成。

当需要麻醉时,要根据手术范围和刺激强度以及患者的要求,选择适宜的麻醉方式[1]。从给予或不给予镇静的局部麻醉[2]到区域神经阻滞或全身麻醉[3]。

宫腔镜检查是一个相对安全的过程,但发生并发症的可能性也一直存在(治疗性宫腔镜要多于诊断性宫腔镜)。麻醉医生的责任就是早期发现并发症并试图干预治疗,使其不发展成为不良的后果。

宫腔镜技术麻醉适应证

大多数诊断性宫腔镜和一些治疗性宫腔镜不需要麻醉干预[4]。有时在以下情况,由于手术或患者相关因素,需要采用适当的麻醉干预。

手术相关因素

治疗性宫腔镜手术根据其复杂程度可以分为三组(表 18.1),选择合适的患者和有经验的妇科医生,较小或中等程度手术可用局部麻醉,轻微镇静或不需要麻醉,在诊室内就可以完成。较大的宫腔镜手术需要在日间手术室内,在局部区域阻滞或全身麻醉下完成。麻醉的选择依赖几种因素:即手术种类和持续时间,手术技术和器械的选择,以及手术医生的经验[5]。

手术种类和持续时间

宫腔镜子宫肌瘤切除术和子宫中隔切除术发生并发症的风险较大,特别是液体过度吸收,然而宫腔镜子宫内膜息肉切除术和子宫内膜去除术的风险较小[6]。在这些手术中,局部麻醉也许更为适合,因为它可以早期发现稀释性低钠血症和液体超负荷的症状和体征。然而,一项研究比较了硬膜外麻醉和全身麻醉,结果表明,在全身麻醉组,氨基乙酸的吸收更少[3]。考虑到一日手术需要更快的恢复,全身麻醉也许是更好的麻醉选择。

手术技术和设备

尽管机械性装置仍然一直在使用,更常用的技术是应用与膨宫液体相连接的宫腔镜,可以获得宫腔内清晰的图像,用电切或者激光行宫内组织切除或者去除术。由于需要遵循严格的安全规则和常规维护,激光的使用实用性相对较小。电刀设备可以使用单极或双极电凝,后者允许在电解质膨宫介质中使用,也可以在置有心脏起搏器的患者中使用。

宫腔镜直径的大小,与其不适程度和应用的麻醉

表 18.1 手术宫腔镜根据复杂程度分类

简单	中等	复杂
引导下活检	输卵管绝育术	肌瘤切除术
小息肉切除术	输卵管口插管术	大息肉切除术
宫腔内异物取出		子宫内膜去除/切除术
简单的粘连松解术		子宫中隔切除术
		复杂的粘连松解术

类型有关。直径在5.5mm或以下的宫腔镜可在不扩张宫颈的情况下进入宫腔。而宫颈扩张被认为是造成手术疼痛、整体切除术失败和例如宫颈撕裂等并发症的危险因素。可以使用较小的器械(例如儿科膀胱镜检查器械)来改善患者的依从性[7]。使用大号器械需行宫颈扩张时,需要局部麻醉或全身麻醉,因为宫腔镜在扩张宫颈或膨胀宫腔时会引起疼痛[8]。

手术医生的经验

妇科医生行宫腔镜检查时发生手术并发症的概率要低于其他外科医生。因此,手术医生的熟练程度会影响麻醉的选择。无论是局部麻醉还是全身麻醉,都是为了提供更好的手术条件和减少并发症的发生,以策安全。

患者相关因素

疼痛和焦虑是患者能否接受门诊宫腔镜检查的影响因素。有阴道痉挛史,既往有宫腔镜检查的不舒适感,未育妇女,或者年纪小都是影响患者是否需要麻醉的因素。在这之中的很多患者,存在高度焦虑,就像她们存在宫颈狭窄一样。

因此,一些女性患者好像更倾向于在全身麻醉下完成操作。另外一些患者选择局部阻滞麻醉,镇静或两者都要,这样可以避免对全身麻醉的恐惧或者她们希望通过电视屏幕看到检查的过程。

宫腔镜装置的设置

门诊患者或门诊手术室设置

对于“门诊手术”的一个合适的定义是在任何麻醉方式下,手术过程简单,并且术后护理单一,患者不需要住院。

治疗性宫腔镜针对Davis分级1或2级的患者,可以在门诊完成手术即可满足患者的要求(表18.2)[5]。然而,根据英国国内妇科医生的调查,治疗系统(住院患者、门诊患者、诊室内患者)的选择会有很大的变数[9]。

包括门诊患者在内的所有患者,在行宫腔镜检查前,必须要完成术前评估程序。目的是将手术和麻醉的风险降到最小,避免计划之外的住院治疗。选择患者正确与否,需要考虑的因素包括年龄、体重、ASA麻醉风险分级(表18.3)。除此之外,对于操作的理解和接受,以及患者是否配合也至关重要。当然还有一些社会条件需要满足:宫腔镜检查后24小时需要有成人陪伴,私人交通运输方法,适宜的居住条件,与医院距离应小于1小时和有电话通讯联络。

以下的患者一般不包括在门诊手术范围内:ASA分级4或5级,病理性肥胖,凝血功能障碍,恶性高热,血红蛋白病,药物成瘾,感染活动期,严重的精神、心理障碍,以及年龄偏大[10]。

表18.2 Davis手术强度分级

分级	定义
Ⅰ	门诊手术,没有特殊的术后护理
Ⅱ	外科手术设置,需要特殊的术后护理
Ⅲ	外科手术设置,手术后须住院护理
Ⅳ	外科手术设置,需专业的术后护理(例如重症监护)

诊室设施

诊断性宫腔镜检查一般在诊室内即可完成,大多数患者并不需要麻醉。某些被选定的患者在诊室内行宫腔镜治疗也是可行的,成功率可以达到80%~90%。提高病损切除率的因素包括经产妇、没有强烈的盆腔痛,以及较小的息肉。尽管应用某些镇痛(非甾体抗炎药)或麻醉(区域阻滞技术)方法手术成功率可提高,但宫颈旁神经阻滞麻醉不会增加切除率[11],因为疼痛、宫颈狭窄和视野较差是操作失败的原因。

麻醉技术

诊断性和治疗性宫腔镜的理想麻醉是让患者没有不适感,为手术提供良好的条件,能早期发现容量过度负荷和稀释性低钠血症,将并发症降至最小。

表18.3 美国麻醉医师协会(ASA)术前患者全身状况分级

分级	定义
Ⅰ	普通健康患者
Ⅱ	有轻度全身性疾病,没有功能受限的患者
Ⅲ	有中到重度全身性疾病,导致某些功能受限的患者
Ⅳ	有重度全身性疾病,导致持续威胁生命和功能丧失
Ⅴ	无论手术与否,24小时内随时面临生命危险的患者
Ⅵ	各器官仍存活,但已脑死亡的患者
E	如果为急诊手术,全身状况要标注“E”

表 18.4 常用局部麻醉药品最大推荐剂量

	利多卡因	丙胺卡因	甲哌卡因	布比卡因	罗哌卡因	左旋布比卡因
最大安全剂量(mg/kg)	4	6	5	2	2~2.3	2
使用血管收缩剂时最大安全剂量(mg/kg)	7	10	7	2.5	2~2.3	2~2.5
中毒极限(mg/mL)	5~6	7~9	5~6	1.6	–	–
癫痫发作剂量(mg/kg)	14.2	18.1	18.8	4.4	4.9	5

诊断性和较小的治疗性宫腔镜可以在多种麻醉方式下完成，范围包括无需麻醉[4]、表面麻醉、局部浸润麻醉和宫颈旁神经阻滞。这些麻醉方式无需麻醉医生来完成，除非涉及静脉镇静。在大多数治疗性宫腔镜和患者不能忍受检查过程的情况下，需要区域阻滞或全身麻醉。在所有病例中，建议给予或早或晚的药物处理，手术前一天或术前一小时，给予半衰期短的苯二氮卓类药物（例如咪达唑仑）。

所有治疗性宫腔镜和那些需要麻醉的诊断性宫腔镜检查过程都要有监护。包括心电图(ECG)、动脉血氧饱和度(Sat O_2)和无创血压测量(NIBP)。在宫腔镜检查过程中，经常将二氧化碳作为膨宫介质。因此，在全身麻醉中，二氧化碳容积描记图（潮汐性的呼气末二氧化碳浓度）的监测也是必要的。对于高风险的患者（合并心肺或肾脏疾病），中心静脉压(CVP)监测对早期诊断和治疗液体超负荷十分必要。

区域阻滞麻醉

其定义是采用局部阻滞麻醉有效地阻滞身体某一部位神经末梢，使之暂时性失去对疼痛刺激的反应（表 18.4）。局部麻醉药物通过涂抹黏膜（表面麻醉）、皮下注射（浸润麻醉）、对神经丛或神经节发出的一束神经施行阻滞（宫颈旁神经阻滞），或者进入蛛网膜下腔（蛛网膜下腔阻滞）或硬膜外腔（硬膜外腔阻滞）进行椎管内阻滞[13]。

子宫和子宫颈的神经解剖

子宫和宫颈的痛觉神经伴随交感神经，沿下腹上、中、下神经丛传入至脊髓。它们通过腰段和胸部下段的交感神经链，进入 T10~L1 脊髓神经后角。弗兰肯豪塞(Frankenhäusers)神经节包含了所有起源于子宫、宫颈、阴道上段的内脏感觉神经。在调节子宫和宫颈疼痛中，副交感神经并不起到重要作用。阴部神经(S2~4)负责支配阴道和会阴部[14]。

表面麻醉

该麻醉方法可以在子宫颈和宫腔内实施，据报道可以减轻疼痛和降低迷走神经对血管的反射。各种不同的局部麻醉药品均可用做表面麻醉：利多卡因凝胶和喷雾，20%苯佐卡因凝胶，甲哌卡因和丁卡因溶液，可卡因喷雾剂等。但是研究最多的是 EMLA（一种 2.5%利多卡因和 2.5%丙胺卡因混合液），它被患者很好地接受，并且对表面组织提供良好的镇痛效果，能减轻由于注射局麻药物引起的不适[15]。

宫旁和宫颈管内阻滞和浸润麻醉

宫旁神经阻滞在诊断性与治疗性宫腔镜中被妇科医生广泛使用，它可以同时联合宫颈管内或子宫内浸润麻醉（图 18.1）。

在扩张宫颈前，可以使用 18~20 号脊椎穿刺针，在阴道的子宫骶骨韧带水平（宫颈旁）黏膜下（深 2~3mm）注射局麻药（图 18.2 和图 18.3），或者在宫颈的 3 点和 9 点方向注射（宫颈内）（图 18.4 和图 18.5）。有时将更多的局麻药用约 10~15 针注射到离宫颈较远并

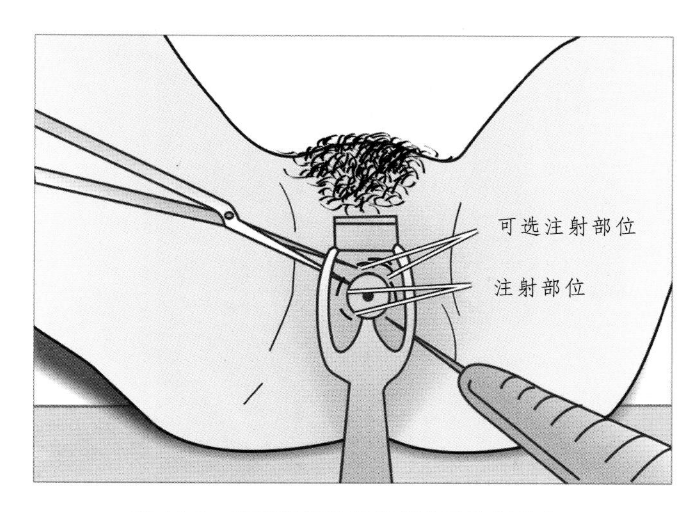

图 18.1 宫颈旁阻滞的局部麻醉注射部位。

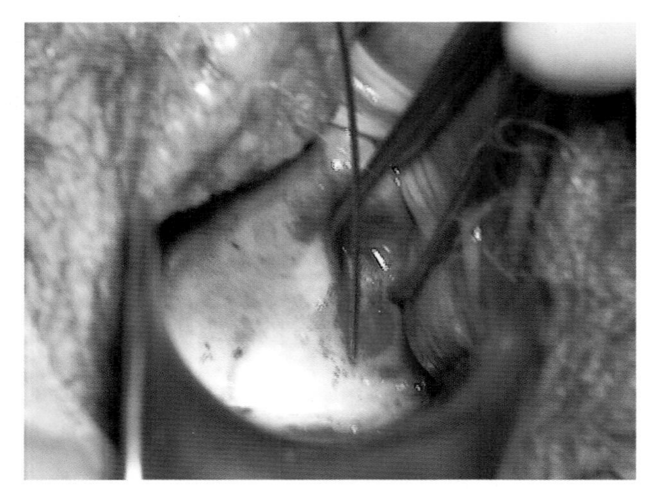

图 18.2 左侧宫颈旁注射。注意白色区域,反映了局部麻醉药在黏膜下。

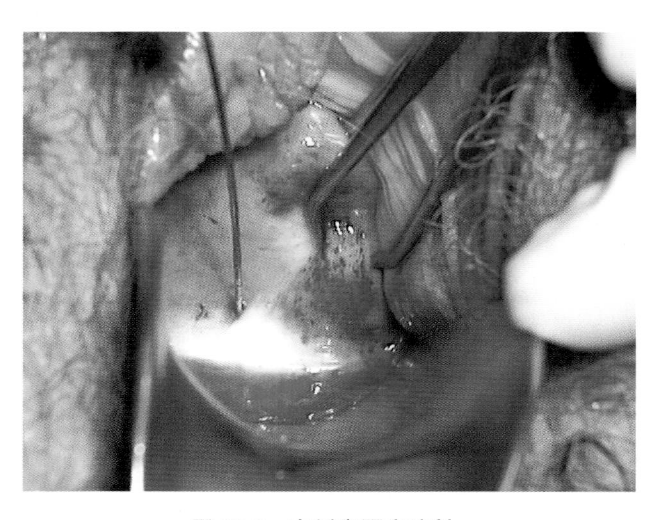

图 18.3 右侧宫颈旁注射。

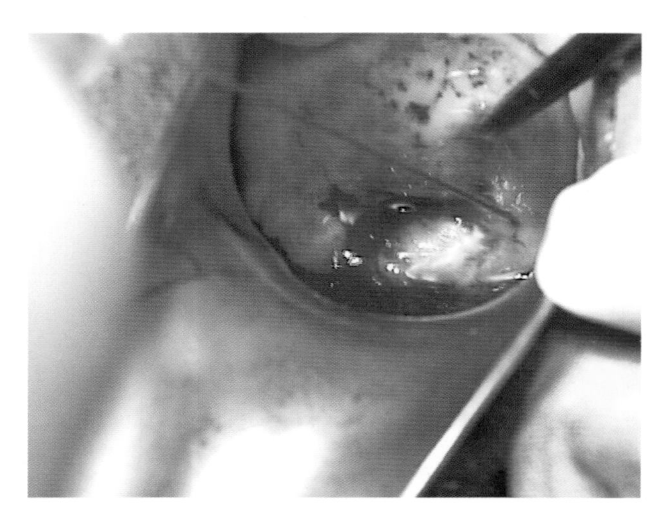

图 18.4 左侧宫颈管内注射。为了达到确切的镇痛效果深度至少为 2cm。

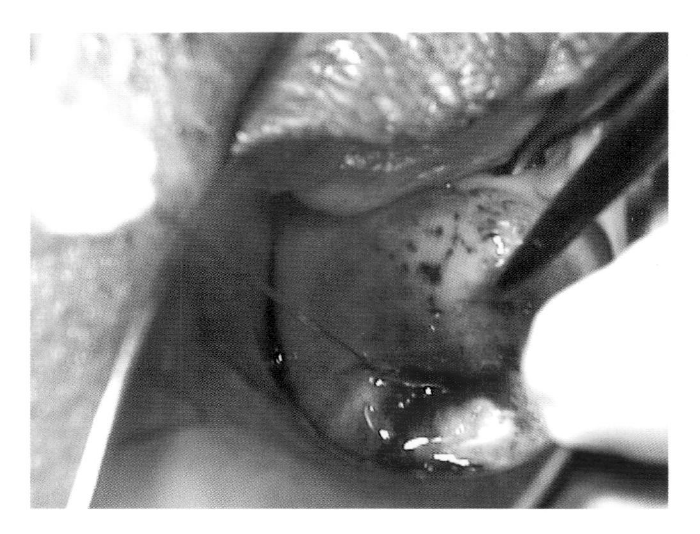

图 18.5 右侧宫颈管内的注射。

深达子宫肌层 1cm 左右的子宫底或子宫角,因为在宫颈阻滞时,这些区域较少被麻醉到。子宫和宫颈内血运丰富,在进行阻滞麻醉时要反复回吸,以防将局麻药注入血管内[16]。最常用的局麻药是 1%利多卡因加 1:200 000 肾上腺素(30~40mL)。

区域阻滞麻醉

在一日手术中,应用短效局部麻醉药行蛛网膜下腔阻滞,同时复合阿片或非阿片类镇痛药物,降低了硬膜外麻醉的损害,使得患者术后可以早期活动和出院,就像无损伤脊麻穿刺针(笔尖式)的发展一样,降低了蛛网膜下腔阻滞术后头痛发生率和严重程度,使得患者术后无需住院变为可能[14]。

在一些短时小手术,例如诊断性宫腔镜检查中,重比重利多卡因的使用一直以来比较受到患者欢迎,但是马尾综合征和脊神经根性激惹现象综合征的报道却与该药物的使用相关联,并使该药物应用成为禁忌。甲哌卡因提供了短效局麻药的替代药,而布比卡因则成为长效的替代药物,这些药物使得根性激惹现象综合征较为罕见。

区域阻滞麻醉较全身麻醉的优点在于:更好的术后恢复周期(较低的术后恶心、呕吐、颤抖、认知功能障碍和嗜睡的发生率),能早期发现稀释性低钠血症和容量超负荷的症状和体征,不但降低了手术应激性,还保留术后相当长的一段时间镇痛。

尽管如此,区域神经阻滞也有一些缺点,例如由于交感神经阻滞造成的尿潴留和低血压,穿刺后头痛,阻滞恢复较慢(门诊手术的弊端),低发生率的局部神经永久损伤。而且,考虑到区域阻滞麻醉并没有阻滞闭孔神经反射(电刀通过子宫侧壁传导刺激闭孔神经反射,造成大腿的内收和外旋),这种反射只能通过全身麻醉使用肌松药才能完全阻滞。

区域神经阻滞的绝对禁忌证是:患者拒绝,局部麻醉药物过敏(酰胺类非常罕见),注射部位的局部感染或有败血症症状。一些相对禁忌证包括凝血功能障碍,精神系统障碍(对于麻醉不能合作),主动脉瓣狭窄和腰椎变异[17]。

镇静麻醉

所谓“监护麻醉治疗”指的是外科医生使用局部麻醉方法进行手术操作,麻醉医生追加或不追加静脉镇静,对患者进行手术中监护。

在手术过程中,静脉内追加药物的目的是为了镇静或抗焦虑,在成功的局部麻醉下,给予额外的镇痛,使患者不适感最小化,从而大大提高患者在局麻下完成手术的满意度[18]。

宫腔镜检查中使用的镇静药物应该是起效迅速,作用时间短,副作用少。良好的性价比更合心意。苯二氮卓类药例如咪达唑仑,催眠性丙泊酚,阿片类例如芬太尼、阿芬太尼是可以使用的。吸入镇痛也是可以使用的,例如笑气[2]和七氟醚。麻醉医生或者患者本人可以通过静脉内一次性给予或持续泵入药物[19]。当二氧化碳作为膨宫介质时,笑气因其在血液中的高溶解度而不建议使用。因为它将增大气泡的大小,而造成气体栓塞这样严重的临床后果。

全身麻醉

全身麻醉基本的组成部分包括催眠、遗忘、镇痛,必要时给予肌松。一般来说,达到这些效果需要几种药物复合,包括吸入药和静脉用药。

监护对早期诊断并发症的发生是有帮助的,例如子宫穿孔或气体栓塞,就像控制全身麻醉本身一样必要。除常规监测外(之前我们所指的监测),麻醉深度的监测可以通过使用双频脑电指数(BIS)变为可能,它是从双频脑电分析而得来的一种数据。它有潜在的临床和经济学用途,例如避免术中知晓的发生,通过更好的药物滴定,减少重复给药的次数。通过精确给药,改善门诊患者术后行为能力,使其更早离开医院,减少花费。

药物处理

在短时的非卧床的宫腔镜检查中,全身麻醉使用短效药物也可替代区域阻滞麻醉,后者会增加住院时间。在短时手术中,理想的全麻药物需要起效迅速,术中适当的镇痛和遗忘,提供理想的手术条件,其药物的作用强度和持续时间可以预测,术后恢复迅速,没有或少有轻微的副作用和很好的性价比。

麻醉诱导可以静脉给予丙泊酚,或吸入七氟醚。静脉诱导更为常见,尤其对成年患者。麻醉维持可以通过氧气/空气,氧气/笑气,同时吸入麻醉药(七氟醚、地氟醚),或静脉输注丙泊酚,但是全凭静脉麻醉(TIVA)或氧气/空气合并输注丙泊酚更受到偏爱,因为该项技术可以减少术后恶心呕吐(PONV)。

阿片类药物用来提供镇痛,尽管芬太尼仍然被保留并频繁使用,但宫腔镜检查中,瑞芬太尼的作用已定论。由于瑞芬太尼独特的药代动力学特性,在门诊患者麻醉中有着潜在的用途。其药理特性对年龄两极化或肝肾功能不全的患者影响很小,它的敏感半衰期(停止输注药物后,药物血浆浓度下降50%的时间)非常短,这可以让患者在麻醉中很快恢复。这种优势也有其不利的方面,如果患者不希望术后感到疼痛,但是宫腔镜检查本身是疼痛较小的过程,紧急情况下,NSAID药物可以提供一个较好的术后镇痛。高额的药费和持续输注系统掩盖了瑞芬太尼的优势,但与芬太尼相比,其实两组药物的性价比是相似的[21]。

关于老年人全麻后认知功能障碍(POCD),多发生在外科大手术后,但在例如宫腔镜等这些较小的手术后24小时也有报道,与使用那种麻醉药品之间没有明显差别(丙泊酚或七氟醚)[22]。

气道控制

气道管理包括通过使用标准的或双腔喉罩(Proseal Laryngeal Mask, LMA, 图18.6)维持自发通气和机械通气(保持气道峰压在20~25cmH_2O以下),或者当喉罩不适用时,应使用气管内插管。

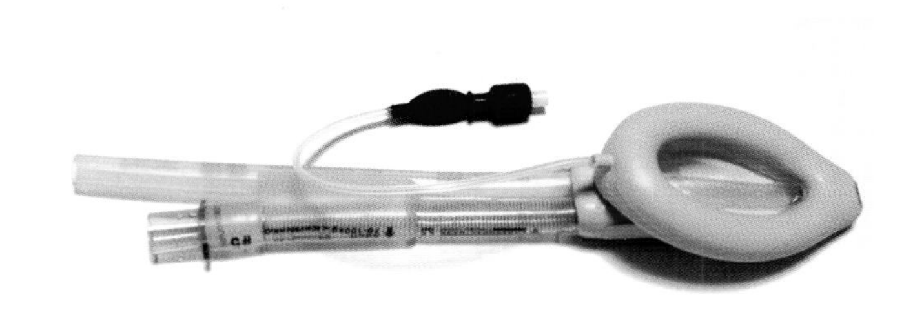

图18.6 Proseal双腔喉罩。

喉罩作为一种通畅气道装置,是 Brain 在 1981 年首先发展使用的。在临床麻醉中,它介于面罩和气管内导管之间,因为它比前者提供更为安全的气道,但不如后者对气道的保护。它的使用受到胸肺并发症和饱胃患者的限制,因为喉罩不能对抗反流和误吸[23]。为了把反流的风险降到最低,Brain 开发出一种改良的喉罩(Proseal LMA),它包括另外一个管腔,可以通过它放置胃管,这样一个额外的设计特点就更好地密封了声门。

在宫腔镜检查中,喉罩在头低脚高位的手术中没有被采用。但在其余的手术中,还是习惯性使用喉罩或者气管内导管。

并发症的麻醉管理

治疗性宫腔镜发生并发症相对罕见,但诊断性宫腔镜检查并发症发生频率要高于宫腔镜手术,概率从2.7%~13.6%[7,24],为了更为安全地处理并发症,要求外科手术技术有充分训练,术前潜在并发症要有所治疗,以及专业医生间要有良好的交流。因此,所有参与手术主要成员都要熟悉手术器械,在手术中保持耐心和警惕。精确计算出入量和严密监护患者都是必需的(手术管理见第 17 章)。

有关膨宫介质

理想的膨宫介质应该是无毒的、等张的、非溶血性的、无需代谢能快速消除,并且有较好的能见度。盐水和乳酸林格液满足这些要求,但是它们含有电解质,因可以导电而不适合大多数电手术器械。诊断性宫腔镜目前使用二氧化碳和盐水,而治疗性宫腔镜广泛使用 1.5%的甘氨酸(一种低黏度不含电解质的介质)。所有在宫腔镜检查过程中使用的液体都可能与并发症的发生有关(表 18.5)。

气体栓塞

它是一种罕见的并发症,但会造成灾难性的后果。它可以由二氧化碳引起,也可由于外界气体进入手术使用的管道引起。预防的方法包括,术前冲洗整个管道,术中避免过分的头低脚高位,使用低压灌注和当撤除仪器时填塞宫颈。如果出现呼气末二氧化碳降低、低氧血症、心率失常、呼吸急促或低血压应怀疑气体栓塞。而后,将会出现心动过缓和心电-机械分离或心搏骤停。心前区多普勒也许对诊断有所帮助,但因其假阳性率较高,而并不作为常规使用。

如果怀疑气体栓塞,应该进行以下的处理:吸入100%纯氧,停止笑气的使用,暂停手术,用盐水冲洗手术部位,闭合阴道,患者左侧卧位,试着从中心静脉导管中抽出气体,如果需要的话,开始心肺复苏。

膨宫介质的吸收

任何大量膨宫介质的吸收都可以导致容量超负荷,但是只有非电解质溶液会导致高血容量性低钠血症,当使用甘氨酸时,低渗透压将会导致低张状态。另外由于甘氨酸的使用可能发生的并发症是高甘氨酸血症(直接中毒)和高氨血症(间接中毒,通过肝脏降解)。为把这些并发症降到最低,已研发双极手术宫腔镜。他们允许手术医生使用低黏滞度的电解质溶液,即使被过度吸收也风险较小,且很容易治疗。

为避免容量超负荷,精确计算容量出入差是必要的(建议在容量出入差达 1000mL 时结束手术),就像用压力控制泵很好地控制灌注压一样。术前正确的准备,包括使用下丘脑促性腺激素释放激素(GnRH)对症治疗,和应用无创的外科技术都可以减少血管破坏,从而降低术中子宫对液体的吸收。在时间较长的

表 18.5 膨宫介质相关并发症

并发症	膨宫介质
CO_2 栓塞	二氧化碳
过敏反应,肺水肿,凝血障碍,肾衰竭	32%右旋糖酐-70(Hyskon®)
容量超负荷	32%右旋糖酐-70,1.5%甘氨酸,5%山梨醇,5%甘露醇,普通盐水,乳酸林格
低钠血症	1.5%甘氨酸,5%山梨醇,5%甘露醇
低渗透压	1.5%甘氨酸
高氨血症,高甘氨酸血症	1.5%甘氨酸
高血糖症	5%山梨醇

手术中,和出入量差超过500mL,以及有临床症状时,建议监控血浆电解质。当然,容量超负荷也会出现在短期手术中。

泌尿外科医生和麻醉医生已经将高血容量性低钠血症和灌流介质中毒的临床表象称之为经尿道前列腺电切术(TURP)综合征。当使用无电解质溶液(1.5%甘氨酸,5%山梨醇和5%甘露醇)时它有可能会发生。

大多数TURP综合征的临床表现和症状都表现为容量超负荷(充血性心力衰竭)和低钠血症(神经系统症状)。它们可以发生在术中或者术后,而在清醒患者中更为明显:恶心、呕吐、呼吸困难、头痛、胸痛、精神错乱和惊厥。无论是在有无精神系统症状的患者中,出现如下情况时均应高度怀疑:高血压、低体温、瞳孔扩大和血氧饱和度下降。最终,如果没有得到适当的治疗,将导致脑水肿和心血管衰竭。当血浆钠离子浓度低于120mEq/L时,低钠血症脑病会发生。严重的低渗透压可以导致溶血、血红蛋白尿和贫血。有报道称高甘氨酸血症超过1000mg/L时会导致一过性眼盲。血氨超过155μmol/L时,可能会产生脑功能障碍、视力障碍和肌无力。糖尿病患者需要注意,山梨醇代谢产物可以引起高血糖。甘露醇的吸收可以加重容量负荷过重。

TURP综合征的治疗依赖于早期发现和基于症状的严重程度。在所有容量超负荷的病例中,监护应该包括动脉压、中心静脉压、尿量、常见的血浆电解质和渗透压,如果怀疑溶血,全血细胞计数也一样需要。治疗的目标是排出吸收的液体,避免低氧血症以及灌注不足。为达到这个目的,我们使用利尿剂(呋塞米)、氧疗、血管舒张药和吗啡。轻微的低钠血症可以通过限制入量和利尿剂治疗,严重的低钠血症需要通过输注3%~5%高渗盐水,输注速度不要超过100mL/h,以避免脑血流量突然减少,以致颅内出血和中心性脑桥髓鞘溶解症。癫痫可以使用咪达唑仑(2~4mg)、地西泮(3~5mg)和硫喷妥钠(50~100mg)治疗。在严重的容量超负荷和精神系统症状的患者中,气管内插管和重症监护病房治疗是明智的[25]。

右旋糖酐综合征

它是由于吸收过多的葡聚糖(Hyskon®)引起的临床表象。症状可以分为:低血压、非心源性肺水肿、贫血、不能由血液稀释解释的凝血障碍和由于管状细胞空泡形成导致的急性肾衰竭。其他危险因素包括:长时间的手术、输注大量的右旋糖酐和大面积子宫内膜的损伤。其发生率罕见(从1:1500~1:300 000),并且由于其抗原性,Hyskon® 可以产生过敏反应,而不需要先前接触过右旋糖酐。治疗包括保持氧化作用、控制通气和与接触物分离[26]。

与手术器械的关系

主要的并发症是子宫穿孔和出血,它或多或少会归咎于手术器械。

子宫穿孔

子宫穿孔往往是由于宫腔镜未在直视下进入宫腔或手术中器械引起,它可以直视下发现,或者间接地通过膨宫的压力突然下降,和由于破口大量液体被吸收造成视野的突然塌陷而发现。同时,患者突然地体动(在全身麻醉下未使用肌松药)或监护仪上的变化(心动过缓)会被看到。必须停止任何正在使用的电能,如果有必要的话要通过腹腔镜或开腹手术排除周围有无被损伤的器官和血管。无论如何,这些患者要留院观察,并保持充足的警惕性和治疗处理。

预防的方法包括:直视下进入宫腔,使用直径小的器械,而避免没有必要的宫颈扩张,对发生穿孔风险较大的患者(未产妇、更年期、使用下丘脑促性腺激素释放激素(GnRH)、后倾子宫和以前做过宫颈锥切术患者),要更加的细心。

对于全身麻醉下行宫腔镜检查时,肌松药的使用也存在争议。一方面,它的使用会掩盖患者对穿孔和随后腹膜刺激的反应。另一方面,如果麻醉深度不足的话,继发于手术刺激的患者体动会导致子宫穿孔(例如闭孔反射)。

出血

术中出血也许是由宫颈撕裂引起,也有可能由手术过程中血管的损伤引起。由膨宫介质造成的血液稀释会掩盖这种问题的发现。甚至临床症状如低血压和心动过速,都会被膨宫液体导致的高血压和心动过缓所抵消。然而,膨宫压力也许会闭塞开放的血管,减少术中出血。因此,出血在术后一段时间里会更严重,而且因为宫腔镜是门诊手术,这个事实也特别危险。如果患者不是绝对适合离开医院,那么无论怀疑多小,也建议住院观察。

我们可以用30~50mL盐水膨胀尿管球囊持续24小时压迫,来进行经阴道宫腔内止血。另外一个办法是宫颈内注射缩宫素或宫颈填充。如果失败,可行双侧子宫动脉栓塞术或最终行急诊子宫全切术[26]。如果发生子宫穿孔，就会发生腹腔内出血，如果术后出现腹痛、心动过速和低血压，就要高度怀疑这种情况。腹腔探查可强制修复损伤和止血。同时，麻醉管理包括适当液体治疗和其他支持疗法。

患者体位的影响

一个正确的截石位对于避免例如周围神经病变等并发症是必需的。如果被支撑腿和腓骨上段外侧面受压，腓神经会被损伤，内侧隐神经也会因对抗胫骨而被压迫。一个强迫的腿部屈曲位置会导致股神经和闭孔神经损伤，过度的臀部外旋会导致坐骨神经的牵拉。总之，一个症候群是由多因素引起的（长时间手术、易感患者）[27]。

我们需要特别注意避免这种并发症的出现，因为它们大多数是医源性的。如果出现，要通过神经系统检查来确定损伤的程度。我们需要行肌电图检查来明确神经损伤的程度和预后。当同时行区域阻滞麻醉时，我们需要正确的鉴别诊断，来避免将这种损伤错误地归咎于麻醉技术。

（蔡捍东 孙剑 译）

参考文献

1. Lotfallah H, Farag K, Hassan I, Watson R. One-stop hysteroscopy clinic for postmenopausal bleeding. J Reprod Med 2005;50(2):101-7.
2. Tawfeek S, Hayes T, Sharp N. Three-year experience in outpatient microwave endometrial ablation. Obstet Gynaecol Surv 2005;60(4):234-5.
3. Goldenberg M, Cohen SB, Etchin A, Mashiach S, Seidman DS. A randomized prospective comparative study of general versus epidural anaesthesia for transcervical hysteroscopic endometrial resection. Am J Obstet Gynaecol 2001;184(3):273-6.
4. Bettocchi S, Ceci O, Nappi L, Di Venere R, Masciopinto V, Pansini V et al. Operative office hysteroscopy without anaesthesia: Analysis of 4863 cases performed with mechanical instruments. J Am Assoc Gynaecol Laparosc 2004;11(1):59-61.
5. García Triguero A. Cirugía Mayor Ambulatoria en Ginecología. In: Porrero JL (Ed): Cirugía Mayor Ambulatoria Manual Práctico. Madrid (Ed): Doyma 1999;299-308.
6. Propst. AM, Liberman RF, Harlow BL, Ginsburg ES. Complications of hysteroscopic surgery: Predicting patients at risk. Obstet Gynaecol 2000;96(4):517-20.
7. Pansky M, Feingold M, Bahar R, Neeman O, Asiag O, Herman A, Sagiv R. Improved patient compliance using pediatric cystoscope during office hysteroscopy. J Am Assoc Gynaecol Laparosc 2004;11(2):262-4.
8. Guida M, Pellicano M, Zullo F, Acunzo G, Lavitola G, Palomba S et al. Outpatient operative hysteroscopy with bipolar electrode: A prospective multicentre randomized study between local anaesthesia and conscious sedation. Hum Reprod 2003;18(4):840-3.
9. Clark TJ, Khan KS, Gupta JK. Current practice for the treatment of benign intrauterine polyps: A national questionnaire survey of consultant gynaecologists in UK. Eur J Obstet Gynaecol Reprod Biol 2002;103(1):65-7.
10. Aguilera L, Martínez A. Estudio preoperatorio de los pacientes y criterio de selección. In: Carrasco MS (Ed): Anaesthesia para la cirugía ambulatoria I. Barcelona, Edika Med 1998;71-80.
11. Garuti G, Cellani F, Colonnelli M, Grossi F, Luerti M. Outpatient hysteroscopic polypectomy in 237 patients: Feasibility of one-stop "see-and-treat" procedure. J Am Assoc Gynaecol Laparosc 2004;11(4):500-4.
12. Readman E, Maher PJ. Pain relief and outpatient hysteroscopy: A literature review. J Am Assoc Gynaecol Laparosc 2004;11(3):315-9.
13. Sala-Blanch X, De Andrés J. Conceptos y material general para la realización de técnicas regionales. In: De Andrés J y Sala-Blanch X, editors. Manual de bolsillo de anaesthesia regional (1st edn). Barcelona: Caduceo Multimedia 2004;10-13.
14. Mushambi Mc, Williamson K. Anaesthetic considerations for hysteroscopic surgery. Best Pract Res Clin Anaesthesiol 2002;16(1):35-51.
15. Zilbert A. Topical anaesthesia for minor gynaecological procedures: A review. Obstet Gynaecol Surv 2002; 57(3):171-8.
16. Elliott CJR, Page VP. Anaesthesia for endometrial resection. In: Lewis BV, Magos AL (Eds): Endometrial ablation. Churchill Livingstone, London 1993;55-66.
17. Tetzlaff JE. Spinal, epidural and caudal blocks. In: Morgan GE, Mikhail MS (Eds): Clinical Anaesthesiology (2nd edn). Stamford, CT: Appleton & Lange 1996;211-44.
18. Philip BK. Local anaesthesia and sedation techniques. In White PF (Ed): Outpatient anaesthesia (1st edn). New York: Churchill Livingstone1990;262-91.
19. Lok IH, Chan M, Tam WH, Leung PL, Yuen PM. Patient-controlled sedation for outpatient thermal balloon endometrial ablation. J Am Assoc Gynaecol Laparosc 2002;9(4):436-41.
20. Beers R, Camporesi E. Remifentanil update: Clinical science and utility. CNS Drugs 2004;18(15):1085-104.
21. Beers RA, Calimlim JR, Uddoh E, Esposito BF, Camporesi EM. A comparison of the cost-effectiveness of remifentanyl versus fentanyl as an adjuvant to general anaesthesia for outpatient gynaecologic surgery. Anaesth Analg 2000; 91(6):1420-5.
22. Rohan D, Buggy DJ, Crowley S, Ling FK, Gallagher H, Regan C et al. Increased incidence of postoperative cognitive dysfunction 24 hr after minor surgery in the elderly. Can J Anaesth 2005;52(2):137-42.
23. Stone DJ, Gal TJ. Control de la vía aérea. In: Miller RD (Ed): Anaestesia (4th edn). Madrid: Harcourt Brace 1998;1371-1402.
24. Pasini A, Belloni C. Day-surgery operative hysteroscopy with locoregional anaesthesia. Minerva Gynecol 2001; 53(1):13-20.
25. Morgan JE, Mikhail MS. Anaestesia for genitourinary surgery. In Morgan JE, Mikhail MS (Ed): Clinical Anaesthesiology (2nd edn). Stamford, CT: Appleton & Lange 1996;601-10.
26. Murdoch JAC, Gan TJ. Anaesthesia for hysteroscopy. Anaesthesiol Clin North America 2001;19(1):125-40.
27. Bradley LD. Complications in hysteroscopy: Prevention, treatment and legal risk. Curr Opin Obstet Gynaecol 2002;14(4):409-15.
28. Ullrich W, Biermann E, Kienzle F, Krier C. Lesiones posturales en anaesthesia y cirugía (1ª parte). Anästh Intensivmed (Spanish edition) 1999;1:8-22.

索 引